多囊卵巢、代谢综合征和肥胖

Impact of Polycystic Ovary, Metabolic Syndrome and Obesity on Women Health

第 8 卷：妇科内分泌前沿
Volume 8: Frontiers in Gynecological Endocrinology

主　编　Andrea R. Genazzani

　　　　Lourdes Ibáñez

　　　　Andrzej Milewicz

　　　　Duru Shah

主　译　阮祥燕

译　者（按姓氏笔画排序）

王月姣　　王志坤　　王虎生　　田玄玄　　代荫梅
刘莉莉　　许　新　　阮祥燕　　杜　娟　　李　婧
李扬璐　　李妍秋　　杨　瑜　　谷牧青　　赵　越
徐　澈　　蒋子雯　　蒋玲玲　　程姣姣　　鞠　蕊

人民卫生出版社

·北　京·

First published in English under the title
Impact of Polycystic Ovary, Metabolic Syndrome and Obesity on Women Health（Volume 8）:
Frontiers in Gynecological Endocrinology edited by Andrea R. Genazzani, Lourdes Ibáñez,
Andrzej Milewicz and Duru Shah
Copyright © International Society of Gynecological Endocrinology, 2021
This edition has been translated and published under licence from
Springer Nature Switzerland AG.

图书在版编目（CIP）数据

多囊卵巢、代谢综合征和肥胖 /（意）安德烈亚·R.
杰纳扎尼（Andrea R. Genazzani）主编；阮祥燕主译
. ——北京：人民卫生出版社，2023. 2
ISBN 978-7-117-34428-9

Ⅰ. ①多… Ⅱ. ①安…②阮… Ⅲ. ①卵巢疾病 – 综
合征 – 诊疗②代谢病 – 综合征 – 诊疗③肥胖病 – 诊疗
Ⅳ. ①R711.75 ② R589

中国国家版本馆 CIP 数据核字（2023）第 021479 号

人卫智网	www.ipmph.com	医学教育、学术、考试、健康，购书智慧智能综合服务平台
人卫官网	www.pmph.com	人卫官方资讯发布平台

图字：01-2022-2105 号

多囊卵巢、代谢综合征和肥胖
Duonang Luanchao、Daixie Zonghezheng
he Feipang

主　　译：阮祥燕
出版发行：人民卫生出版社（中继线 010-59780011）
地　　址：北京市朝阳区潘家园南里 19 号
邮　　编：100021
E - mail：pmph @ pmph.com
购书热线：010-59787592　010-59787584　010-65264830
印　　刷：北京顶佳世纪印刷有限公司
经　　销：新华书店
开　　本：710×1000　1/16　印张：13.5　插页：4
字　　数：242 千字
版　　次：2023 年 2 月第 1 版
印　　次：2023 年 3 月第 1 次印刷
标准书号：ISBN 978-7-117-34428-9
定　　价：128.00 元

打击盗版举报电话：010-59787491　E-mail：WQ @ pmph.com
质量问题联系电话：010-59787234　E-mail：zhiliang @ pmph.com
数字融合服务电话：4001118166　E-mail：zengzhi @ pmph.com

主译简介

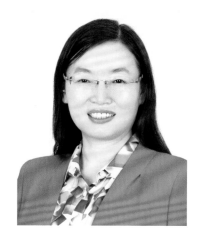

阮祥燕

医学博士，博士后，首都医科大学教授、二级主任医师，博士研究生导师，德国图宾根大学客座教授，首都医科大学附属北京妇产医院妇科内分泌科创始人、科主任，首都医科大学妇产科学系执行主任，卵巢组织冻存库创始人、负责人，负责成功完成中国首例冻存卵巢组织移植，负责实现中国冻存卵巢组织移植后首例自然妊娠、完成中国冻存卵巢组织移植后首例健康婴儿诞生，中华人民共和国国务院政府特殊津贴获得者、中国好医生。先后4次到美国哥伦比亚大学、德国图宾根大学、德国波恩大学等做访问学者。中华医学会妇产科分会绝经学组及妇科内分泌学组委员，首位入选国际妇科内分泌学会执行委员会、国际绝经学会执行委员会、国际人类生殖学会的中国籍委员，国际妇科内分泌学会中国妇科内分泌学分会主席，中-德妇产科学会（中方）副主席，中华计划生育学会肿瘤生殖学组副组长，中国人体健康科技促进会生育力保护与保存专业委员会主任委员，全国女性卵巢保护与抗衰促进工程项目专家委员会主任委员，国际妇科内分泌学会官方期刊 *Gynecological Endocrinology* 副主编及其中文版主编，欧洲男女绝经学会官方期刊 *Maturitas* 编委，欧洲避孕与生殖健康官方期刊 *The European Journal of Contraception and Reproductive Health Care* 编委及其中文版主编。擅长更年期与妇科内分泌相关疾病的诊断与治疗，发表论文300余篇，其中SCI近100篇。牵头制订中国首个卵巢组织冻存与移植专家共识与指南，参与制订"多囊卵巢综合征中国诊疗指南""早发性卵巢功能不全的临床诊疗中国专家共识""青春期多囊卵巢综合征诊治共识""中国子宫内膜增生诊疗共识""异常子宫出血诊断与治疗指南"等。获得首都最美巾帼奋斗者称号,北京市三八红旗奖章称号,2020 年抗疫贡献奖,2019 年朝阳区"凤凰计划"海外高层次人才,全国"妇幼健康科学技术自然科学奖"二等奖,"全国妇幼健康科学技术奖科技成果奖"三等奖,"敬佑生命·2017 荣耀医者专科精英奖",荣获中国女医师协会五洲女子科技奖"临床医学科研创新奖",卵巢组织冻存移植技术推广获"第六届中国创新挑战赛优秀挑战者奖"。出版专著 7 部:《妇科内分泌学热点聚焦》《更年期相关症状及疾病防治理论与实践》《生殖内分泌学热点聚焦》《妇科内分泌病例评析》《生殖内分泌学临床实践》《门诊微型宫腔镜诊断技术》《更年期与妇科内分泌疑难病例评析》;科普书 1 部 2 版:《女人要懂内分泌》第 1 版、第 2 版。主持国家自然科学基金、省部级等科研项目 50 余项。

原著前言

本书分析了多囊卵巢综合征（polycystic ovary syndrome, PCOS）、代谢综合征（metabolic syndrome, MS）和肥胖对从青春期到老年女性生殖功能和健康的影响。

本书从 PCOS 脑部表型的描述和重要性出发，分析了青春期作为 PCOS 发展的高危时期的影响，以及预防成年后无排卵的青春期 PCOS 的策略。

考虑到它们对未来治疗策略的影响，提出了环境因素在肥胖发展和胰岛素抵抗以及 PCOS 发病机制的代谢和神经内分泌方面的可能作用。

本书广泛讨论了 PCOS、MS 和肥胖对女性健康中卵泡生长停滞的影响，PCOS 对女性生活质量和性健康的作用，对女性不孕症和治疗的影响，以及对 PCOS 患者备孕和妊娠结局管理的影响。

特定章节还专门介绍了胰岛素抵抗对良性乳腺疾病的影响，PCOS 对炎症、代谢变化和更年期、心血管功能的影响，以及如何预防、诊断和治疗 PCOS 相关的妇科肿瘤。

这本书全面阐明了如何根据要达到的健康、生殖需求和生活质量的目标，更好地理解、识别和个体化治疗 PCOS 患者。

意大利比萨　Andrea R. Genazzani
西班牙巴塞罗那　Lourdes Ibáñez
波兰弗罗茨瓦夫　Andrzej Milewicz
印度孟买　Duru Shah

致谢

尊敬的各位同道们：首先感谢您阅读此书并希望您提出宝贵的意见或建议。

感谢此书主编们：国际妇科内分泌学会主席 Andrea R. Genazzani 教授、西班牙巴塞罗那 Lourdes Ibáñez 教授、波兰弗罗茨瓦夫 Andrzej Milewicz 教授、印度孟买 Duru Shah 教授对此书的贡献，以及原著书稿 60 余位国际专家，包括此书主译阮祥燕教授以及首都医科大学附属北京妇产医院内分泌科客座教授、荣誉主任 Alfred O. Mueck 教授对本书的辛苦付出。

主译阮祥燕教授带领团队对本书付出了辛勤的劳动和汗水，此书终于能与读者见面！本书稿荟萃了来自 60 余位国际妇科内分泌、生殖与更年期专家临床经验的精华！

感谢首都医科大学附属北京妇产医院研究生团队在此书的翻译过程中给予的支持！

衷心感谢多年来以下项目的支持，让我和我的团队有机会得到培养、提高并走向国际。

1. 国家自然科学基金（81671411）

2. 北京市自然科学基金项目（7202047，7162062）

3. 首都卫生发展科研专项项目（首发 2020-2-2112，首发 2016-2-2113）

4. 北京市医院管理局临床医学发展专项经费资助（XMLX201710）

5. 北京市科学技术委员会首都临床特色应用研究课题（Z161100000516143）

6. 北京市医院管理中心"登峰"计划专项经费资助（DFL20181401）

7. 北京市卫生系统高层次卫生技术人才（2014-2-016）

8. 国家更年期保健特色专科建设单位 [（2020）30]

9. 首批北京市级妇幼保健专科示范单位"更年期保健专科" [编号：（2017）35 号]

10. 国家外专局：重点外国专家项目（20181100005，G20190101014）

11. 国家引才引智示范基地（社会与生态建设类）（J2018301）

12. 北京市健康委员会："一带一路"妇科与生殖内分泌新技术培训班项目

13. 中国健康促进基金会，中药防治围绝经期及绝经后妇女骨质疏松的临床研究（CHPF-2018-OP-11）

阮祥燕

2023 年 2 月

目录

第一章　多囊卵巢综合征的大脑特征

Sarah L. Berga

1.1　引言

多囊卵巢综合征(polycystic ovary syndrome, PCOS)是一种兼具生殖与代谢特征的常见疾病。近期研究表明，PCOS 女性存在多个等位基因变异，这些变异与高雄激素血症、促性腺激素调节、绝经时间、抑郁以及包括胰岛素抵抗在内的代谢紊乱等独立相关[1]，但并非所有 PCOS 患者都具有这 14 种遗传变异。遗传异质性导致临床异质性，我们早已发现了一系列临床表现的差异，如一些女性具有更明显的生殖表现，而另一些主要表现为代谢特征。尽管变异与 PCOS 基因型和表型相关，但长期以来还存在两个公认的致病因素：过量雄激素暴露和胰岛素抵抗。由于雄激素和胰岛素可调节大脑的结构与功能，因此 PCOS 与大脑的多种特征也存在相关。大脑是各种激素的靶点，基于此，本章将描述 PCOS 的大脑特征，并探讨雄激素暴露是否会决定大脑特征，可导致无排卵和肥胖，还可能影响性别认同与性取向。

1.2　排卵障碍反映 PCOS 的大脑特征

PCOS 患者的卵巢内尽管存在大量未成熟卵泡(多囊卵巢)，但慢性无排卵，这是 PCOS 与生殖功能障碍相关的独特大脑特征的最早线索之一。随后的研究发现，PCOS 患者不排卵的主要原因不是 FSH 抵抗，而是 FSH 的上升不足以启动卵泡发育。目前，普遍认为外源性 FSH 治疗可促进 PCOS 患者的卵泡生长，甚至导致卵巢过度刺激。相较于 FSH 水平不足，PCOS 患者 LH 水平反而很高，升高的 LH/FSH 比值这一特征促使人们对其进行研究。如图 1.1 所示，导致 LH 水平升高、FSH 水平降低的一个可能因素是 GnRH-LH 驱动的增加[2-3]。如图 1.2 所示，PCOS 患者 GnRH-LH 脉冲频率接近于男性，即每小时 1 次，而非月经正常排卵女性为每 90min 1 次[2]。

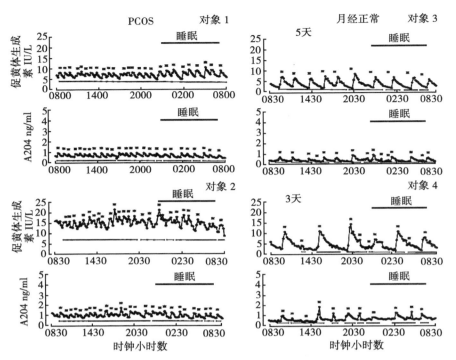

图 1.1 9例 PCOS 患者（左）和 9 例排卵与月经正常女性（右）的 GnRH-LH 和 α 亚单位脉冲模式。血样采集方式为从 24h 留置静脉导管内每隔 10min 采样一次，并使用计算机算法分析脉冲模式[2]

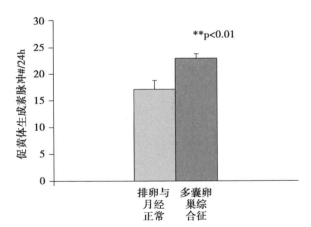

图 1.2 排卵与月经正常（EW）女性和 PCOS 女性 24h LH 和 α 亚基数的变化。EW 组均值为 17.1 ± 1.7（*SEM*），PCOS 组均值为 23.0 ± 0.7，$P <$ 0.01。EW 组平均间隔时间为 84min，PCOS 组平均间隔时间为 63min[2]

对特发性下丘脑性腺功能减退的男性的研究表明，外源性 GnRH 脉冲频率越快，LH 水平越高，FSH 水平越低[4]。后续研究表明，低剂量睾酮可增加月经正常女性的 GnRH-LH 脉冲频率，高剂量睾酮可增加 PCOS 女性的 GnRH-LH 脉冲频率。此外，我们与其他学者还发现，PCOS 患者 GnRH-LH 驱动的增加对性激素的抑制具有抵抗性[5-6]，雄激素受体阻滞剂氟他胺可恢复对性激素抑制的敏感性[7]，而二甲双胍则不能[8]。上述证据表明，暴露于雄激素可导致 GnRH 脉冲频率加快，并解释了 PCOS 患者的 LH/FSH 比例增高的原因。

1.3 PCOS 患者 GnRH 的神经调节与大脑特征

在过去的 30 年里，人们对 GnRH 调节的认知爆发式增长，使我们有机会确定调节 PCOS 女性大脑特征发展的因素。我们现在知道，神经发育和神经调节远不止依赖于性激素，尽管雄激素、雌激素和孕激素是两者主要的调节因素，然而，其他激素包括肽、生长因子和免疫因子等也会影响神经发育和神经活动。

kisspeptin 肽系统作为 GnRH 脉冲的一个关键的近似调节器，彻底改变了我们对生殖功能神经调节的理解。在弓状核内，kisspeptin/ 神经激肽 B/dynorphin（KNDy）神经元释放激素前体 kisspeptin，一种由 145 个氨基酸组成的蛋白质，酶水解成 54 个氨基酸的肽，称为 kisspeption-54。kisspeptin 受体，缩写为 G 蛋白偶联受体 54 的 GPR54，在 GnRH 神经元上表达，使得 kisspeptin 可以激活 GnRH 神经元[9]。在动物和人类模型中，外源给予 kisspeptin 对促性腺激素的分泌有刺激作用。睾酮与雌二醇均可调节 *Kiss1* 基因的表达。除了激活 GnRH 神经元，kisspeptin 神经元还与中部隆起的 GnRH 神经元终末形成突触，进而刺激 GnRH 通过胞吐的方式释放[10]。图 1.3，彩图见书末，显示调节 GnRH 的中央级联，并强调 KNDy 神经元的作用[11]。

如图 1.3 所示，γ- 氨基丁酸（gamma-aminobutyric acid, GABA）神经元输入调节包括 kisspeptin 神经元在内的整个级联，直接或间接调节 GnRH 驱动。重要的是，GABA 网络整合外部环境和内部主体信号，使生殖功能与个体环境保持一致。因此，应激、性激素和代谢信号通过直接和间接机制调节 GABA 能和整个级联。例如，在一个猴子模型中，采用 CRH 拮抗剂 astressin B 可逆转长期社会压力对前额叶皮质 GABA-A 受体的影响，这个部位还涉及边缘系统 - 下丘脑 - 垂体 - 肾上腺轴，边缘系统 - 下丘脑 - 垂体 - 性腺轴，边缘系统 - 下丘脑 - 垂体 - 甲状腺轴的调节[12]。近期一项研究发现，雌性小鼠长期服用来曲唑可诱导多囊卵巢、无排卵、睾酮升高、LH 脉冲增高，以及弓形核中 kisspeptin 和神经激肽 B 基因表达升高[13]。在小鼠模型中，瘦素反应的GABA 能神经元可通过降低 kisspeptin 能途径调节生育能力[14]。

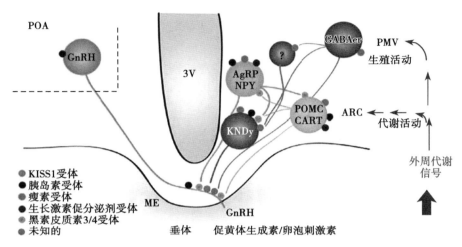

图 1.3 代谢和生殖功能之间的神经相互作用示意图，显示瘦素、胰岛素和胃饥饿素控制 GnRH 释放的可能作用部位。3V. 第三脑室；ARC. 弓状核；ME. 正中隆起；PMV. 腹侧前乳头核；POA. 视前区；GnRH. 促性腺激素释放激素[11]

雄激素在下丘脑回路的调节和激活中起着重要的作用（见图 1.3）。雄激素的作用机制有很多，例如，雄激素可增加 KNDy 神经元的 GABA 能神经支配，改变性激素反馈的敏感性[15]。给小鼠注射一种非芳香性雄激素二氢睾酮（dihydrotestosterone, DHT），可增加 GnRH 活性[16]。在绵羊模型中，产前睾酮暴露增加了 GABA 能突触输入与 GnRH 和 KNDy 神经元的刺激[17]。雄激素暴露通过雄激素受体机制影响孕激素受体转录，损伤负反馈，导致 GnRH神经元过度活跃[18]。在雌性小鼠中，kisspeptin 神经元中缺乏孕激素信号通路可破坏 LH 峰，降低生育能力[19]。在 DHT 诱导的 PCOS 小鼠模型中，神经元而非颗粒细胞中的雄激素受体（androgen receptor, AR）选择性缺失，逆转了 DHT 的影响，证明神经内分泌基因组 AR 信号是小鼠 PCOS 表型的重要卵巢外介质[20]。以上研究也许可以解释为何 PCOS 患者的 GnRH 驱动对孕酮和孕激素反馈的抑制具有抵抗性[5-7]。因此，如图 1.3 所示，KNDy神经元和 kisspeptin-GPR54 受体形成下丘脑回路中最终的共同通路，调节GnRH 驱动[9]；GABA 能神经元可调节 kisspeptin 能途径的功能，并增强对类固醇性激素和代谢信号反馈的敏感性。

　　PCOS 的概念可以简要概括为"高雄激素性无排卵"，表示卵巢来源的雄激素启动并维持与无排卵有关的脑特征，即 GnRH-LH 驱动的增加和 FSH 的长期不足。为了研究雄激素和 GABA 在人 PCOS 中的作用，我们对比了经期与排卵正常的女性和 PCOS 患者的脑脊液（cerebrospinal fluid, CSF）中 GABA、睾酮和雌二醇水平[21]。图 1.4 显示 PCOS 患者 CSF 中的睾酮、GABA 及雌二醇水平均升高。PCOS 患者 CSF 的睾酮并未达到男性的水平（图 1.5），但显著高于排卵与月经正常的女性。长期的高雄激素暴露导致卵母细胞数增加，PCOS 中雄激素水平与卵母细胞池相互关联[22]。如图 1.5 所示，PCOS 患者的 CSF 雌二醇水平也高于月经正常的女性和男性。较高的 CSF 雌二醇水平可能比 LH 更能抑制 FSH，导致 PCOS 患者的大脑特征，并解释了卵母细胞储备增加与慢性无排卵间的矛盾。此外，大脑同时暴露在雄激素和雌二醇下会通过其他方式对大脑产生影响，包括性别认同和性取向等，但这些还有待进一步阐明。

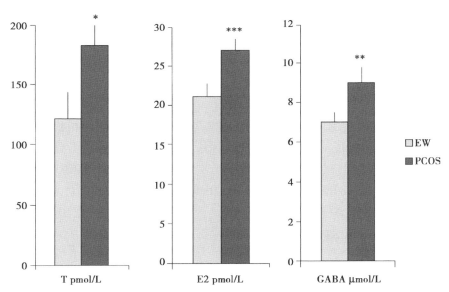

图 1.4　12 例 PCOS 患者与 15 例排卵和月经正常的女性（EW）相比，脑脊液中 GABA、睾酮（T）和雌二醇（E_2）水平升高[21]

　　另一个作用于下丘脑 GnRH 的调节因子是抗米勒管激素（anti-Müllerian hormone, AMH）。在人类和小鼠中，GnRH 神经元可表达 AMH 受体。在小鼠中，AMH 能有效地激活 GnRH 神经元放电率，并增强垂体中依赖 GnRH 的 LH 释放[23]。由于 AMH 和睾酮与卵母细胞储备相关，AMH 也可能在导致慢性无排卵的 PCOS 大脑特征的发展和维持中发挥基础性作用[22]。这也许可以解释为什么随着年龄的增长，PCOS 患者的 AMH 水平和卵母细胞数量下降，月经周期更加规律[24-25]，绝经年龄推迟[1,26-27]，并且 40 岁后的生育力高于月经正常女性[28-29]。

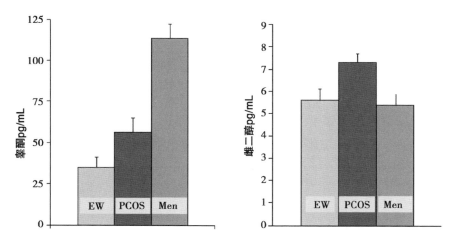

图 1.5   15 例排卵和经期正常的女性（EW）、14 例 PCOS 女性及 6 例男性脑脊液中睾酮和雌二醇水平

雄激素过剩也可解释 PCOS 患者的胰岛素抵抗等代谢特征。在雌性小鼠中，神经元中过多的雄激素受体激活导致外周胰岛素抵抗和胰岛 β 细胞功能障碍[30]。相反，如果选择性地破坏雌鼠神经元中的雄激素受体，其禁食和进食状态下的葡萄糖和胰岛素水平均下降[31]。综上，对 PCOS 及其生殖大脑特征最简单的解释是 XX 基因型中的雄激素过量。

1.4   性别认同与性取向

除了生殖功能，大脑还参与协调其他许多功能。PCOS 患者的大脑雄激素化不仅使 GnRH 脉冲增加，还导致胰岛素抵抗和体重增加等趋势。其他可以部分归因于大脑雄激素化的行为变量，包括压力敏感性、情绪、性别认同和性取向等。性指的是遗传上的性别，这很容易确定，因为它是一种生物属性。而性别指的是一套根据遗传性别分配的行为期望，是一种文化建构。男性和女性的特征在不同的文化中有所不同，一些文化将性别定义为男性、女性和其他，而另一些文化则有严格的二元限定。目前，世界各地的文化都在努力扩大对性别的看法。

为了更好地理解 PCOS 女性，需要关注有两个关键问题。第一，PCOS

患者在性别认同上与月经和排卵正常的女性有区别吗？第二，PCOS 患者的性取向是否与月经和排卵正常的女性有所不同？目前，基于神经影像学和临床研究的证据表明，PCOS 女性中性别认同与女同性恋的发生比例，与月经正常的女性存在差异。

对于性别认同与性取向的深入研究，需要首先了解宫内类固醇性激素暴露会影响大脑这一概念。在青春期和育龄期，性激素激活了已经具有性别二态性的大脑，导致性别不对称和性别特异性属性[32-33]。许多临床研究表明，暴露在性激素环境中会调节注意力、理解能力、反应时间和记忆力，尤其是会改变对于信息的处理[34]。在最近的一篇综述中，McCarthy和 Arnold 提出雌二醇是一种男性化激素，并通过不同的细胞机制发挥多区域特异性作用[35]。在围产敏感期，雌二醇在不同的脑区促进细胞存活、死亡和细胞增殖，并在一些脑区促进新的树突棘突触的形成，而在另一些脑区抑制其生成。从本质上说，激素暴露"塑造"了大脑。暴露于雌二醇的持久组织效应部分是通过 DNA 和 DNA 的表观遗传变化介导的染色质在过程中的区域特异性。考虑到大脑组织的复杂性和激素暴露的范围，神经复杂性的潜力是巨大的。然而，以我们现有的医学与文化，无法充分地探究性别身份和性取向的神经复杂性。目前认为，由于生物复杂性和限制个人表达的文化刻板印象之间的不协调，神经多样性的实际范围是"不可见的"。

我们对 PCOS 患者脑脊液中雌二醇和睾酮水平的研究表明，与月经正常的女性相比，PCOS 患者的大脑同时暴露于高水平的雌二醇和睾酮[21]。对于 PCOS 女性来说，类固醇性激素暴露的改变可能从胎儿期开始，在青春期恢复，并至少持续到更年期。被改变的类固醇环境以不同的方式组织大脑结构，然后以不同的方式激活大脑功能。正如 McCarthy 和 Arnold 提出，暴露于类固醇性激素的改变可能导致大脑男性化和女性化的混合，出现性别神经多样性[35]。

很少有研究直接确定 PCOS 患者的性别认同和性取向。Agrawal 等[36]发现 80% 的女同性恋和 32% 的异性恋女性在超声检查中有卵巢多囊样改变（polycystic ovarian morphology, PCOM），几乎所有女性到男性的跨性别者都有 PCOM[37]。患有先天性肾上腺增生症的女性双性恋和同性恋倾向的发生率增加，这可能与胎儿期雄激素化有关。双性恋和同性恋取向可由儿童行为预测[38-39]。

患 PCOS 和先天性肾上腺增生症的女性其神经影像学显示了更高的神经复杂性，这可能反映了 XX 基因型高雄激素的相互作用，包括性别特异性激素的作用。传统观念认为，性别认同和性取向存在于男性和女性之间的一个范围内，但研究结果并不符合这一传统观念。相反，数据表明性别不一致是一种独特的大脑状态。Lentini 等分析了遗传性别和雄激素暴露的关系，发现小脑和中央前灰质体积与杏仁核、海马体旁和枕叶皮质中的 X 染色体逃逸基因有关，而灰质体积与睾酮水平相关，而与性别无关[40]，由此得出结论，大脑的不对称是由性激素和 X 染色体基因以区域分化的方式造成的[41]。Savic 等[42]采用 $^{15}O-H_2O$ 进行 PET 扫描发现，在异性恋男女中，性别特异性信息素引发了性别分化的下丘脑激活。然而，同性恋男性和女性对信息素暴露的反应取决于性取向，而非生理性别[43-44]。Savic 和 Lindström 进一步拓展了早期的研究，发现 PET 和 MRI 显示了同性恋和异性恋受试者大脑不对称和功能连通性的差异[45]。异性恋男性和同性恋女性的大脑向右不对称，而所有同性恋者的杏仁核连接与性别无关，且这些结果不是学习引起的。其他研究人员还发现，在不受教育程度和 BMI 影响的情况下，PCOS 患者的白质微结构发生改变，认知功能受损[46]。此外，表现出胰岛素抵抗的 PCOS 女性在情绪任务中比对照组有更大的激活区域，二甲双胍治疗可消除这种差异[47]。基于目前为数不多的神经影像学发现，PCOS 女性患者的大脑功能反映了一种性别混合或嵌合特征。

　　大脑的结构极其复杂。哺乳动物的大脑中有超过 860 亿个神经元，超过银河系中恒星的数量。在大脑皮质中，每个神经元与靶细胞形成大约 10 000 个突触，$1mm^3$ 的大脑竟包含多达 9 万个神经元。人类的大脑也是一个能量消耗器官，如啮齿类动物每日需要大约 5% 的能量来为大脑提供能量，而猴子需要 10%，人类成年人需要 20%，人类婴儿需要 60%。相比之下，大脑只占人体重量的 2%，需要 16% 的心输出量和 25% 的氧气消耗。胰岛素抵抗可能是一种限制能量利用的适应性反应，代表着一种生存优势，胰岛素抵抗的人相对于其他人来说更加"不依赖燃料"。将 PCOS 放在人类进化的背景下考虑，其"能量节约"的基因可能在摄入不足的情况下显示出生殖和生存优势。人类现在通常都有充足的摄入，即使营养不足的食物也能为大脑提供能量。此外，女性的高雄激素血症可能增加而不是减少了生殖机会，因为它可延长生存与生育时间[29]。因此，尽管 PCOS 女性在摄入充足的情况下表现出慢性无排卵和肥胖，但他们也表现出了认知、行为、性别认同和性取向方面的神经多样性。临床上需承认和认识到，PCOS 患者可能不符合性别认同和性取向方面的文化，她们可能会因为各种原因开始治疗，包括"性别肯定"的激素治疗。

1.5　总结

　　PCOS 通常被认为是一种以慢性无排卵、高雄激素血症、肥胖和代谢功能障碍为特征的生殖系统疾病。PCOS 患者慢性无排卵反映出 GnRH 驱动增加，导致 FSH 慢性抑制。GnRH 驱动增加最可能的解释是胎儿期和出生后持续的大脑雄激素化。考虑到大脑发育的复杂性，大脑雄激素化不仅表现为生殖功能的改变，而且还导致性别神经的多样性。因此，PCOS 女性的性别认同可能存在文化差异。性别多样性会给个人、家庭和社会带来一定的后果，须加以认知和管理，以改善整体健康水平。临床须针对 PCOS 提供除卵巢抑制外的其他方法，如口服避孕药、促排卵治疗、二甲双胍治疗代谢障碍等，并进行综合诊断和治疗，将性别身份和性取向的识别和情绪障碍筛查结合起来[48]，为 PCOS 患者提供更深层次的个体化管理。

（杜娟 译　阮祥燕 校）

参考文献

1. Day F, Karaderi T, Jones MR, Meun C, He C, Drong A, et al. Large-scale genome-wide meta-analysis of polycystic ovary syndrome suggests shared genetic architecture for different diagnosis criteria. PLoS Genet. 2018;14(12):e1007813. https://doi.org/10.1371/journal.pgen.1007813.
2. Berga SL, Guzick DS, Winters SJ. Increased luteinizing hormone and alpha-subunit secretion in women with hyperandrogenic anovulation. J Clin Endocrinol Metab. 1993;77:895–901.
3. Kalro BN, Loucks TL, Berga SL. Neuromodulation in polycystic ovary syndrome. Obstet Gynecol Clin N Am. 2001;28:35–62.
4. Gross KM, Matsumoto AM, Berger RE, Bremner WJ. Increased frequency of pulsatile luteinizing hormone-releasing hormone administration selectively decreases follicle-stimulating hormone levels in men with idiopathic azoospermia. Fertil Steril. 1986;45:392–6.
5. Daniels TL, Berga SL. Resistance of gonadotropin releasing hormone drive to sex steroid-induced suppression in hyperandrogenic anovulation. J Clin Endocrinol Metab. 1997;82:4179–83.
6. Pastor CL, Griffin-Korf ML, Aloi JA, Evans WS, Marshall JC. Polycystic ovary syndrome: evidence for reduced sensitivity of the gonadotropin-releasing hormone pulse generator to inhibition by estradiol and progesterone. J Clin Endocrinol Metab. 1998;83:582–90.
7. Eagleson CA, Gingrich MB, Pastor CL, Arora TK, Burt CM, Evans WS, Marshall JC. Polycystic ovarian syndrome: evidence that flutamide restores sensitivity of the gonadotropin-releasing hormone pulse generator to inhibition by estradiol and progesterone. J Clin Endocrinol Metab. 2000;85:4047–52.
8. Eagleson CA, Bellows AB, Hu K, Gingrich MB, Marshall JC. Obese patients with polycystic ovary syndrome: evidence that metformin does not restore sensitivity of the gonadotropin-releasing hormone pulse generator to inhibition by ovarian steroids. J Clin Endocrinol Metab. 2003;88:5158–62.
9. Dungan HM, Clifton DK, Steiner RA. Minireview: kisspeptin neurons as central processors in the regulation of gonadotropin-releasing hormone secretion. Endocrinology.

2006;147:1154–8.
10. Ramaswamy S, Guerriero KA, Gibbs RB, Plant TM. Structural interactions between kisspeptin and GnRH neurons in the mediobasal hypothalamus of the male rhesus monkey (Macaca mulatta) as revealed by double immunofluorescence and confocal microscopy. Endocrinology. 2008;149:4387–95.
11. Navarro VM, Kaiser UB. Metabolic influences on neuroendocrine regulation of reproduction. Curr Opin Endocrinol Diabetes Obes. 2013;20:335–41.
12. Michopoulos V, Embree M, Reding K, Sanchez MM, Toufexis D, Votaw JR, Voll RJ, Goodman MM, Rivier J, Wilson ME, Berga SL. CRH receptor antagonism reverses the effect of social subordination upon Central GABAA receptor binding in estradiol-treated ovariectomized female rhesus monkeys. Neuroscience. 2013;250:300–8.
13. Esparza LA, Schafer D, Ho BS, Thackray VG, Kauffman AS. Hyperactive LH pulses and elevated kisspeptin and neurokinin B gene expression in the arcuate nucleus of a PCOS mouse model. Endocrinology 161(4). Pii: bqaa018. 2020; https://doi.org/10.1210/endocr/bqaa018.
14. Martin C, Navarro VM, Simavli S, Vong L, Carroll RS, Lowell BB, Kaiser UB. Leptin-responsive GABAergic neurons regulate fertility through pathways that result in reduced kisspeptinergic tone. J Neurosci. 2014;34:6047–56.
15. Moore AM, Prescott M, Marshall CJ, Yip SH, Campbell RE. Enhancement of a robust arcuate GABAergic input to gonadotropin-releasing hormone neurons in a model of polycystic ovarian syndrome. Proc Natl Acad Sci U S A. 2015;112:596–601.
16. Pielecka J, Quaynor SD, Moenter SM. Androgens increase gonadotropin-releasing hormone neuron firing activity in females and interfere with progesterone negative feedback. Endocrinology. 2006;147:1474–9.
17. Porter DT, Moore AM, Cobern JA, Padmanabhan V, Goodman RL, Coolen LM, Lehman MN. Prenatal testosterone exposure alters GABAergic synaptic inputs to GnRH and KNDy neurons in a sheep model of polycystic ovarian syndrome. Endocrinology. 2019; 160:2529–42.
18. Ruddenklau A, Campbell RE. Neuroendocrine impairments of polycystic ovary syndrome. Endocrinology. 2019;160:2230–42.
19. Stephens SB, Tolson KP, Rouse ML Jr, Poling MC, Hashimoto-Partyka MK, Mellon PL, Kauffman AS. Absent progesterone signaling in kisspeptin neurons disrupts the LH surge and impairs fertility in female mice. Endocrinology. 2015;156:3091–7.
20. Caldwell ASL, Edwards MC, Desai R, Jimenez M, Gilchrist RB, Handelsman DJ, Walters KA. Neuroendocrine androgen action is a key extraovarian mediator in the development of polycystic ovary syndrome. Proc Natl Acad Sci U S A. 2017;114:E3334–43.
21. Kawwass JF, Sanders KM, Loucks TL, Rohan LC, Berga SL. Increased cerebrospinal fluid levels of GABA, testosterone and estradiol in women with polycystic ovary syndrome. Hum Reprod. 2017;32:1450–6.
22. Pinola P, Morin-Papunen LC, Bloigu A, Puukka K, Ruokonen A, Järvelin MR, Franks S, Tapanainen JS, Lashen H. Anti-Müllerian hormone: correlation with testosterone and oligo- or amenorrhoea in female adolescence in a population-based cohort study. Hum Reprod. 2014;29:2317–25.
23. Cimino I, Casoni F, Liu X, Messina A, Parkash J, Jamin SP, Catteau-Jonard S, Collier F, Baroncini M, Dewailly D, Pigny P, Prescott M, Campbell R, Herbison AE, Prevot V, Giacobini P. Novel role for anti-Müllerian hormone in the regulation of GnRH neuron excitability and hormone secretion. Nat Commun. 2016;7:10055. https://doi.org/10.1038/ncomms10055.
24. Elting MW, Korsen TJ, Rekers-Mombarg LT, Schoemaker J. Women with polycystic ovary syndrome gain regular menstrual cycles when ageing. Hum Reprod. 2000;15:24–8.
25. Nikolaou D, Gilling-Smith C. Early ovarian ageing: are women with polycystic ovaries protected? Hum Reprod. 2004;19:2175–9.
26. Forslund M, Landin-Wilhelmsen K, Schmidt J, Brännström M, Trimpou P, Dahlgren E. Higher menopausal age but no differences in parity in women with polycystic ovary syndrome compared with controls. Acta Obstet Gynecol Scand. 2019;98:320–6.

27. Minooee S, Ramezani Tehrani F, Rahmati M, Mansournia MA, Azizi F. Prediction of age at menopause in women with polycystic ovary syndrome. Climacteric. 2018;21:29–34.
28. Hudecova M, Holte J, Olovsson M, Sundström PI. Long-term follow-up of patients with polycystic ovary syndrome: reproductive outcome and ovarian reserve. Hum Reprod. 2009;24:1176–83.
29. Mellembakken JR, Berga SL, Kilen M, Tanbo TG, Abyholm T, Fedorcsák P. Sustained fertility from 22 to 41 years of age in women with polycystic ovarian syndrome. Hum Reprod. 2011;26:2499–504.
30. Morford JJ, Wu S, Mauvais-Jarvis F. The impact of androgen actions in neurons on metabolic health and disease. Mol cell Endocrinol. 2018;465:92–102.
31. Navarro G, Allard C, Morford JJ, Xu W, Liu S, Molinas AJ, Butcher SM, Fine NH, Blandino-Rosano M, Sure VN, Yu S, Zhang R, Münzberg H, Jacobson DA, Katakam PV, Hodson DJ, Bernal-Mizrachi E, Zsombok A, Mauvais-Jarvis F. (2018). Androgen excess in pancreatic β cells and neurons predisposes female mice to type 2 diabetes. JCI Insight 3(12). Pii: 98607. https://doi.org/10.1172/jci.insight.98607.
32. Cahill L. His brain, her brain. Sci Am. 2005;292:40–7.
33. Goldstein JM, Seidman LJ, Horton NJ, Makris N, Kennedy DN, Caviness VS Jr, Faraone SV, Tsuang MT. Normal sexual dimorphism of the adult human brain assessed by in vivo magnetic resonance imaging. Cereb Cortex. 2001;11:490–7.
34. Cahill L, Uncapher M, Kilpatrick L, Alkire MT, Turner J. Sex-related hemispheric lateralization of amygdala function in emotionally influenced memory: an FMRI investigation. Learn Mem. 2004;11:261–6.
35. McCarthy MM, Arnold AP. Reframing sexual differentiation of the brain. Nat Neurosci. 2011;14:677–83.
36. Agrawal R, Sharma S, Bekir J, Conway G, Bailey J, Balen AH, Prelevic G. Prevalence of polycystic ovaries and polycystic ovary syndrome in lesbian women compared with heterosexual women. Fertil Steril. 2004;82:1352–7.
37. Bosinski HA, Peter M, Bonatz G, Arndt R, Heidenreich M, Sippell WG, Wille R. A higher rate of hyperandrogenic disorders in female-to-male transsexuals. Psychoneuroendocrinology. 1997;22:361–80.
38. Meyer-Bahlburg HF, Dolezal C, Baker SW, New MI. Sexual orientation in women with classical or non-classical congenital adrenal hyperplasia as a function of degree of prenatal androgen excess. Arch Sex Behav. 2008;37:85–99.
39. Pasterski V, Zucker KJ, Hindmarsh PC, Hughes IA, Acerini C, Spencer D, Neufeld S, Hines M. Increased cross-gender identification independent of gender role behavior in girls with congenital adrenal hyperplasia: results from a standardized assessment of 4- to 11-year-old children. Arch Sex Behav. 2015;44:1363–75.
40. Lentini E, Kasahara M, Arver S, Savic I. Sex differences in the human brain and the impact of sex chromosomes and sex hormones. Cereb Cortex. 2013;23:2322–36.
41. Savic I. Asymmetry of cerebral gray and white matter and structural volumes in relation to sex hormones and chromosomes. Front Neurosci. 2014;8:329. https://doi.org/10.3389/fnins.2014.00329. eCollection 2014
42. Savic I, Berglund H, Gulyas B, Roland P. Smelling of odorous sex hormone-like compounds causes sex-differentiated hypothalamic activations in humans. Neuron. 2001;31:661–8.
43. Berglund H, Lindström P, Savic I. Brain response to putative pheromones in lesbian women. Proc Natl Acad Sci U S A. 2006;103:8269–74.
44. Savic I, Berglund H, Lindström P. Brain response to putative pheromones in homosexual men. Proc Natl Acad Sci U S A. 2005;102:7356–61.
45. Savic I, Lindström P. PET and MRI show differences in cerebral asymmetry and functional connectivity between homo- and heterosexual subjects. Proc Natl Acad Sci U S A. 2008;105:9403–8.
46. Rees DA, Udiawar M, Berlot R, Jones DK, O'Sullivan MJ. White matter microstructure and cognitive function in young women with polycystic ovary syndrome. J Clin Endocrinol Metab.

2016;101:314–23.

47. Marsh CA, Berent-Spillson A, Love T, Persad CC, Pop-Busui R, Zubieta JK, Smith YR. Functional neuroimaging of emotional processing in women with polycystic ovary syndrome: a case-control pilot study. Fertil Steril. 2013;100:200–7.

48. Kawwass JF, Loucks T, Berga SL. An algorithm for treatment of infertile women with polycystic ovary syndrome. Middle East Fertil Soc J. 2010;15:231–9.

第二章　青春期：多囊卵巢综合征发展的高风险期？

Charles Sultan　Laura Gaspari　Samir Hamamah
Françoise Paris

　　长期以来，PCOS 被认为是"扑朔迷离的谜中之谜"[1]，遗传、内分泌、代谢、环境和生活方式等因素在其发展中的关系确实相当复杂。此外，发病机制[2]、诊断标准和青少年 PCOS 的治疗管理规范[3]仍存在争议。成年女性的诊断特征，如高雄激素血症、肥胖和月经紊乱，可能是正常青春期过程的一部分[4]。因此，我们提出以下三个标准（图 2.1）来进行明确的诊断[5]。

　　据估计，PCOS 的发病率为 0.6%～12%。在一组初潮后的肥胖青少年中，Ybarra 等发现其中 18.4% 为 PCOS[6]。Christiansen 在一项大样本的15～19 岁青少年的横断研究中报告，在超重、中度肥胖和重度肥胖的青少年中，分别有 3.8%、10.2% 和 23.10% 的人群被诊断为 PCOS[7]。

1. 多毛(渐进性)

2. 月经不规则/月经稀发(初潮2年后)

3. 睾酮水平>45~55mg/dL(卵泡期)

----

4. PCO形态(超声)

　－ 增大的卵巢(>10mL)

　　+/－基质增加

　　+多个外周小囊肿

----

*可选择的：

　－ 腹型肥胖

　－ 胰岛素抵抗

　－ AMH浓度>6.26ng/mL

　－ 风险因素(遗传倾向,出生体重小于胎龄,青春期提前,内分泌干扰化学物质……)

图2.1　青春期 PCOS 诊断标准

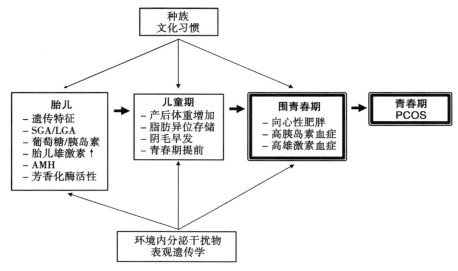

图2.2 青春期PCOS的自然发展过程（Louwers等）

　　青少年PCOS可能起源于胎儿期[8]（宫内发育迟缓、高雄激素血症）或青春期前（由于早熟、肥胖、青春期提前）。在过去的几年间，有证据清晰地表明，由于肥胖、胰岛素抵抗、代谢综合征和高雄激素血症（hyperandrogenism，HA）的发生，围青春期是PCOS发展的高风险期（图2.2）。此外，雄激素会促进食欲、增加对食物的渴望和引起反复暴食（图2.3）。

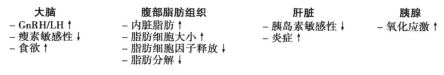

图2.3 HA对女性的影响（Rodriguez等）

　　PCOS是与肥胖相关的疾病，青少年时期的体重增加和肥胖会导致其发展[9]。另外，研究已证实，儿童时期的早期脂肪反弹与青少年时期的肥胖之间存在联系[10-11]。此外，暴食的发病风险在青春期开始时上升，并在青春期继续增加，导致超重和肥胖。

2.1　围青春期肥胖的影响

　　根据ACOG的数据，青少年超重和肥胖的发生率分别为30%和20%。在过去的几十年里，其不断上升的患病率使得认识其在各层面的影响显得尤为重要。青少年肥胖值得特别关注，因为它通过调节内分泌、新陈代谢和生殖系统，使其影响延续到成年时期[12]。

青春期肥胖是内分泌和代谢疾病的危险因素，因此，了解肥胖如何造成影响非常重要[13]。比如肥胖是调节青春期发育已知的因素，因为横断面和队列研究都表明它与青春期提前有关[14]。肥胖对青春期早期类固醇和糖代谢之间关系的影响是目前热门的研究问题[13]。

此外，众所周知，女孩在青春期表现出胰岛素敏感性的生理性下降，这种下降从 Tanner 第二阶段开始，在青春期中后期达到最低点，并在青春期结束后恢复到青春期前水平。这种"生理性"的胰岛素抵抗被认为在高胰岛素血症中起一定的作用。儿童肥胖与胰岛素抵抗和高胰岛素血症之间的关系已被充分研究，特别是 Tanner 1 ~ 3 阶段的女孩。胰岛素和睾酮的同时升高表明这两种激素之间存在着相互关系[15]。

最近有假说推测，PCOS 可能由发生在青春期开始时的饮食失调诱发，并与压力、情绪问题和自卑相关[16]。此外，过量的营养摄入和随后的围青春期肥胖可导致青春期内分泌和神经内分泌活动的异常，机体可能存在PCOS 倾向。高能量、蛋白质和多不饱和脂肪酸的饮食摄入是超重和肥胖的风险因素，并可能会加剧大多数青少年高雄激素血症的发生。

即使肥胖在青春期 PCOS 中很明显，并随着年龄的增长而增加，我们仍然不明确青少年 PCOS 患者有无发胖的倾向，或者 PCOS 和肥胖是否存在因果关系[17]。这时存在如下的关键问题：在肥胖对 PCOS 发展的影响中，有哪些因素存在介导作用？

除遗传因素以外，胰岛素抵抗、高胰岛素血症与卵巢的雄激素合成（与LH 协同）[18]、代谢综合征的发展以及脂肪因子的释放有关：PCOS 人群中脂联素水平较低，加重了胰岛素抵抗[19]。内脂素（vistatin）水平增加，进一步加剧了胰岛素抵抗和代谢功能紊乱。

研究结果表明，高胰岛素血症通过直接刺激卵巢 / 肾上腺分泌 LH，或强化 LH 对卵巢的作用达到间接增强 LH 分泌的效果，或通过减少肝脏性激素结合球蛋白（sex hormone binding globulin, SHBG）的分泌使睾酮的生物利用率提高来诱发 HA 发生[20]。胰岛素抵抗通常与慢性低水平炎症状态和低脂联素水平有关，这两种情况都对卵巢功能有负面影响。Lewi 等报告了PCOS 早期发现的严重代谢紊乱，包括外周组织胰岛素敏感性降低 50%，肝脏胰岛素抵抗，以及 PCOS 女孩初潮前发生代偿性 HA[21]。

尽管卵巢是导致高雄激素状态的主要因素，但 15% ~ 45% 的 PCOS 女孩存在肾上腺来源的雄激素，即硫酸脱氢表雄酮（dehydroepiandrosterone sulfate，DHEAS）循环水平增高。可能原因是肾上腺对 ACTH 的高反应性、ACTH 介导雄激素生成能力升高，或高胰岛素血症，而高胰岛素水平可刺激肾上腺产生 DHEAS。

另外，目前普遍认为，肥胖是具有 PCOS 遗传易感性的女孩在青春期发展为 PCOS 的一个风险因素[22]。腹部脂肪被认为是导致 PCOS 表型严重程度显著变化的主要因素，其增加会使 PCOS 内分泌、代谢和心理特征进一步加剧[23]。腹部肥胖会加重 HA、月经紊乱、胰岛素抵抗、血脂异常和代谢综合征。值得注意的是，很大一部分 PCOS 青少年存在向心性肥胖[24]。在这些青少年中，胰岛素抵抗和其代偿性高胰岛素血症[25]是 PCOS 产生高雄激素的内在因素，并起关键作用。

过量的胰岛素可触发垂体中的胰岛素受体，增加 LH 释放，从而促进卵巢和肾上腺分泌雄激素。

胰岛素增加可抑制肝脏 SHBG 合成，增加游离睾酮的水平。

卵巢中 IGF1 受体的活性增强，促进卵泡膜细胞产生雄激素。

由于高游离脂肪酸水平，以及脂肪分解受到抑制，胰岛素抵抗 / 血脂异常是最常见的代谢紊乱[26]。

代谢综合征通常包括向心性肥胖、胰岛素抵抗、空腹血糖高、空腹甘油三酯高和高密度脂蛋白胆固醇（HDL-C）低[27]。根据美国儿科学会的临床实践指南[28]，当青少年满足以下三个或三个以上的标准时，就可以诊断为代谢综合征：

- 腰围≥其同年龄儿童的第 90 百分位。
- 收缩压或舒张压≥其同年龄和身高儿童的第 90 百分位。
- HDL-C ≤ 40mg /dL（1.036mmol /L）。
- 空腹甘油三酯＞110mg /dL（1.243mmol /L）。
- 在口服葡萄糖耐量试验（oral glucose tolerance test，OGTT）中血糖水平升高，OGTT 是在口服 75g 葡萄糖前和 30min、60min、90min、120min、180min 时测量血糖。

  胰岛素抵抗指数（homeostatic model for insulin resistance，HOMA-IR）。

  组织对胰岛素敏感指数（tissue sensitivity to insulin，HOMA-S）。

  β 细胞功能。

  结果可采用在线工具计算[29]。

2.2　高雄激素血症

雄激素过多是 PCOS 的主要特征。HA 引起一系列内分泌变化，包括胰岛素抵抗、高胰岛素血症、代谢综合征、血脂异常和 LH 分泌。与体重正常的青春期女孩相比，患有肥胖症的青春期女孩的游离雄激素指数（free androgen index，FAI）约为前者的 3 倍。这是青春期早期发育中肥胖相关 HA 的初步证据。

之前的研究已报道了青春期前和青春期早期的女孩（Tanner 分期 B1~B3）的肥胖和 HA 之间的关系。McCartney 等首先强调，在 66% ~ 94% 的肥胖女孩中肥胖与 HA 有关[30]。Knudsen 等报道，清晨 LH 和空腹胰岛素水平是肥胖围青春期女孩游离睾酮的重要预测因子，表明 LH 分泌异常和高胰岛素血症可以促进肥胖围青春期女孩 HA[31]。

腹部肥胖与雄激素水平成正相关，表明肥胖在 PCOS 中扮演重要的角色。实际上，雄激素已被证明可诱导腹部脂肪细胞堆积，并可能导致腹部组织功能失调，包括脂肪堆积、氧化应激和炎症反应[32]。HA 也与白色脂肪组织功能失调的发展有关，其中包括内脏脂肪增加，以及内脏及皮下脂肪细胞的肥大。

我们对 HA 和 PCOS 的遗传背景都有什么了解？大约 40% 的 PCOS 女孩的姐妹有总睾酮和生物可利用睾酮水平的升高，表明 HA 和 PCOS 存在遗传易感性[33]。

初潮前女孩的一级亲属存在 HA，进一步指出 PCOS 存在遗传易感性，而 PCOS 患者的女儿存在睾酮水平升高、早期代谢综合征和 β 细胞功能障碍的证据证实了这一点[34]。诸如卵泡抑制素、原纤蛋白 -3、CYP11A、胰岛素受体、17βHSDB6、雄激素受体和 5α- 还原酶等基因的多态性和剪接变体已被证实与 PCOS 相关[35]。

很有可能在关键发育窗口期，导致 HA 的基因变异影响了 PCOS 表型特征。

最近对年轻雌性猕猴的研究表明，与炎症、代谢综合征和脂肪生成途径相关的基因的 DNA 甲基化和 RNA 水平参与了白色脂肪组织（white adipose tissue，WAT）转录谱的调控[36]。这与体脂分布和对肥胖的病理生理反应调控相关。此外，这些研究报告了 HA 和易胖的西式饮食对这一过程的协同作用。目前的动物研究进一步支持了雄激素过多在 PCOS 发病起源中起关键作用的假说。

在雌猴中，DHT 暴露会诱发 PCOS 的生殖特征：周期不规律、排卵障碍和卵泡成熟减少。同时观察到 PCOS 的代谢特征,即脂肪含量增加、脂肪细胞肥大和脂肪肝。

2.3　GnRH 分泌失调

　　PCOS 与神经内分泌异常有关,其特征是 GnRH 和 LH 分泌增加。据报道,HA 可增强 GnRH 脉冲频率以及随后的 LH 分泌。胰岛素可增加 GnRH 和 LH 脉冲式分泌的频率和幅度。据报道,胰岛素还可刺激 GnRH 介导的垂体 LH 释放。

　　PCOS 多巴胺水平降低,同时血清去甲肾上腺素和血清 5- 羟色胺偏低[37]。Chaudhari 等最近证明,在 PCOS 大鼠模型中,GnRH 抑制性神经递质、5- 羟色胺、多巴胺、GABA 和乙酰胆碱减少,而谷氨酸(GnRH 活性的正向刺激因子)增加(图 2.4)[38]。kisspeptin/GPR54 系统也参与了这种刺激[39]。这种神经传递失调可以解释与 PCOS 青少年有关的自卑焦虑、抑郁和情绪障碍。这种神经传递失调可能是 PCOS 发展的一个关键特征[40]。

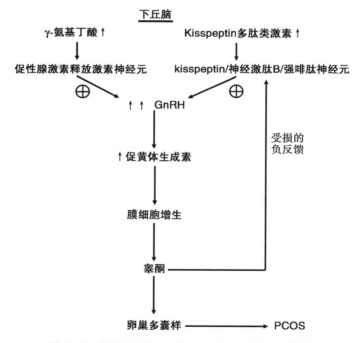

图 2.4　青春期 PCOS 女孩下丘脑 - 垂体 - 卵巢轴

2.4　大脑功能障碍

PCOS 与青春期的心理困扰和暴饮暴食和／或节食有关，此时青少年存在对体型不满意和情绪问题[16]。众所周知，饮食失调会干扰内分泌：暴食会增加胰岛素水平和压力。暴饮暴食的食物通常为高脂肪或高糖类，会导致胰岛素水平升高。暴饮暴食和压力会诱发皮质醇增多症。肥胖也与瘦素抵抗有关，并导致瘦素过度分泌。胃饥饿素分泌增加了食物摄入，造成肥胖。

即使 PCOS 与在肥胖女孩中观察到的普遍心理问题有关，一些研究者认为，已存在的心理健康问题可能会导致体重增加，并在青春期这个脆弱的年龄段造成 PCOS 发展[41]。因此，需要对焦虑和压抑进行筛查，在高危青少年的围青春期应考虑进行饮食失调的评估。此外，青春期下丘脑 - 垂体 - 卵巢轴的激活可因心理压力而发生表观遗传改变，这在青春期很常见，并因此可能导致 PCOS 的发展[40]。

最近的研究发现，PCOS 的病理生理学也涉及脑 - 肠轴（gut-brain axis，GBA），它在调节食欲、食物摄入、葡萄糖代谢、能量维持和控制体重方面起着关键作用。

胃肠道激素，包括胃泌素、胰高血糖素样肽和胆囊收缩素，实际上也与胰岛素抵抗和炎症紊乱有关。

2.5　内分泌干扰化学物质

在过去几十年里，世界上 100 000 种环境化学品中的 1 000 多种被记录为内分泌干扰化学物质（endocrine-disrupting chemicals, EDC）[42]。这些化学物质包括己烯雌酚（diethylstilbestrol, DES）、二噁英（除草剂）、多氯联苯（电冷却剂）、多溴联苯醚（阻燃剂）、DTT（杀虫剂）、阿特拉津（除草剂）、烷基酚（洗涤剂）、苯甲酸酯和三氯生（化妆品）、邻苯二甲酸盐（塑料、化妆品）和双酚 A（塑料）[43]。它们中的大多数可模拟雌激素作用并干扰核受体（和其他受体，如芳香烃受体 AhR）、转录因子、生长因子或酶的活性（芳香化酶）。

在一些动物实验中，EDC 暴露可诱导符合 PCOS 表型的内分泌和代谢表现[44]，包括超声显示的卵巢多囊样形态[45]。

有一些研究表明女性 PCOS 和 EDC 存在相关性[46-47]。研究人员称，

EDC 可以改变神经内分泌调节[46]、脂肪组织发育[47]、胰岛素分泌和代谢紊乱,促进 PCOS 的发展[48]。

不久前,Luo 等报告了 UDP- 葡萄糖醛酸转移酶多态性与 PCOS 患者 EDC 水平之间的关联,支持 EDC 代谢与遗传差异存在相关性,这可能是 PCOS 发展的一个调节因素[49]。

2.6　肠道菌群

众所周知,肠道菌群可以调节胰岛素的合成和分泌,各种内分泌和代谢疾病都受到肠道菌群的动态变化和组成结构的影响。Tremelen 等提出,通常在青春期女孩中观察到的高糖、高脂和低纤维饮食可能导致肠道菌群失调,增加已知可激活免疫系统的脂糖的渗透性,从而引起炎症反应[50]。最近,有研究提出雄激素和肠道菌群之间可能存在双向交互作用[51-52]。

除了神经递质的表观遗传调节,我们还应该考虑肠道微生物群的作用。最近研究表明,肠道菌群失调可能与 PCOS 表型有关[53]。一些研究组提出,它可能是 PCOS 发展中的一个潜在参与者(图 2.5)。

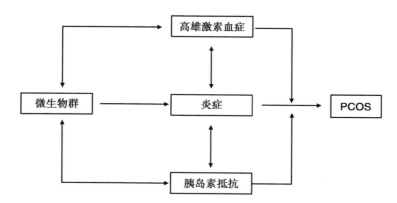

图 2.5　肠道菌群是 PCOS 发展的关键因素

2.7　AMH

AMH 是参与肥胖女孩 PCOS 发展的一个新因子。已知 AMH 由卵巢卵泡颗粒细胞分泌。由于多囊卵巢有更多的卵泡,它们会产生更多的 AMH。高 AMH 水平被认为是青少年 PCOS 的标志，但它也参与 PCOS 的病理生理学[54]。最近的研究表明，AMH 可能通过增加 GnRH 依赖性 LH 分泌和抑制卵巢内芳香化酶活性在 PCOS 发展中发挥作用[22]。

既往研究表明，PCOS 女孩在青春期早期 AMH 水平增加，说明卵巢卵泡形成的改变可能在发育早期就开始了[55]。AMH 6.26ng/mL 似乎是预测肥胖女孩 PCOS 的最佳截断值[56]。

2.8　结论

一些研究概述了 PCOS 的多因素起源，包括遗传因素、肥胖、神经内分泌失调和 HA、代谢功能障碍、免疫失调、生活方式和心理障碍。胰岛素抵抗是主要的病理变化之一（图 2.6）。

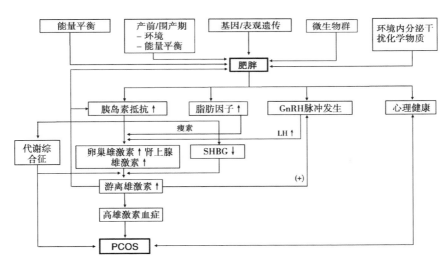

图 2.6　与围青春期腹部肥胖相关的内分泌和代谢紊乱

尽管 PCOS 可以在育龄期的任何年龄段出现，但它经常在青春期发展，并与青春期下丘脑 - 垂体 - 卵巢轴的激活、饮食失调和肥胖同时发生。识别有 PCOS 风险的围青春期女孩可能会预防其成年后的 PCOS。未来的主要挑战之一将是确定青春期 PCOS 发展的环境诱因并进行相应管理。

（蒋子雯　译　代荫梅　校）

参考文献

1. Padmanabhan V. Polycystic ovary syndrome--"a riddle wrapped in a mystery inside an enigma". J Clin Endocrinol Metab. 2009;94(6):1883–5.
2. Vassalou H, Sotiraki M, Michala L. PCOS diagnosis in adolescents: the timeline of a controversy in a systematic review. J Pediatr Endocrinol Metab. 2019;32(6):549–59.
3. Pena AS, Witchel SF, Hoeger KM, Oberfield SE, Vogiatzi MG, Misso M, et al. Adolescent polycystic ovary syndrome according to the international evidence-based guideline. BMC Med. 2020;18(1):72.
4. Dabadghao P. Polycystic ovary syndrome in adolescents. Best Pract Res Clin Endocrinol Metab. 2019;33(3):101272.
5. Sultan C, Paris F. Clinical expression of polycystic ovary syndrome in adolescent girls. Fertil Steril. 2006;86 Suppl 1:S6.
6. Ybarra M, Franco RR, Cominato L, Sampaio RB. Sucena da Rocha SM, Damiani D. polycystic ovary syndrome among obese adolescents. Gynecol Endocrinol. 2018;34(1):45–8.
7. Christensen SB, Black MH, Smith N, Martinez MM, Jacobsen SJ, Porter AH, et al. Prevalence of polycystic ovary syndrome in adolescents. Fertil Steril. 2013;100(2):470–7.
8. Rosenfield RL. Clinical review: identifying children at risk for polycystic ovary syndrome. J Clin Endocrinol Metab. 2007;92(3):787–96.
9. Yildiz BO. Polycystic ovary syndrome: is obesity a symptom? Womens Health (Lond). 2013;9(6):505–7.
10. Kang MJ. The adiposity rebound in the 21st century children: meaning for what? Korean J Pediatr. 2018;61(12):375–80.
11. Rolland-Cachera MF, Deheeger M, Bellisle F, Sempe M, Guilloud-Bataille M, Patois E. Adiposity rebound in children: a simple indicator for predicting obesity. Am J Clin Nutr. 1984;39(1):129–35.
12. Raperport C, Homburg R. The source of polycystic ovarian syndrome. Clin Med Insights Reprod Health. 2019;13:1179558119871467.
13. Reinehr T, Roth CL. Is there a causal relationship between obesity and puberty? Lancet Child Adolesc Health. 2019;3(1):44–54.
14. De Leonibus C, Marcovecchio ML, Chiavaroli V, de Giorgis T, Chiarelli F, Mohn A. Timing of puberty and physical growth in obese children: a longitudinal study in boys and girls. Pediatr Obes. 2014;9(4):292–9.
15. Barber TM, Hanson P, Weickert MO, Franks S. Obesity and polycystic ovary syndrome: implications for pathogenesis and novel management strategies. Clin Med Insights Reprod Health. 2019;13:1179558119874042.
16. Steegers-Theunissen RPM, Wiegel RE, Jansen PW, Laven JSE, Sinclair KD. Polycystic ovary syndrome: a brain disorder characterized by eating problems originating during puberty and adolescence. Int J Mol Sci. 2020;21(21).
17. Anderson AD, Solorzano CM, McCartney CR. Childhood obesity and its impact on the development of adolescent PCOS. Semin Reprod Med. 2014;32(3):202–13.
18. de Medeiros SF, Yamamoto MMW. Souto de Medeiros MA, Barbosa BB, Soares JM, Baracat EC. Changes in clinical and biochemical characteristics of polycystic ovary syndrome with advancing age. Endocr Connect. 2020;9(2):74–89.
19. Zeng X, Xie YJ, Liu YT, Long SL, Mo ZC. Polycystic ovarian syndrome: correlation between hyperandrogenism, insulin resistance and obesity. Clin Chim Acta. 2020;502:214–21.
20. Sanchez-Garrido MA, Tena-Sempere M. Metabolic dysfunction in polycystic ovary syndrome: pathogenic role of androgen excess and potential therapeutic strategies. Mol Metab. 2020;35:100937.
21. Lewy VD, Danadian K, Witchel SF, Arslanian S. Early metabolic abnormalities in adolescent girls with polycystic ovarian syndrome. J Pediatr. 2001;138(1):38–44.

22. Torchen LC, Legro RS, Dunaif A. Distinctive reproductive phenotypes in Peripubertal girls at risk for polycystic ovary syndrome. J Clin Endocrinol Metab. 2019;104(8):3355–61.
23. Carmina E, Bucchieri S, Esposito A, Del Puente A, Mansueto P, Orio F, et al. Abdominal fat quantity and distribution in women with polycystic ovary syndrome and extent of its relation to insulin resistance. J Clin Endocrinol Metab. 2007;92(7):2500–5.
24. McCartney CR, Prendergast KA, Chhabra S, Eagleson CA, Yoo R, Chang RJ, et al. The association of obesity and hyperandrogenemia during the pubertal transition in girls: obesity as a potential factor in the genesis of postpubertal hyperandrogenism. J Clin Endocrinol Metab. 2006;91(5):1714–22.
25. Friesen M, Cowan CA. Adipocyte metabolism and insulin signaling perturbations: insights from genetics. Trends Endocrinol Metab. 2019;30(6):396–406.
26. Li L, Feng Q, Ye M, He Y, Yao A, Shi K. Metabolic effect of obesity on polycystic ovary syndrome in adolescents: a meta-analysis. J Obstet Gynaecol. 2017;37(8):1036–47.
27. Jeanes YM, Reeves S. Metabolic consequences of obesity and insulin resistance in polycystic ovary syndrome: diagnostic and methodological challenges. Nutr Res Rev. 2017;30(1):97–105.
28. DeBoer MD. Assessing and managing the metabolic syndrome in children and adolescents. Nutrients. 2019;11(8).
29. Lim SS, Kakoly NS, Tan JWJ, Fitzgerald G, Bahri Khomami M, Joham AE, et al. Metabolic syndrome in polycystic ovary syndrome: a systematic review, meta-analysis and meta-regression. Obes Rev. 2019;20(2):339–52.
30. McCartney CR, Blank SK, Prendergast KA, Chhabra S, Eagleson CA, Helm KD, et al. Obesity and sex steroid changes across puberty: evidence for marked hyperandrogenemia in pre- and early pubertal obese girls. J Clin Endocrinol Metab. 2007;92(2):430–6.
31. Knudsen KL, Blank SK, Burt Solorzano C, Patrie JT, Chang RJ, Caprio S, et al. Hyperandrogenemia in obese peripubertal girls: correlates and potential etiological determinants. Obesity (Silver Spring). 2010;18(11):2118–24.
32. Lim SS, Norman RJ, Davies MJ, Moran LJ. The effect of obesity on polycystic ovary syndrome: a systematic review and meta-analysis. Obes Rev. 2013;14(2):95–109.
33. Legro RS, Bentley-Lewis R, Driscoll D, Wang SC, Dunaif A. Insulin resistance in the sisters of women with polycystic ovary syndrome: association with hyperandrogenemia rather than menstrual irregularity. J Clin Endocrinol Metab. 2002;87(5):2128–33.
34. Kahsar-Miller MD, Nixon C, Boots LR, Go RC, Azziz R. Prevalence of polycystic ovary syndrome (PCOS) in first-degree relatives of patients with PCOS. Fertil Steril. 2001;75(1):53–8.
35. Yalamanchi SK, Sam S, Cardenas MO, Holaday LW, Urbanek M, Dunaif A. Association of fibrillin-3 and transcription factor-7-like 2 gene variants with metabolic phenotypes in PCOS. Obesity (Silver Spring). 2012;20(6):1273–8.
36. Carbone L, Davis BA, Fei SS, White A, Nevonen KA, Takahashi D, et al. Synergistic effects of Hyperandrogenemia and obesogenic Western-style diet on transcription and DNA methylation in visceral adipose tissue of nonhuman primates. Sci Rep. 2019;9(1):19232.
37. Chaudhari N, Dawalbhakta M, Nampoothiri L. GnRH dysregulation in polycystic ovarian syndrome (PCOS) is a manifestation of an altered neurotransmitter profile. Reprod Biol Endocrinol. 2018;16(1):37.
38. Kawwass JF, Sanders KM, Loucks TL, Rohan LC, Berga SL. Increased cerebrospinal fluid levels of GABA, testosterone and estradiol in women with polycystic ovary syndrome. Hum Reprod. 2017;32(7):1450–6.
39. Tang R, Ding X, Zhu J. Kisspeptin and polycystic ovary syndrome. Front Endocrinol (Lausanne). 2019;10:298.
40. Coutinho EA, Kauffman AS. The role of the brain in the pathogenesis and physiology of polycystic ovary syndrome (PCOS). Med Sci (Basel). 2019;7(8).
41. Cooney LG, Lee I, Sammel MD, Dokras A. High prevalence of moderate and severe depressive and anxiety symptoms in polycystic ovary syndrome: a systematic review and meta-analysis. Hum Reprod. 2017;32(5):1075–91.
42. Kahn LG, Philippat C, Nakayama SF, Slama R, Trasande L. Endocrine-disrupting chemicals:

implications for human health. Lancet Diabetes Endocrinol. 2020;8(8):703–18.

43. Schug TT, Johnson AF, Birnbaum LS, Colborn T, Guillette LJ Jr, Crews DP, et al. Minireview: endocrine disruptors: past lessons and future directions. Mol Endocrinol. 2016;30(8):833–47.

44. Mathew H, Mahalingaiah S. Do prenatal exposures pose a real threat to ovarian function? Bisphenol a as a case study. Reproduction. 2019;157(4):R143–R57.

45. Rutkowska AZ, Diamanti-Kandarakis E. Polycystic ovary syndrome and environmental toxins. Fertil Steril. 2016;106(4):948–58.

46. Akin L, Kendirci M, Narin F, Kurtoglu S, Hatipoglu N, Elmali F. Endocrine disruptors and polycystic ovary syndrome: phthalates. J Clin Res Pediatr Endocrinol. 2020;12(4):393–400.

47. Akgul S, Sur U, Duzceker Y, Balci A, Kizilkan MP, Kanbur N, et al. Bisphenol a and phthalate levels in adolescents with polycystic ovary syndrome. Gynecol Endocrinol. 2019;35(12):1084–7.

48. Barrett ES, Sobolewski M. Polycystic ovary syndrome: do endocrine-disrupting chemicals play a role? Semin Reprod Med. 2014;32(3):166–76.

49. Luo Y, Nie Y, Tang L, Xu CC, Xu L. The correlation between UDP-glucuronosyltransferase polymorphisms and environmental endocrine disruptors levels in polycystic ovary syndrome patients. Medicine (Baltimore). 2020;99(11):e19444.

50. Jobira B, Frank DN, Pyle L, Silveira LJ, Kelsey MM, Garcia-Reyes Y, et al. Obese adolescents with PCOS have altered biodiversity and relative abundance in gastrointestinal microbiota. J Clin Endocrinol Metab. 2020;105(6).

51. Tremellen K, Pearce K. Dysbiosis of Gut Microbiota (DOGMA)--a novel theory for the development of Polycystic Ovarian Syndrome. Medical Hypotheses. 2012;79(1):104–12.

52. Yurtdas G, Akdevelioglu Y. A new approach to polycystic ovary syndrome: the gut microbiota. J Am Coll Nutr. 2020;39(4):371–82.

53. He FF, Li YM. Role of gut microbiota in the development of insulin resistance and the mechanism underlying polycystic ovary syndrome: a review. J Ovarian Res. 2020;13(1):73.

54. Efthymiadou A, Bogiatzidou M, Kritikou D, Chrysis D. Anti-Mullerian hormone in girls with premature Adrenarche: the impact of polycystic ovary syndrome history in their mothers. J Pediatr. 2019;205:190–4.

55. Reinehr T, Kulle A, Rothermel J, Knop C, Lass N, Bosse C, et al. Weight loss in obese girls with polycystic ovarian syndrome is associated with a decrease in anti-Muellerian hormone concentrations. Clin Endocrinol. 2017;87(2):185–93.

56. Kim JY, Tfayli H, Michaliszyn SF, Lee S, Nasr A, Arslanian S. Anti-Mullerian hormone in obese adolescent girls with polycystic ovary syndrome. J Adolesc Health. 2017;60(3):333–9.

第三章 多囊卵巢综合征成年无排卵的青春期预防

Francis de Zegher Lourdes Ibáñez

3.1 青春期 PCOS 的定义、病因和诊断

表 3.1[1] 总结了近年来对青春期 PCOS 认识的变化。

表 3.1 青春期 PCOS:更新内容

	过去	现在
PCOS 本质	下丘脑 - 垂体 - 卵巢轴的高度遗传性疾病	遗传背景与环境之间不匹配:在遗传易感性的背景下(涉及多于 19 个基因),皮下脂肪绝对或相对过量导致脂肪异位沉积和胰岛素抵抗
先后顺序	PCOS →脂肪超量	脂肪超量→ PCOS
诱因	早期雄激素过量?	出生体重 Z 评分与随后的 BMI 增高→肾上腺功能初现早 / 阴毛初生早→青春期早 / 月经初潮早
临床表现	多毛,严重痤疮 / 皮脂溢出,月经不规律	
诊断标准 • 高雄激素 • 月经稀发或闭经 • 多囊卵巢(超声)	存在 3 项中的任何 2 项	存在前 2 项

改编自参考文献 [1]。

　　青春期 PCOS 定义为初潮后月经不调(提示无排卵或稀发排卵)及高雄激素血症(临床和生化表现)持续至少 2 年,并排除分泌雄激素的肿瘤等疾病。卵巢多囊样改变不是诊断标准 [2]。

　　PCOS 是全球青春期女性最常见的内分泌疾病(患病率约 10%),且其患病率还在不断地升高。青春期 PCOS 本质是遗传背景能量相对不足与环境能量相对富余之间不匹配的结果 [3]。任何形式的不匹配,都需要在皮下

脂肪中长期储存过量脂肪,过量脂肪最终被堆积到其他部位,尤其是肝脏和内脏(造成肝脏脂肪过剩和向心性肥胖)。青春期 PCOS 是由向心性肥胖、胰岛素抵抗、LH 分泌过多和循环中高分子脂联素(具有胰岛素敏感性的关键脂肪因子)浓度低综合引起的 [2-4]。

青春期 PCOS 通常出生体重 Z 评分高,到儿童期体重指数(body mass index, BMI)高;对于非肥胖型 PCOS,出生体重往往低于平均水平,而在肥胖型 PCOS 女孩中则没有 [5]。Z 评分增高的程度部分由控制食欲和 / 或 BMI 的遗传变异决定 [6]。Z 评分增高与儿童期胰岛素抵抗和向心性肥胖有关 [7],也与阴毛初生和月经初潮早有关 [8-9]。

稀发排卵或无排卵可能是由中心脂肪缺乏(如运动性闭经)[10] 或中心脂肪过量(如肥胖型 PCOS 和非肥胖型 PCOS)[11-12] 导致的适应性神经内分泌反应造成,下丘脑 - 垂体对中心脂肪的反应存在遗传变异。如今,在缺乏身体活动和 / 或营养丰富的情况下,基因上最不能适应的女孩最容易患 PCOS [13-14]。

3.2 青春期 PCOS 的治疗:生活方式,雌孕激素,螺内酯 - 吡格列酮 - 二甲双胍

目前尚无欧洲药品管理局 / 美国食品药品监督管理局批准青春期 PCOS 治疗。鉴于中心脂肪超量在 PCOS 发病中的关键作用,主要目标应该是优先减少中心脂肪。中心脂肪的减少可恢复整个 PCOS 表型。减少中心脂肪可通过持续的生活方式改善,包括饮食、运动、睡眠和生物节律,所有这些可能导致顽固性肥胖 [15]。

生活方式的改善很难坚持,标准治疗是在改善生活方式的基础上添加含有雌孕激素的复方口服避孕药 [2,16]。复方口服避孕药可抑制性腺轴,减少过多雄激素(复方口服避孕药还可以通过增加 SHBG 浓度减少游离雄激素),并建立规律的无排卵性的人工月经周期 [2,16]。但复方口服避孕药无法解决核心问题——中心脂肪,因此停药后仍会出现高雄激素血症、稀发排卵或无排卵,即青春期 PCOS 逐渐转变为成人 PCOS [12]。

辅助性用药可以将异位沉积的脂肪转换到正常的脂肪储存部位和 / 或刺激棕色脂肪组织(brown adipose tissue, BAT)活性来增加能量消耗,从而增强生活方式改善的效果。这种辅助性用药的第一个例子可能是螺内酯 - 吡格列酮 - 二甲双胍(SPIOMET),它是一种固定的低剂量组合,由三种传统且安全的药物通过不同途径发挥作用:螺内酯(仅 50mg/d)、吡格列酮(仅

7.5mg/d）和二甲双胍（仅 850mg/d）。

螺内酯作为抗雄激素和抗盐皮质激素药物应用已超过 50 年，近年来被证实是 BAT 的强效激活剂[17-18]，因此螺内酯可能增加能量消耗。对青春期 PCOS 而言，50mg /d[≤ 1mg /（kg·d）]螺内酯安全性好[19]。

吡格列酮用于治疗糖尿病已超过 20 年，其剂量是 SPIOMET 的 4 ~ 6 倍。观察到低剂量吡格列酮（7.5mg/d）会提高循环中高分子脂联素浓度[20]，这表明这种低剂量吡格列酮可作为细胞周期蛋白依赖性激酶 5（cyclin-dependent kinase 5, CDK5）介导的过氧化物酶体增殖物激活受体 γ（peroxisome proliferator-activated receptor γ, PPARγ）磷酸化的抑制剂而非激活剂[21]，在下丘脑中也是如此[22]。关于老年男性糖尿病患者接受长期大剂量吡格列酮治疗与潜在膀胱癌风险的不确定性最近得到阐明：这种风险没有证据支持，是"红鲱鱼"谬误[23]。

知道二甲双胍能纠正青春期 PCOS 的内分泌代谢紊乱[24]和排卵[25]已有 20 多年。由于二甲双胍便宜、商业价值过低[26]，二甲双胍单一疗法未能进入青春期 PCOS 市场。二甲双胍在女孩中的药代动力学与成年女性相似[27]。青春期 PCOS[24-25]以及 PCOS 高风险的年轻女孩[28]对二甲双胍具有良好的耐受性。

SPIOMET 中的三种药物有部分益处相同，基本在低剂量用药时发挥这些益处。三种药物具有不同的副作用，低剂量用药时基本不存在这些副作用。因此，SPIOMET 的目的是累积有效性而不存在安全性问题。

3.3　青春期女孩应用 SPIOMET 的经验：有限但有前景

迄今为止，SPIOMET 的疗效仅在 2012—2019 年的两项巴塞罗那的随机对照试验（randomized controlled trial, RCT）（ISRCTN29234515 和 ISRCTN11062950）中进行了评估。研究在无需避孕的非肥胖型 PCOS 女孩中进行（总样本量为 62；平均年龄 16 岁，BMI 为 24kg/m²；治疗一年；停药后一年的排卵评估）。在这两项研究中，将 SPIOMET 的疗效与口服避孕药（炔雌醇 - 左炔诺孕酮）的疗效进行了比较。

SPIOMET 的有效性在 2017 年 ISRCTN29234515 研究发表的结果中得到了初步证明[12]，并在近期的 ISRCTN11062950 研究中[29]进一步证明。两项研究总的结果表明，SPIOMET 比口服避孕药更能纠正 PCOS

代谢异常,特别是对胰岛素敏感性、内脏脂肪和肝脏脂肪(图 3.1)的纠正;与口服避孕药治疗后相比,SPIOMET 治疗后排卵次数平均增加了 3 倍(中位数甚至增加了 5 倍)(图 3.2);仅在 SPIOMET 治疗后观察到正常排卵;口服避孕药治疗后无排卵的频率比 SPIOMET 治疗后高 10 倍以上[29]。

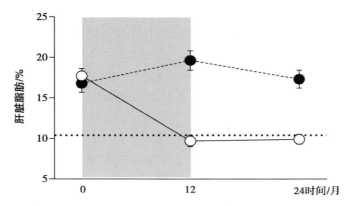

图 3.1 两亚组的肝脏脂肪含量(MRI)。非肥胖型青春期 PCOS 随机分为两个亚组:口服避孕药治疗 12 个月(n=31;黑圈)或小剂量螺内酯-吡格列酮-二甲双胍联合治疗 12 个月(n=31;白圈);随后两组均停药 12 个月。体重在两个组都没有变化。点状线表示年龄相近的健康对照女性的平均水平。结果以均数 ± 标准差表示。P < 0.000 1,表示亚组间治疗效果有差异。改编自参考文献[29]

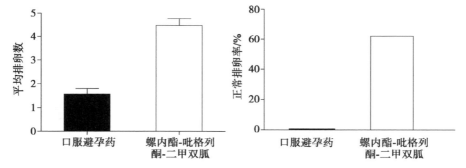

图 3.2 将青春期 PCOS 随机分为两组:口服避孕药治疗 12 个月组或小剂量螺内酯-吡格列酮-二甲双胍(SPIOMET)治疗 12 个月组,停药后随访 12 个月。每 12 周对排卵进行两次评估,总共 24 周。评估在 15~18 个月(治疗后 3~6 个月)和 21~24 个月(治疗后 9~12 个月)进行。SPIOMET 组的排卵数和正常排卵率(%)均显著高于口服避孕组(P < 0.000 1)

3.4　展望

青春期可能为纠正 PCOS 表型、预防后续的无排卵或稀发排卵及其并发症和合并症提供早期机会(图 3.3)。

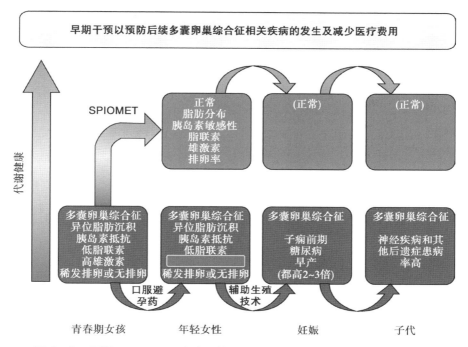

图 3.3　早期 SPIOMET 治疗可能预防或减少后续 PCOS 相关疾病的发生并减少医疗费用的总结。青春期 PCOS 相当不健康(代谢健康谱下侧红框),建议大多数这类女孩改善生活方式,尤其是肥胖的青春期 PCOS 女孩。口服避孕药治疗可降低雄激素水平,但不能改善其他代谢健康指标。口服避孕药治疗后的无排卵或稀发排卵可能需要借助辅助生殖技术(assisted reproductive technology, ART)来实现妊娠。然而,PCOS 女性通过 ART 妊娠主要并发症的发病率高 2~3 倍,且子代后遗症的发生率更高。相比之下,对青春期 PCOS 女童进行 SPIOMET 的药理干预改善了她们的代谢健康,纠正了 PCOS 的代谢紊乱和排卵。SPIOMET 治疗后自然妊娠比口服避孕药 /ART 后妊娠并发症少,这一预期结果仍有待未来研究证实

SPIOMET 的有效性和安全性有待一项随机、双盲、多中心研究来证实。需要在生活方式更统一,遗传背景更多样,年龄和 BMI 范围更广的大样本人群中比较 SPIOMET(在单片中进行)与安慰剂、吡格列酮、吡格列酮 + 螺内酯的疗效。

　　临床相关的主要终点可能是排卵率，但在青春期女孩中评估排卵较为困难[12]。无论单独应用循环 microRNA-451a [30]，还是联合空腹胰岛素[29]，都是衡量 PCOS 病情改善情况的简单候选指标。近年来，循环 microRNA-451a 被认为是与青春期 PCOS 高雄激素、胰岛素抵抗、肝脏脂肪变性及排卵率密切相关的生物标志物[30]。

（杨瑜 译　阮祥燕 校）

参考文献

1. Ibáñez L, de Zegher F. Polycystic ovary syndrome in adolescent girls. Pediatr Obes. 2020;15(2):e12586. https://doi.org/10.1111/ijpo.12586.
2. Ibáñez L, et al. An international consortium update: pathophysiology, diagnosis, and treatment of polycystic ovarian syndrome in adolescence. Horm Res Paediatr. 2017;88(6):371–95. https://doi.org/10.1159/000479371.
3. de Zegher F, et al. Central obesity, faster maturation, and 'PCOS' in girls. Trends Endocrinol Metab. 2018;29(12):815–8. https://doi.org/10.1016/j.tem.2018.09.005.
4. McCartney CR, Marshall JC. Polycystic ovary syndrome. N Engl J Med. 2016;375(1):54–64. https://doi.org/10.1056/NEJMcp1514916.
5. de Zegher F, et al. Reduced prenatal weight gain and/or augmented postnatal weight gain precedes polycystic ovary syndrome in adolescent girls. Obesity (Silver Spring). 2017;25(9):1486–9. https://doi.org/10.1002/oby.21935.
6. Elks CE, et al. Associations between genetic obesity susceptibility and early postnatal fat and lean mass: an individual participant meta-analysis. JAMA Pediatr. 2014;168(12):1122–30. https://doi.org/10.1001/jamapediatrics.2014.1619.
7. de Zegher F, et al. Towards a simple marker of hepato-visceral adiposity and insulin resistance: the Z-score change from weight-at-birth to BMI-in-childhood. Pediatr Obes. 2019;14(10):e12533. https://doi.org/10.1111/ijpo.12533.
8. Ong KK, et al. Opposing influences of prenatal and postnatal weight gain on adrenarche in normal boys and girls. J Clin Endocrinol Metab. 2004;89(6):2647–51. https://doi.org/10.1210/jc.2003-031848.
9. Sloboda DM, et al. Age at menarche: influences of prenatal and postnatal growth. J Clin Endocrinol Metab. 2007;92(1):46–50. https://doi.org/10.1210/jc.2006-1378.
10. Frisch RE, et al. Magnetic resonance imaging of overall and regional body fat, estrogen metabolism, and ovulation of athletes compared to controls. J Clin Endocrinol Metab. 1993;77(2):471–7. https://doi.org/10.1210/jcem.77.2.8345054.
11. Kuchenbecker WK, et al. In women with polycystic ovary syndrome and obesity, loss of intra-abdominal fat is associated with resumption of ovulation. Hum Reprod. 2011;26(9):2505–12. https://doi.org/10.1093/humrep/der229.
12. Ibáñez L, et al. Normalizing ovulation rate by preferential reduction of hepato-visceral fat in adolescent girls with polycystic ovary syndrome. J Adolesc Health. 2017;61(4):446–53. https://doi.org/10.1016/j.jadohealth.2017.04.010.
13. Boyle JA, et al. Prevalence of polycystic ovary syndrome in a sample of indigenous women in Darwin. Aust Med J Aust. 2012;196:62–6. https://doi.org/10.5694/mja11.10553.
14. Wijeyaratne CN, et al. Phenotype and metabolic profile of south Asian women with polycystic ovary syndrome (PCOS): results of a large database from a specialist endocrine clinic. Hum Reprod. 2011;26(1):202–13. https://doi.org/10.1093/humrep/deq310.
15. Lass N, et al. Effect of lifestyle intervention on features of polycystic ovarian syndrome, metabolic syndrome, and intima-media thickness in obese adolescent girls. J Clin Endocrinol

Metab. 2011;96(11):3533–40. https://doi.org/10.1210/jc.2011-1609.

16. Teede HJ, et al. Recommendations from the international evidence-based guideline for the assessment and management of polycystic ovary syndrome [published correction appears in hum Reprod. 2019;34(2):388]. Hum Reprod 2018;33(9):1602–1618. https://doi.org/10.1093/humrep/dey256.

17. Thuzar M, et al. Mineralocorticoid antagonism enhances brown adipose tissue function in humans: a randomized placebo-controlled cross-over study. Diabetes Obes Metab. 2019;21(3):509–16. https://doi.org/10.1111/dom.13539.

18. García-Beltran C, et al. (2019) Reduced circulating levels of chemokine CXCL14 in adolescent girls with polycystic ovary syndrome: normalization after insulin sensitization. BMJ Open Diab Res & Care. 2020; 8(1):e001035. https://doi.org/10.1136/bmjdrc-2019-001035.

19. Armstrong PW. Aldosterone antagonists--last man standing? N Engl J Med. 2011;364(1):79–80. https://doi.org/10.1056/NEJMe1012547.

20. Ibáñez L, et al. Pioglitazone (7.5 mg/day) added to flutamide-metformin in women with androgen excess: additional increments of visfatin and high molecular weight adiponectin. Clin Endocrinol. 2008;68(2):317–20. https://doi.org/10.1111/j.1365-2265.2007.03137.x.

21. Choi JH, et al. Anti-diabetic drugs inhibit obesity-linked phosphorylation of PPARgamma by Cdk5. Nature. 2010;466(7305):451–6. https://doi.org/10.1038/nature09291.

22. Ryan KK, et al. A role for central nervous system PPAR-γ in the regulation of energy balance. Nat Med. 2011;17(5):623–6. https://doi.org/10.1038/nm.2349.

23. Ryder REJ, DeFronzo RA. Pioglitazone: inexpensive; very effective at reducing HbA1c; no evidence of bladder cancer risk; plenty of evidence of cardiovascular benefit. Diabet Med. 2019;36(9):1185–6. https://doi.org/10.1111/dme.14053.

24. Ibáñez L, et al. Sensitization to insulin in adolescent girls to normalize hirsutism, hyperandrogenism, oligomenorrhea, dyslipidemia, and hyperinsulinism after precocious pubarche. J Clin Endocrinol Metab. 2000;85(10):3526–30. https://doi.org/10.1210/jcem.85.10.6908.

25. Ibáñez L, et al. Sensitization to insulin induces ovulation in nonobese adolescents with anovulatory hyperandrogenism. J Clin Endocrinol Metab. 2001;86(8):3595–8. https://doi.org/10.1210/jcem.86.8.7756.

26. https://cordis.europa.eu/project/rcn/110171/reporting/en.

27. Sánchez-Infantes D, et al. Pharmacokinetics of metformin in girls aged 9 years. Clin Pharmacokinet. 2011;50(11):735–8. https://doi.org/10.2165/11593970-000000000-00000.

28. Ibáñez L, et al. Early metformin therapy (age 8-12 years) in girls with precocious pubarche to reduce hirsutism, androgen excess, and oligomenorrhea in adolescence. J Clin Endocrinol Metab. 2011;96(8):E1262–7. https://doi.org/10.1210/jc.2011-0555.

29. Ibáñez L, et al. Toward a treatment normalizing ovulation rate in adolescent girls with polycystic ovary syndrome. J Endocr Soc. 2020 Mar 14;4(5):bvaa032. https://doi.org/10.1210/jendso/bvaa032.

30. Díaz M, et al. Low circulating levels of miR-451a in girls with polycystic ovary syndrome: different effects of randomized treatments. J Clin Endocrinol Metab. 2020; 105(3):dgz204. http://doi.org/10.1210/clinem/dgz204.

第四章 环境因素对多囊卵巢综合征肥胖和胰岛素抵抗的相关影响

Andrzej Milewicz　Alina Urbanovych　Anna Brona

PCOS 是一个重要的公共健康疾病,具有生殖、代谢和心理特征。PCOS 是育龄期女性中最常见的内分泌疾病之一,8% ~ 13% 育龄期女性患有 PCOS。除了符合诊断标准,PCOS 患者还存在代谢紊乱,包括胰岛素抵抗、代谢综合征、糖尿病前期、2 型糖尿病(T2DM)和心血管危险因素[1]。胰岛素抵抗的患病率为 50% ~ 70%[2]。

肥胖与 PCOS 女性的生殖和代谢状况恶化有关。因此,有必要管理任何增加 PCOS 肥胖风险的因素。在环境因素中,EDC、晚期糖基化终末产物(advanced glycated end products, AGE)和维生素 D 被认为对 PCOS 肥胖和胰岛素抵抗有影响。

暴露于环境有害因素、EDC 和 AGE 可能导致内分泌、代谢和生殖紊乱,导致不同 PCOS 表型和不良健康影响。代谢紊乱包括胰岛素抵抗、氧化应激和炎症的增加,导致脂肪生成增加,最终导致肥胖[3]。维生素 D 缺乏已被假设在 PCOS 胰岛素抵抗发病机制中发挥作用,并与代谢危险因素有关[4-5]。

4.1　内分泌干扰物

一份发表于 2000 年报告记录了 1993—1996 年美国校园 2 300 例农药暴露案例。

2004 年,北美女性母乳中多溴二苯醚(polybrominated diphenyl ethers, PBDE)含量比瑞典女性高约 40 倍。一项发表于 2001 年研究表明,96% 接受调查的妊娠女性双酚 A(bisphenol A, BPA)检测呈阳性。

截至 2013 年 10 月,内分泌干扰交流(Endocrine Disruption Exchange's, TEDX)的列表上有近 1 000 种 EDC。2008 年的一项研究表明,在接受检测

的 20 名儿童中，有 19 名儿童 PBDE 水平平均比他们的母亲高出 3.2 倍[6]。

每年市场上出现的 2 000 种化学物质中，大多数都不能通过简单的检测来确定毒性[6]。

EDC 是一种外源性化学物质，或化学物质的混合物，可以干扰激素作用的任何方面。提示 EDC 对激素作用有不同的影响。EDC 或其代谢产物可以以组织特异性的方式影响激素代谢，并可能仅在产生 EDC 的组织中直接干扰激素的作用。EDC 或其代谢产物也可能以组织特异性的方式与激素受体相互作用，发挥直接的激动或拮抗作用，这可能是由于某些组织表现出更大的受体密度，也可能是由于不同受体亚型在不同组织中表达[7]。

4.1.1　双酚 A

作为一种 EDC，双酚 A 被认为可干扰内分泌系统，并在胰岛素抵抗和肥胖的发展中发挥作用，主要原因是现代人类的饮食和基因组组成。

双酚 A（BPA）是最常见的增塑剂之一，于 1891 年首次被合成，1936 年被发现具有雌激素作用。外源性雌激素 PBA 是一种非常普遍用于硬质塑料产品的成分，如光盘、口腔科材料、化妆品、食品和饮料容器、食品容器衬里以及光滑的纸质收据。当食品容器被加热或刮伤时，BPA 会渗入食物，然后被摄入[8]。2013 年 BPA 的年产量达到 150 亿磅（1 磅 =0.45kg），比其他任何 EDC 产量都多。

在人尿液中，52 名受试者高达 100% 检测到 BPA。这些发现表明人类广泛接触 BPA[9]。美国环境保护署（Environmental Protection Agency, EPA）在 1988 年已确定 BPA 每日可耐受摄入量（tolerable daily intake, TDI）为每日每千克（体重）50mg[10]。2015 年 1 月，欧洲食品安全局将 BPA 的 TDI 减少到每日每千克（体重）4mg[10]。

BPA 具有导致糖尿病和肥胖的作用。BPA 通过多种机制参与胰岛素作用。它影响胰岛 β 细胞合成和释放胰岛素，以及肝脏、肌肉、脂肪组织[11]中的胰岛素信号转导。

BPA 已被证明通过多种受体发挥作用，如雌激素受体 α 和 β（ERα 和 ERβ）、膜受体 G 蛋白偶联受体 30（G-protein-coupled receptor 30, GPR30）和雌激素相关受体 γ（estrogen-related receptor gamma, ERRγ）[12]。

据报道，1 ~ 10nmol/L 浓度 BPA 通过增加氧化应激和抑制脂联素释放、刺激白细胞介素 -6 和肿瘤坏死因子[13] 释放而促进炎症反应，从而干扰脂肪细胞代谢。此外，Wells 等还提出了 BPA 暴露与向心性肥胖之间的关系。他们发现腰臀比越高,体内 BPA 浓度越高[14]。

BPA 作为一种外源性雌激素,与雌激素受体结合。然而,BPA 与 ER 受体的相互作用相对较弱,比雌激素[10]低 2~3 个数量级。

这三种雌激素受体(ERα、ERβ 和 G 蛋白偶联 ER)均存在于啮齿动物和人类的胰岛 β 细胞[10]中。已有研究表明,BPA 能模拟雌二醇的作用,影响能量平衡和葡萄糖稳态。在体外,BPA 增加了葡萄糖诱导的胰岛 β 细胞电离钙振荡的频率,并增强了胰岛素分泌。在体内,与对照组相比,每日服用 BPA 的雄性小鼠胰岛 β 细胞胰岛素浓度升高,胰岛素分泌增强[15]。这些变化导致高胰岛素血症。

BPA 会结合脂肪细胞和胰腺细胞中的雌激素受体,BPA 暴露的细胞会形成脂质积累[15]。

BPA 通过内质网受体 α、β 和 γ 作用于人体组织,导致基因表达。此外,BPA 与膜受体结合导致非基因组效应。基因转录依赖于 BPA 诱导的 ER 结构改变。构象改变负责招募转录共同调控因子[10]。

除了与核受体结合的 ER 激活机制,BPA 可能通过快速的非基因组途径[10]发挥作用。与膜受体结合促进钙离子[10]的快速内流。BPA 引起膜去极化,进而改变电压依赖性钙离子通道的构象。这些变化不需要很高的BPA 浓度,它们的浓度分别为皮摩尔和纳摩尔[10]。

Jayashree 等[16]做的动物实验表明,BPA 处理后肝脏葡萄糖氧化和糖原含量[11]降低。另一个促进肝脏胰岛素抵抗的因素——Akt 磷酸化减少也被报道。此外,还发现骨骼肌中 Akt 和 GSK3b 的磷酸化水平降低。这可以解释 BPA 是如何影响肌肉中胰岛素抵抗。Menale 等[17]研究表明 BPA 降低了人胰腺细胞系[11]中 PCSK1 基因的表达。PCSK1 有助于胰岛素合成。同时还研究了 BPA 对脂肪组织的作用[11]。BPA 给药后循环中炎症因子增加,白色脂肪组织局部炎症增加。此外,检测到较高的血浆瘦素水平。

3T3-L1 细胞[11]中葡萄糖利用减少和胰岛素受体磷酸化导致胰岛素作用受损。研究表明 BPA 可诱导 3T3-L1 前脂肪细胞[8]的脂肪生成。其作用包括增强 11β 羟基类固醇脱氢酶 1 型(11β-HSD 1 型)的 mRNA 表达和酶活性。11β-HSD 1 型诱导人脂肪组织[8]的脂肪生成。表明 BPA 与肥胖易感性[8]有关。

同样,从流行病学的角度来看,有几项研究调查了接触 PBA 和肥胖之间的正相关关系。在 3 390 名 40 岁及以上的中国成年人中,BPA 与全身性肥胖、腹部肥胖和胰岛素抵抗[18]呈正相关。另一项研究为 1 030 名韩国成人的尿中 BPA 浓度与腰围之间正相关提供了证据[19]。2003—2008 年的国家健康和营养检查调查（National Health and Nutritional Examination Survey, NHANES）报道了尿中 BPA 水平与美国人口肥胖之间的关系 [20]。此外, Hong 等发现韩国育龄期女性尿中较高的 BPA 水平与肥胖和胰岛素抵抗有关 [15]。

BPA 可促进高雄激素状态, 抑制卵母细胞发育和卵泡发育, 并对胰岛素抵抗、肥胖、氧化应激和炎症等代谢参数产生负面影响 [4]。此外, 还进行了另一项研究, 探讨 PCOS 代谢紊乱与 BPA 之间的关系。也就是说, 一项纳入 71 名 PCOS 患者和 100 名非 PCOS 患者的病例对照研究提示 BPA 与胰岛素抵抗呈正相关。此外, PCOS 患者血清中 BPA 浓度较高 [21]。

荟萃分析也证明 PCOS 患者的 BPA 水平显著高于对照组。他们发现高 BPA 水平与高 BMI 和高 HOMA-IR 显著相关 [22]。BPA 对胰岛素抵抗的作用有多种机制。不同研究的结果表明, 胰腺结构和代谢的改变导致胰岛素分泌受损。他们的研究还显示肝脏和肌肉中胰岛素信号的变化 [22]。对 PCOS 患者的研究并没有揭示 BPA 对胰岛素抵抗影响的确切机制 [22], 但有许多在动物或细胞培养中进行的研究阐明了该机制（如前所述）。

4.2 晚期糖基化终末产物

晚期糖基化终末产物（advanced glycation end products, AGE）是非酶性葡萄糖蛋白、葡萄糖脂类和葡萄糖核酸反应的衍生物 [23]。它们是美拉德反应的最终产物 [23]。这些过程是不可逆的。衰老、高血糖、肥胖、氧化应激和缺氧会加速其前体的生成 [24]。AGE 是由富含蛋白质和还原糖的热加工食品外源性形成的。据了解, 消化的 AGE 中有 10% 是吸收的 [25]。据报道, AGE 通过引起氧化应激、改变酶活性、影响细胞毒性途径或破坏核酸在不同疾病的发病机制中发挥作用。

有研究表明 PCOS 患者血清 AGE 升高 [26]。另一项研究发现, 无高血糖的 PCOS 伴胰岛素抵抗患者血清 AGE 水平升高, 循环中单核细胞的晚期糖基化终末产物受体（advanced glycation end products receptor, RAGE）表达上调。在这些女性中, AGE 也被报道与胰岛素、HOMA 和腰臀比相关 [27]。无胰岛素抵抗的瘦型 PCOS 女性血清 AGE 水平也升高 [27]。

AGE 组包括 20 多个异相化合物 [11]。它们与受体结合或与细胞外基质形成交联 [24]。AGE 受体（RAGE）也结合其他分子 / 配体（如 β 淀粉样蛋白）[24]。当配体与 RAGE 结合时, 它们激活信号通路 [PI3K/AKT 通路或丝裂原活化蛋白激酶（MAPK）信号通路], 最后, 与炎症和凋亡相关的基因被转录[24]。AGE - RAGE 结合也激活 JAK2 /STAT1，这是另一种促进炎症和细胞因子产生的信号通路。该信号通路与蛋白酶体亚基的组成和活性有关[24]。

RAGE 生理作用尚不清楚，但它在免疫或炎症反应中发挥作用。AGE 与 RAGE 结合后形成细胞因子（IL-1、IL-6、IL-8）和趋化因子，导致炎症过程的激活。然后通过 NADPH 氧化酶，以及转录因子 NF-κB 的激活，产生过量氧化应激[24]。过量活性氧（reactive oxygen species, ROS）的产生导致 RAGE 表达[24]上调。

50% ~ 70% 的 PCOS 患者存在胰岛素抵抗和高胰岛素血症。氧化应激和炎症促进高胰岛素血症和胰岛素抵抗[24]。提示过度氧化应激是 PCOS 特征之一，不能通过抗氧化机制进行补偿[24]。

AGE 水平升高与炎症标志物如高敏 C 反应蛋白（C-reactive protein, CRP）、纤维蛋白原、异前列腺素 -8（脂质过氧化标志物）、肿瘤坏死因子 α 和血管黏附分子 -1（vascular adhesion molecule-1, VAM-1）相关[28]。

存在一个乙二醛酶系统，保护细胞免受细胞毒性代谢产物如 AGE 损害[24]。这是乙二醛酶解毒系统。它由两种乙二醛酶 GLO-Ⅰ 和 GLO-Ⅱ 组成[24]。在 PCOS 动物模型中，已报道卵巢 GLO 活性显著降低。与低 AGE 饲料相比[24]，高 AGE 饲料喂养的动物卵巢 GLO 活性较低。

AGE 改变胰岛素细胞信号转导，改变胰岛素敏感细胞（包括卵巢细胞）的葡萄糖转运体和葡萄糖代谢。也就是说，RAGE 过表达导致了葡萄糖转运蛋白 4（glucose transporter-4, GLUT-4）基因表达的减少和胰岛素信号衰减、脂肪细胞信号转导引起脂肪细胞的形态学改变[24]。PCOS 患者出现 GLUT-4 受损行为[24]。PCOS 患者的胰岛素抵抗具有复杂的分子病理生理机制。它包括不同的机制：结合后受体缺陷，IRS-1 表达水平低，IRS-1 磷酸化受损，丝氨酸 / 苏氨酸激酶 AKT2 活性降低，以及葡萄糖转运蛋白 GLUT-4 向质膜的转位[24]。因此，AGE 可能通过多种机制损害胰岛素信号转导和葡萄糖代谢。

有不同的研究表明 AGE 对葡萄糖代谢的影响。在一项研究中，研究了胰岛素存在下人糖化白蛋白（human glycated albumin, HGA）对人颗粒 KGN 细胞葡萄糖的转运[24]。胰岛素介导的 AKT 磷酸化在这些细胞中被抑制。HGA 还抑制了胰岛素诱导的 GLUT-4 从 KGN 细胞胞浆向膜室的转位。在骨骼肌细胞中，磷脂酰肌醇 3-激酶（PI3K）/ 蛋白激酶 B（PKB）通路（胰岛素信号级联的一部分）被 HGA 抑制[24]。HGA 激活 PKCa，导致 IRS 的丝氨酸 / 苏氨酸磷酸化增加，最终改变胰岛素代谢信号[24]。此外，有报道称 AGE 在动物中引起 β 细胞功能障碍[24]。

肥胖在 PCOS 女性中也很常见,发病率达 30% ~ 75%[23]。最近研究表明 AGE 导致肥胖的机制[27]。在动物实验中,比较了高 AGE 饮食和低 AGE 饮食喂养的小鼠体重增加情况。与对照组相比[27],高 AGE 组动物体重明显增加。

针对高 AGE 饮食对人体激素和代谢指标的影响进行了研究。低 AGE 饮食与高 AGE 饮食相比,可降低 PCOS 患者的睾酮水平和 HOMA-IR,并改善氧化应激状态[25]。研究结果表明,通过减少饮食中的 AGE 来减轻 AGE 对卵巢功能障碍的影响是一种新的治疗策略。

在另一项研究中,研究了育龄期 PCOS 患者 AGE/sRAGE 可溶性受体与人体测量参数之间的关系。血清 AGE 水平与 BMI 成正相关。相反,血清 sRAGE 水平随 BMI 升高而降低[23]。

有证据表明 AGE 通过 RAGE 激活[29]诱导脂肪细胞和巨噬细胞中炎症因子生成。研究发现,MG 通过上调 Akt 信号通路(增加 Akt1 磷酸化)刺激脂肪形成[30]。MG 治疗也增加了 p21 和 p27 磷酸化。p21 和 p27 是细胞周期的主要调节因子。p21 和 p27 磷酸化增加,激活其降解,导致细胞进入 S 期,促进细胞增殖[30]。

研究还表明,与对照组相比,PCOS 女性血清羧甲基赖氨酸(carboxymethyl-lysine,CML,为 AGE 的一种)增加,是除肥胖和胰岛素抵抗之外的独立因素[25]。

4.2.1　维生素 D

维生素 D 受体在骨骼、大脑、乳腺、胰腺、甲状旁腺、免疫细胞、心肌细胞、卵巢等 30 多种不同组织中表达 2 776 个基因组位置,调节 229 个基因的表达[2]。

PCOS 女性患维生素 D 缺乏症(vitamin D deficiency, VDD)的风险可能增加。成年人中维生素 D 缺乏症的患病率为 20% ~ 48%[2],而 PCOS 女性为 67% ~ 85%[31]。

维生素 D 影响糖代谢。它有助于增加胰岛素分泌,增加胰岛素敏感性,增加糖摄取和胰岛素受体表达[32]。已提出多种细胞和分子机制来解释这一现象。1, 25- 二羟维生素 D_3 增强 β 细胞的胰岛素释放,促进人胰岛素受体基因的转录激活,抑制参与胰岛素抵抗的促炎细胞因子的释放[33]。维生素 D 也可能通过调节细胞外钙浓度和正常钙通过细胞膜内流而影响胰岛素作用[34]。

在肥胖人群中观察到维生素 D 缺乏。在一项纳入 42 024 人的大型研究中，BMI 增加 10% 与血清维生素 D 降低 4% 相关[35]。国家健康和营养检查调查（2001—2004 年）表明腹型肥胖与维生素 D 缺乏有关[36]。Drincic 等建议肥胖者每日补充维生素 D 的剂量是正常人群（2.5IU/kg）的 2~3 倍[37]。

在 Tsakova 等的研究中发现，肥胖型 PCOS 患者维生素 D 缺乏症患病率高于瘦型 PCOS 患者（70% vs. 60%）[38]。

在肥胖人群中，维生素 D（脂溶性维生素 D）的比例较高，它被隔离在脂肪组织中，因此，维生素的生物利用度降低了[5]。

有证据表明，维生素 D 水平在胰岛素敏感性和糖代谢中起着重要的作用。

血清维生素 D 水平与腰围、甘油三酯、空腹血糖、HOMA-IR 呈负相关[39]。据报道，与不伴有维生素 D 缺乏症的 PCOS 患者相比，伴有维生素 D 缺乏症的 PCOS 患者空腹血糖和 HOMA-IR 水平更有可能升高[2]。

维生素 D 水平与 HOMA-IR、葡萄糖、CRP 与甘油三酯之间呈负相关的结论已在许多研究中被发现[2]。这些研究还表明，维生素浓度与 HDL-C 或定量胰岛素敏感性检查指数（QUICKI）成正相关。

胰岛素受体 -1 的丝氨酸磷酸化受损导致胰岛素抵抗[40]。Ngo 等研究了维生素 D 和 NO 反应（定义为血小板对 NO 供体的反应）作为外在因素的潜在作用[40]。他们通过多因素分析发现，NO 反应性和 $25(OH)D_3$ 水平与 QUICKI 显著相关。所有研究都表明，低维生素 D 水平以及血小板对 NO 供体低反应与低 QUICKI 相关。

另一项前瞻性研究探讨钙和维生素补充对血清胰岛素水平、HOMA-IR 和 QUICKI 的影响[41]。伴有维生素 D 缺乏 PCOS 女性补充治疗 8 周后，血清胰岛素水平显著降低，HOMA-IR 评分显著降低，QUICKI 显著升高。

Li 等报道，PCOS 患者的严重维生素 D 缺乏与胰岛素抵抗相关，且与 BMI 和腰臀比无关。无 PCOS 但严重缺乏维生素 D 女性的胰岛素水平也更高[5]。

Irani 等提出，维生素 D 降低了维生素 D 缺乏 PCOS 女性 AGE-RAGE 系统作用，原因是血清 sRAGE 水平升高。sRAGE 是一种抗炎因子。它结合循环中的 AGE 并阻断 AGE-RAGE 结合后的细胞内事件[42]。有研究表明，补充维生素 D_3 显著能提高血清 sRAGE 水平[42]，血清 sRAGE 与 BMI 呈负相关。

研究表明，环境因素在 PCOS 患者肥胖和胰岛素抵抗的发生发展中起着重要的作用。有大量证据表明，EDC、AGE 和维生素 D 缺乏都会导致这些紊乱。体外和体内研究结果表明，该疾病的发展涉及不同的机制，并提出了新治疗方法以及避免接触有害环境因素的重要性。

（李妍秋 译　阮祥燕 校）

参考文献

1. International evidence based guideline for the assessment and management of polycystic ovary syndrome. Copyright Monash University, Melbourne Australia; 2018.
2. He C, Lin Z, Robb SW, Ezeamama AE. Serum vitamin D levels and polycystic ovary syndrome: a systematic review and meta-analysis. Nutrients. 2015;7(6):4555–77. https://doi.org/10.3390/nu7064555.
3. Rutkowska AZ, Diamanti-Kandarakis E. Polycystic ovary syndrome and environmental toxins. Fertil Steril. 2016;106(4):948–58. https://doi.org/10.1016/j.fertnstert.2016.08.031.
4. Patra SK, Nasrat H, Goswami B, Jain A. Vitamin D as a predictor of insulin resistance in polycystic ovarian syndrome. Diabetes Metab Syndr. 2012;6(3):146–9. https://doi.org/10.1016/j.dsx.2012.09.006.
5. Li HW, Brereton RE, Anderson RA, Wallace AM, Ho CK. Vitamin D deficiency is common and associated with metabolic risk factors in patients with polycystic ovary syndrome. Metabolism. 2011;60(10):1475–81. https://doi.org/10.1016/j.metabol.2011.03.002.
6. Endo News April 2015.
7. Gore AC. Endocrine-disrupting chemicals. JAMA Intern Med. 2016;176(11):1705–6. https://doi.org/10.1001/jamainternmed.2016.5766.
8. Gore AC, Chappell VA, Fenton SE, et al. EDC-2: the Endocrine Society's second scientific statement on endocrine-disrupting chemicals. Endocr Rev. 2015;36(6):E1–E150. https://doi.org/10.1210/er.2015-1010.
9. Vandenberg LN, Hauser R, Marcus M, Olea N, Welshons WV. Human exposure to bisphenol a (BPA). Reprod Toxicol. 2007;24(2):139–77. https://doi.org/10.1016/j.reprotox.2007.07.010.
10. Pjanic M. The role of polycarbonate monomer bisphenol-a in insulin resistance. PeerJ. 2017;5:e3809. https://doi.org/10.7717/peerj.3809.
11. Le Magueresse-Battistoni B, Multigner L, Beausoleil C, Rousselle C. Effects of bisphenol a on metabolism and evidences of a mode of action mediated through endocrine disruption. Mol Cell Endocrinol. 2018;475:74–91. https://doi.org/10.1016/j.mce.2018.02.009.
12. Le Magueresse-Battistoni B, Labaronne E, Vidal H, Naville D. Endocrine disrupting chemicals in mixture and obesity, diabetes and related metabolic disorders. World J Biol Chem. 2017;8(2):108–19. https://doi.org/10.4331/wjbc.v8.i2.108.
13. Ben-Jonathan N, Hugo ER, Brandebourg TD. Effects of bisphenol a on adipokine release from human adipose tissue: implications for the metabolic syndrome. Mol Cell Endocrinol. 2009;304(1–2):49–54. https://doi.org/10.1016/j.mce.2009.02.022.
14. Wells EM, Jackson LW, Koontz MB. Association between bisphenol a and waist-to-height ratio among children: National Health and nutrition examination survey, 2003-2010. Ann Epidemiol. 2014;24(2):165–7. https://doi.org/10.1016/j.annepidem.2013.06.002.
15. Hong SH, Sung YA, Hong YS, et al. Urinary bisphenol a is associated with insulin resistance and obesity in reproductive-aged women. Clin Endocrinol. 2017;86(4):506–12. https://doi.org/10.1111/cen.13270.
16. Jayashree S, Indumathi D, Akilavalli N, Sathish S, Selvaraj J, Balasubramanian K. Effect of Bisphenol-A on insulin signal transduction and glucose oxidation in liver of adult male albino rat. Environ Toxicol Pharmacol. 2013;35(2):300–10. https://doi.org/10.1016/j.etap.2012.12.016.
17. Menale C, Piccolo MT, Cirillo G, Calogero RA, Papparella A, Mita L, Del Giudice EM, Diano

N, Crispi S, Mita DG. Bisphenol A effects on gene expression in adipocytes from children: association with metabolic disorders. J Mol Endocrinol. 2015;54(3):289–303. https://doi. org/10.1530/JME-14-0282.

18. Wang T, Li M, Chen B, et al. Urinary bisphenol a (BPA) concentration associates with obesity and insulin resistance. J Clin Endocrinol Metab. 2012;97(2):E223–7. https://doi.org/10.1210/jc.2011-1989.

19. Ko A, Hwang MS, Park JH, Kang HS, Lee HS, Hong JH. Association between urinary bisphenol a and waist circumference in Korean adults. Toxicol Res. 2014;30(1):39–44. https://doi. org/10.5487/TR.2014.30.1.039.

20. Teppala S, Madhavan S, Shankar A. Bisphenol a and metabolic syndrome: results from NHANES. Int J Endocrinol. 2012;2012:598180. https://doi.org/10.1155/2012/598180.

21. Kandaraki E, Chatzigeorgiou A, Livadas S, et al. Endocrine disruptors and polycystic ovary syndrome (PCOS): elevated serum levels of bisphenol a in women with PCOS. J Clin Endocrinol Metab. 2011;96(3):E480–4. https://doi.org/10.1210/jc.2010-1658.

22. Hu Y, Wen S, Yuan D, et al. The association between the environmental endocrine disruptor bisphenol a and polycystic ovary syndrome: a systematic review and meta-analysis. Gynecol Endocrinol. 2018;34(5):370–7. https://doi.org/10.1080/09513590.2017.1405931.

23. Liao Y, Huang R, Sun Y, et al. An inverse association between serum soluble receptor of advanced glycation end products and hyperandrogenism and potential implication in polycystic ovary syndrome patients. Reprod Biol Endocrinol. 2017;15(1):9. https://doi.org/10.1186/s12958-017-0227-8.

24. Merhi Z, Kandaraki EA, Diamanti-Kandarakis E. Implications and future perspectives of AGEs in PCOS pathophysiology. Trends Endocrinol Metab. 2019;30(3):150–62. https://doi. org/10.1016/j.tem.2019.01.005.

25. Tantalaki E, Piperi C, Livadas S, et al. Impact of dietary modification of advanced glycation end products (AGEs) on the hormonal and metabolic profile of women with polycystic ovary syndrome (PCOS). Hormones (Athens). 2014;13(1):65–73. https://doi.org/10.1007/BF03401321.

26. Diamanti-Kandarakis E, Piperi C, Kalofoutis A, Creatsas G. Increased levels of serum advanced glycation end-products in women with polycystic ovary syndrome. Clin Endocrinol. 2005;62(1):37–43. https://doi.org/10.1111/j.1365-2265.2004.02170.x.

27. Garg D, Merhi Z. Relationship between advanced glycation end products and steroidogenesis in PCOS. Reprod Biol Endocrinol. 2016;14(1):71. https://doi.org/10.1186/s12958-016-0205-6.

28. Uribarri J, Cai W, Peppa M, et al. Circulating glycotoxins and dietary advanced glycation end-products: two links to inflammatory response, oxidative stress, and aging. J Gerontol A Biol Sci Med Sci. 2007;62(4):427–33. https://doi.org/10.1093/gerona/62.4.427.

29. Gaens KH, Stehouwer CD, Schalkwijk CG. Advanced glycation endproducts and its receptor for advanced glycation endproducts in obesity. Curr Opin Lipidol. 2013;24(1):4–11. https://doi.org/10.1097/MOL.0b013e32835aea13.

30. Jia X, Chang T, Wilson TW, Wu L. Methylglyoxal mediates adipocyte proliferation by increasing phosphorylation of Akt1. PLoS One. 2012;7(5):e36610. https://doi.org/10.1371/journal.pone.0036610.

31. Thomson RL, Spedding S, Buckley JD. Vitamin D in the aetiology and management of polycystic ovary syndrome. Clin Endocrinol. 2012;77(3):343–50. https://doi.org/10.1111/j.1365-2265.2012.04434.x.

32. Rojas-Rivera J, De La Piedra C, Ramos A, Ortiz A, Egido J. The expanding spectrum of biological actions of vitamin D. Nephrol Dial Transplant. 2010;25(9):2850–65. https://doi. org/10.1093/ndt/gfq313.

33. Teegarden D, Donkin SS. Vitamin D: emerging new roles in insulin sensitivity. Nutr Res Rev. 2009;22(1):82–92. https://doi.org/10.1017/S0954422409389301.

34. Pittas AG, Lau J, Hu FB, Dawson-Hughes B. The role of vitamin D and calcium in type 2 diabetes. A systematic review and meta-analysis. J Clin Endocrinol Metab. 2007;92(6):2017–29. https://doi.org/10.1210/jc.2007-0298.

35. Vimaleswaran KS, Berry DJ, Lu C, et al. Causal relationship between obesity and vitamin D status: bi-directional Mendelian randomization analysis of multiple cohorts. PLoS Med. 2013;10(2):e1001383. https://doi.org/10.1371/journal.pmed.1001383.
36. Scragg R, Sowers M. Bell C; third National Health and nutrition examination survey. Serum 25-hydroxyvitamin D, diabetes, and ethnicity in the third National Health and nutrition examination survey. Diabetes Care. 2004;27(12):2813–8. https://doi.org/10.2337/diacare.27.12.2813.
37. Drincic A, Fuller E, Heaney RP, Armas LA. 25-Hydroxyvitamin D response to graded vitamin D_3 supplementation among obese adults. J Clin Endocrinol Metab. 2013;98(12):4845–51. https://doi.org/10.1210/jc.2012-4103.
38. Tsakova AD, Gateva AT, Kamenov ZA. 25(OH) vitamin D levels in premenopausal women with polycystic ovary syndrome and/or obesity. Int J Vitam Nutr Res. 2012;82(6):399–404. https://doi.org/10.1024/0300-9831/a000137.
39. Forouhi NG, Luan J, Cooper A, Boucher BJ, Wareham NJ. Baseline serum 25-hydroxy vitamin d is predictive of future glycemic status and insulin resistance: the Medical Research Council Ely prospective study 1990-2000. Diabetes. 2008;57(10):2619–25. https://doi.org/10.2337/db08-0593.
40. Ngo DT, Chan WP, Rajendran S, et al. Determinants of insulin responsiveness in young women: impact of polycystic ovarian syndrome, nitric oxide, and vitamin D. Nitric Oxide. 2011;25(3):326–30. https://doi.org/10.1016/j.niox.2011.06.005.
41. Asemi Z, Foroozanfard F, Hashemi T, Bahmani F, Jamilian M, Esmaillzadeh A. Calcium plus vitamin D supplementation affects glucose metabolism and lipid concentrations in overweight and obese vitamin D deficient women with polycystic ovary syndrome. Clin Nutr. 2015;34(4):586–92. https://doi.org/10.1016/j.clnu.2014.09.015.
42. Irani M, Minkoff H, Seifer DB, Merhi Z. Vitamin D increases serum levels of the soluble receptor for advanced glycation end products in women with PCOS. J Clin Endocrinol Metab. 2014;99(5):E886–90. https://doi.org/10.1210/jc.2013-4374.

第五章　多囊卵巢综合征发病机制：从代谢和神经内分泌影响到治疗策略的选择

Alessia Prati　Andrea R. Genazzani　Alessandro D. Genazzani

5.1　引言

　　PCOS 是一种异质性疾病,育龄期女性发病率为 5% ~ 20%[1],是不排卵的最常见原因,因此也是不孕症的最常见原因,其特征是高雄激素血症伴卵泡发育停滞、外观问题(痤疮、多毛症、脱发),并经常与代谢改变有关,如胰岛素抵抗或超重 / 肥胖。

　　尽管已经提出了几种诊断标准(鹿特丹、雄激素过量和 PCOS 学会、美国国立卫生研究院),PCOS 的诊断仍然基于鹿特丹标准(2003)[2],该标准要求该综合征的三个主要特征中至少两个存在:慢性无排卵和稀发排卵、闭经,高雄激素血症(临床和 / 或体征),以及超声下卵巢多囊样表现[3]。

　　多年来,各种各样的临床表现被高度重视,以不同的模式组合在一起,因此可以分为 4 种不同的可能表型(表 5.1)。

表 5.1　成人 PCOS 诊断标准(鹿特丹)

1. 表型 1(典型 PCOS 标准) （a）高雄激素血症或高雄激素的临床表现 （b）稀发排卵的临床表现 （c）超声卵巢多囊样表现	3. 表型 3(排卵型 PCOS) （a）高雄激素血症或高雄激素的临床表现 （b）超声卵巢多囊样表现
2. 表型 2(NIH 基本标准) （a）高雄激素血症或高雄激素的临床表现 （b）稀发排卵的临床表现	4. 表型 4(非高雄型 PCOS) （a）稀发排卵的临床表现 （b）超声卵巢多囊样表现

　　众所周知,这些患者的共同特征是促性腺激素分泌异常,其特征通常是 LH 水平高于 FSH,FSH 水平较正常水平降低 30%,以及由于 LH 脉冲幅度增加,LH/FSH 比值增加(>2.5),这是导致卵巢雄激素过多的原因。除了众所周知的临床症状,PCOS 还伴有一系列代谢问题,如 25% ~ 50% 的患

者肥胖,高达 50% 的患者有高胰岛素血症。事实上,大量文献表明,独立于 BMI,胰岛素抵抗在 PCOS 中非常常见。

胰岛素抵抗是一种生物学代偿事件,胰岛素水平代偿升高(高胰岛素血症),以保持血糖在正常范围内。在 PCOS 合并肥胖的女性中,50%~80% 会出现这种情况。在正常体重的 PCOS 女性中,15%~30% 会出现这种情况 [4-6]。在妊娠期间,PCOS 患者并发症风险更高,如妊娠糖尿病、高血压、子痫前期、HELLP 综合征和早产,特别对于有代偿性高胰岛素血症的 PCOS 女性 [7]。

5.2　PCOS 患者的病理生理学

5.2.1　体重与代谢

众所周知,生殖轴与体重之间关系密切。根据人体的脂肪分布,肥胖可分为女性肥胖和腹型肥胖,前者脂肪分布在下半身,即臀部和大腿;后者脂肪集中在腹部、肠系膜和内脏 [8]。这个不同构象的实质性区别,在腹部脂肪组织积累水平代谢更活跃,对儿茶酚胺和对胰岛素更敏感和释放更多的甘油三酯,这被认为是心血管风险的直接指标。实际上,腰臀比测定法(waist hip ratio determination,WHR)是评价肥胖程度、量化腹内脂肪量的一个极好的指标。在 BMI $>25kg/m^2$ 的受试者中,WHR >0.80 是腹型肥胖的明显标志,而 WHR >0.75 则是女性肥胖的指标。与 BMI 相比,腰围与患代谢综合征的风险更直接相关。研究发现,男性腰围$\geqslant$102cm,女性腰围$\geqslant$88cm 是一个危险因素 [8]。

由于体重超标,特别是女性,生育力经常发生变化。脂肪组织不是惰性的,而是一个真正的内分泌器官,对外周和中心都有影响,不像其他内分泌系统,它的作用是由下丘脑和其他内分泌系统控制和调节的。事实上,脂肪细胞不仅能将雄激素芳香化成雌激素,还能释放激素信号(脂联素、瘦素),直接作用于中枢神经系统,调节食物摄入、能量消耗和生殖功能。过度摄入食物影响我们的代谢和内分泌系统的平衡,调节下丘脑控制单元和整个代谢 - 激素系统,改变下丘脑调理素的释放和不规律的月经周期、月经过少和停止排卵、闭经。在大脑中,所有与营养状态有关的信号,如超重和体重过轻,都被作为时间的函数记录和处理,而且往往被消极地记录下来。到达下丘脑水平的代谢信号通过瘦素和脂联素(这两种激素都是在脂肪细胞中产生的)、胃饥饿素和许多其他神经递质传递,调节下丘脑 GnRH 的释放。当下丘脑功能受到负面影响时，会导致功能障碍（如 PCOS、下丘脑闭经等）。在人类和非人灵长类动物中，大多数下丘脑 GnRH 神经元位于下丘脑内侧基底、漏斗和脑室周围区域的背侧。它们周围是控制睡眠 - 觉醒节律、体温调节、饥饿 / 饱腹感和血糖的中心。这些中枢功能的改变，由外周信号诱导，导致 GnRH 的产生和脉冲性释放的改变，从而影响生殖功能，月经稀发、无排卵和 / 或闭经。

5.2.2 高雄激素血症

虽然 PCOS 是一种综合征，但我们一直试图了解高雄激素血症是在哪里触发的：代谢控制异常（糖尿病，甲状腺疾病），卵巢功能异常（卵巢囊肿，闭锁卵泡），或由内分泌疾病如肾上腺引起的高雄激素血症（库欣综合征，肾上腺增生）。然而，只有 3% 的 PCOS 高雄激素血症是由孤立性肾上腺疾病引起的[9]（表 5.2）。

表 5.2 高雄激素血症的鉴别诊断

A. 青春期生理无排卵	
B. 功能性性腺高雄激素血症	

1. PCOS：原发性功能性卵巢高雄激素血症（PCOS 常见形式）
2. 继发性功能性卵巢高雄激素血症
  a. 男性化的先天性肾上腺增生症
  b. 肾上腺位于卵巢
  c. 卵巢类固醇生成阻滞
	d. 胰岛素抵抗综合征
	e. 肢端肥大症
	f. 癫痫（丙戊酸治疗）
	3. 性发育障碍
	4. 妊娠相关高雄激素血症

C. 功能性肾上腺高雄激素血症（FAH）	

1. PCOS：原发性 FAH（罕见形式的 PCOS）
2. 男性化的先天性肾上腺增生症
3. 其他糖皮质激素-可抑制的 FAH
  a. 高泌乳素血症
  b. 皮质醇还原酶缺乏症（和明显的还
	原酶缺乏症）
	  c. 明显的 DHEA 磺基转移酶缺乏
	4. 其他糖皮质激素-不可抑制的 FAH
	  a. 库欣综合征
	  b. 糖皮质激素抵抗

D. 外周雄激素代谢紊乱	
1. 肥胖 2. 特发性高雄激素血症	3. 肝门分流术
E. 男性化肿瘤	
F. 雄激素药物	

在 LH 和 ACTH 的控制下，雄激素及其前体通常在卵巢水平和肾上腺水平产生，两者分泌水平大致相等。然而，雄激素没有负反馈或神经内分泌机制，卵巢和肾上腺直接调节 / 控制其生产。事实上，卵巢产生的雄激素具有卵巢内机制，雄激素是产生雌激素的底物，但如果它们的数量过多，就会阻碍排卵。一方面，卵巢雄激素分泌亢进是 PCOS 的典型特征，似乎是由卵泡膜细胞对 LH 脱敏机制引起的，但这限制了雄激素的过度产生；另一方面，产生的雄激素受旁分泌控制，这对细胞色素 P450c17 的活性起作用，而细胞色素 P450c17 限制了甾体激素的形成。

无论什么触发 PCOS，卵巢水平的芳香化酶活性都会改变。众所周知，卵巢中雌二醇的产生与雄激素的芳香化有关，代谢环境异常时，如外周胰岛素抵抗引起的代偿性高胰岛素血症，改变这种平衡时，雄激素产生增加，芳香化酶活性异常降低。

雄激素向雌二醇转化的失败和由此产生超氧基雄激素。雄激素分泌紊乱导致肝脏 SHBG 合成减少，促进血浆游离雄激素水平增加和更高的生物活性利用度，从而促进多毛症和痤疮等临床体征的出现 [6]。此外，雄激素过量会在肝脏和外周水平负向调节胰岛素的功能。事实上，有研究表明睾丸激素负向调节细胞内胰岛素信号的传递，减少 GLUT-4 的数量和效率，产生 / 改善胰岛素抵抗机制 [10]。所有这些事实也同时促进了 PCOS 患者的 IGF-1 水平增加，进一步增加雄激素的水平，芳香化酶活性异常，SHBG 水平降低，游离雄激素水平升高，影响了生殖轴的功能。这进一步强调了营养状况对生殖轴正常运作的重要性。

5.2.3　胰岛素抵抗

正如前面所提到的，胰岛素在雄激素的合成中起作用，它调节细胞色素 P450-17α，其水平与血糖有关。对于有胰岛素抵抗的患者，当予口服葡萄糖耐量试验（oral glucose tolerance test，OGTT）时，我们不能只关注血糖水平，因为患者自身稳态反应会诱导胰岛素水平高达正常水平的 10 倍。因此，我们需要做好预防工作，通过正确的生活方式和应用胰岛素增敏剂（如二甲双胍），可以帮助管理。

胰岛素抵抗和高胰岛素血症是超重 / 肥胖的 PCOS 患者与正常体重女性之间的临床和生化指标最常见的差异。当腹型肥胖的患者肥胖和胰岛素抵抗同时出现时，尽管雄激素绝对值仅略有升高，但 SHBG 水平降低，高雄激素血症的临床体征更加明显。在无胰岛素抵抗的 PCOS 中，游离雄激素含量较低，与高雄激素血症相关的临床表现较不明显。

在这种情况下，从 OGTT 中获得的数据变得至关重要。与其他内分泌疾病类似，如我们发现生长激素水平低的女孩，其胰岛素对葡萄糖负荷的反应与肥胖患者类似。事实上，生长激素缺乏会触发一种代偿机制，调节皮质醇和胰岛素的分泌，以补偿生长激素的缺乏，这与肥胖的 PCOS 胰岛素代偿机制相似。

最近有一个有关肝脏参与代谢的重要研究。众所周知，非酒精性脂肪性肝病（nonalcoholic fatty liver disease, NAFLD）是胰岛素抵抗的结果，导致脂肪在肝脏积聚。最近发现肝脏产生两种激素，肝细胞生长因子（hepatocyte growth factor, HGF）和促代谢因子（betatrophin），两者都参与调节胰岛 β 细胞对胰岛素抵抗的代偿反应。在胰岛素抵抗的情况下，促代谢因子直接调节胰岛 β 细胞的增殖，以增加胰岛素的水平，从而更好地控制血糖和从血循环中摄取葡萄糖[11]。HGF 是一种生长因子，通过脑 - 肝 - 胰轴的阿片类和神经胺能通路，在调节胰腺对胰岛素抵抗的适应性反应中发挥关键作用[11]。

对动物模型的研究，假设胰岛素受体也存在于中枢系统，特别是在 kisspeptin（神经激肽 B）分泌神经元上，这些神经元刺激 GnRH 神经元。在代偿性高胰岛素血症下，观察到分泌 kisspeptin（神经激肽 B）的神经元过度活跃，从而诱导 GnRH 释放增加。因此，肥胖患者的神经内分泌学描述了中枢神经系统与代谢之间的直接联系，特别是代谢诱导的几种神经内分泌活动的调节[12]。

众所周知，胰岛素抵抗是由多种环境条件造成的，这些条件可能在产前就已经发生，例如妊娠糖尿病和妊娠期肥胖，或者可能在出生后发生，如患有宫内发育迟缓（intrauterine growth restriction, IUGR）的儿童，高胰岛素血症就是一种补偿性防御机制，以允许低体重婴儿储存能量从而存活下来，迅速达到一个更合适的体重。胰岛素抵抗也可能与受体或信号转导缺陷或遗传因素（如家族性糖尿病）有关，当肥胖发生在成年期时，触发体重增加的机制是明确的[11]。

5.3 PCOS 发病机制的新视角

最近的一篇综述收集并分析了几项动物模型研究的结果，并合理地假设 PCOS 大部分是神经内分泌来源[13]。在这些动物模型中，在产前或出生后的头几个月暴露于高雄激素水平会诱发 PCOS 的典型特征：临床表现为高雄激素血症，高 LH 水平，超声显示多囊卵巢，排卵功能障碍，脂肪量增加，脂肪细胞肥大，胰岛素抵抗。雄激素受体（AR）可能在 PCOS 的发病机制中起重要的作用：AR 在下丘脑-垂体-卵巢轴系统中表达，也在脂肪细胞和肝细胞中表达。然而，雄激素在中枢神经系统中的作用可能是更重要的，因为与仅在卵巢水平的 AR 敲除模型相比，在脑内的 AR 敲除动物模型中，处于高雄激素血症状态时，PCOS 的典型表现明显减少[13]（图 5.1，彩图见书末）。

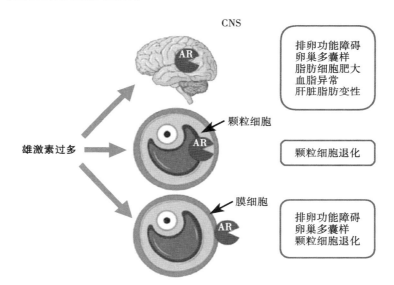

图 5.1　不同的 AR 作用部位在产生 PCOS 特征中起作用。特别是在中枢神经系统水平上 AR 沉默时，大鼠高雄激素状态并不能诱导产生 PCOS 的生殖和代谢特征。因此，中枢水平 AR 功能的丧失比卵巢 AR 功能的丧失更能防止 PCOS 的发生（改编自参考文献[13]）

　　PCOS 患者的一个常见特征是 LH 脉冲频率和幅度增加。这反映了对 GnRH 神经元的刺激增加：在动物模型上观察到，这些神经元不表达雄激素、孕酮和雌激素的 α 受体。有趣的是，中枢水平的负反馈和正反馈并不作用于 GnRH 神经元，这些机制是间接的。事实上，最近已经确定了两个神经元组：kisspeptin 与 KNDy，其作用机制取决于循环雌激素水平，以及弓状核的 GABA 能神经元，它们保证对 GnRH 分泌神经元产生刺激作用[14]。kisspeptin 分泌神经元有两个位置：一个位于前腹侧脑室周围核（anteroventral periventricular nucleus, AVPV），对低水平的循环雌激素敏感，对 GnRH 分泌神经元产生正反馈；另一个位于弓状核内，被高水平的雌激素激活，从而对 GnRH 脉冲发生器起负反馈作用。

在此基础上，雄激素受体被认为是 KNDy 系统的潜在调节剂[15]：事实上，已经观察到产前暴露于高雄激素状态会导致 KNDy 系统对 GnRH 分泌神经元的神经支配减少，从而对负反馈作用产生负面影响。在此基础上，有人假设 KNDy 系统可以成为调节脉冲发生器 GnRH/LH 活性的"假定"治疗靶点，以降低 LH 脉冲频率、LH 循环水平和睾酮[15]。相比之下，产前高雄激素血症增加了弓状核 GABA 能神经元在 GnRH 分泌神经元上的神经支配，增加了它们的活性。

之前还提出了一种与脂肪细胞功能障碍相关的模型，作为 PCOS 病理生理学的触发因素，并且不能排除卵巢水平的雄激素受体在 PCOS 生殖发育中的作用。然而，雄激素在中枢水平发挥的作用在 PCOS 典型特征的发展和发病机制中具有象征性意义，尽管仍需确定人类胚胎时期接触雄激素如何改变作用于下丘脑的这些途径。这个实验模型先让我们假设阻断雄激素受体的潜在作用，从而在中枢水平上再次产生神经递质 / 系统之间的平衡，从而重新激活 / 恢复生殖轴的正确功能。当然，在胚胎时期暴露于高雄激素环境是触发和发生发展为 PCOS 的相关表观遗传学辅助因子。

5.4 遗传学、新陈代谢和 PCOS

关于与 PCOS 直接相关的基因突变的数据尤其稀缺。2017 年对卵巢膜细胞中 *PTEN* 基因（phosphatase and TENsin homolog, 磷酸酶和紧张素同源物）选择性突变的动物模型进行的一项研究显示了 PCOS 许多典型的生殖特征，包括月经周期改变、无排卵、高雄激素水平以及典型的 PCOS 样卵巢特征。我们记得，在缺少参与胰岛素信号级联的 PTEN 蛋白的情况下，葡萄糖转运蛋白的正确机制就会改变[16]。考虑到 PCOS 中胰岛素抵抗的频率，人们关注碳水化合物代谢，尤其是负责将肌醇（myo-inositol, MYO/MI）转化为 *D*- 手性肌醇（*D*-chiro-inositol, DCI）的差向异构酶，据报道，高胰岛素血症和 PCOS 患者这种酶的功能或表达降低，尤其是那些有家族性糖尿病的患者[17]。肌醇有两种主要的亚型，它们在传递多种肽类激素的代谢信号中起作用。除胰岛素外，促甲状腺激素（TSH）和 FSH 也有肌醇作为受体后信号的元件。虽然肌醇参与并促进葡萄糖转运到细胞、葡萄糖的氧化利用和糖原的储存，但肌醇在 PCOS 和糖尿病中综合应用的可能性是需要考虑的。细胞内 MYO 的水平与所有其他肌醇异构体保持平衡，当需要时通过差向异构酶转化为 DCI，差向异构酶以组织特异性方式表达，并保证了不同区域的转化[18]。在糖尿病患者或胰岛素抵抗的情况下，尿液中 DCI 的含量较低，反映了与普通人群相比，胰岛素敏感性更低，这支持了一种假设，即可能存在差向构体酶的功能 / 表达异常，诱导胰岛素抵抗的恶化和代偿性高胰岛素血症[19]。

有研究提出，PCOS 的主要诱因是一种功能失调的卵巢高雄激素血症，由雄激素分泌缺乏调节引起。最近有研究表明，2/3 的 PCOS 患者存在这种特征，她们在促性腺激素刺激下产生过多的 17-OHP[20]。剩下的 1/3 是不典型的异质性 PCOS 患者，其中高雄激素血症源于肾上腺，无论是否与肥胖相关[20]。大约 50% 的患有卵巢多囊样形态（polycystic ovarian morphology，PCOM）的女性患有与类固醇合成缺陷有关的功能失调性卵巢高雄激素血症[20]：事实上，在体外，PCOS 患者的卵泡膜细胞显示出类固醇合成的内在失调，这与在体内观察到的情况一致，具有类固醇合成酶的高表达，尤其是细胞色素 P450c17，一种在性腺和肾上腺负责合成雄激素的酶。最近，已在合成雄激素的细胞中发现一种促进类固醇合成的蛋白质 DENND1A.V2。DENND1A.V2 在肿瘤细胞和正常细胞中差异表达，在正常膜细胞中再现了体外观察到的 PCOS 表型[20]。

功能失调性卵巢高雄激素血症的病因是多因素的，如前所述，它似乎是由易患先天因素和促进环境因素（如胰岛素抵抗和肥胖）之间的复杂相互作用引发的，两者均以遗传成分为特征。事实上，肥胖与卵巢雄激素分泌增加有关，这主要是由于高胰岛素血症的全身状况，但也与炎性细胞因子的产生增加有关。大约 50% PCOS 和补偿性高胰岛素血症的女性会出现与肥胖和胰岛素抵抗相关的代谢综合征，这是典型的组织特异性效应，导致高雄激素血症的恶化。

事实上，PCOS 是由各种遗传和环境因素相互作用演变而来的：在遗传因素中，包括 PCOM、高雄激素血症、胰岛素抵抗和胰岛素分泌缺陷；环境因素包括产前暴露于高雄激素环境、胎儿生长减慢（reduced fetal growth，IUGR）、小于胎龄儿（small for gestational age，SGA）和获得性肥胖。涉及葡萄糖代谢和类固醇生成的生物过程种类繁多，与许多可能的环境条件相关，使得发病机制有多因素，并且该综合征高异质性。因此，需要其他研究来了解 PCOS 病理生理学的确切触发因素，以便对高雄激素血症、无排卵和高胰岛素血症起作用[20-21]。

自 1968 年以来，研究表明遗传学在 PCOS 的病因学中起着重要的作用[22]：事实上，与普通人群相比，PCOS 患者的一级亲属自身受到影响的风险更

高 [23]，而且与杂合子相比，观察到同卵双胞胎之间的病理学一致性更高 [24]，得出的结论是，遗传成分在发病机制中的贡献率超过 70%。然而，基于 PCOS 发病机制候选基因的研究并没有得出具体的结果。到目前为止，通过全基因组关联研究（Genome-Wide Association Studies, GWAS）确定了许多新的位点和基因作为 PCOS 发病的候选基因，这是一种通过调查同一疾病患者中观察到的基因变异来研究基因组的新方法，了解许多复杂疾病的遗传学基础。不幸的是，GWAS 鉴定的这些基因只解释了 PCOS 不到 10% 的遗传成分，因为这种方法只允许研究最常见的变异，而不太常见和更罕见的变异，但可能对综合征的产生和各种可能的表型产生重大影响的变异，目前还无法检测到 [25]。

当然，这种疾病不能用数量有限的变异来解释 [26]：在这种情况下，大规模的基因组测序过程已经开始，可能会促进对其进行完整的分析，寻找导致 PCOS 发病机制的罕见遗传变异，并绘制产生不同表型的遗传变异的图谱 [26]。更多的遗传学知识，结合对 PCOS 的表观遗传学研究，可以帮助我们更清楚地了解这种综合征的发病机制，作为对患者特定表型的更简单和更早的诊断产生实际意义，这将允许以极其个性化的方式治疗和预防可能的相关病理。

5.5　PCOS 患者不孕症的管理

由于到目前为止，PCOS 的病因尚未完全确定，治疗方法也没有明确，而且许多治疗方法至今仍是超适应证的。到目前为止，已经试验了几种诱导 PCOS 患者排卵的方法，我们将讨论最常见和最主要的方法。

5.5.1　改变生活方式

肥胖显然对 PCOS 患者的生育能力有负面影响：由于自然排卵周期数减少，自然流产率高，会降低受孕机会，同时还会增加妊娠期并发症和围产期（又称围生期）不良结局的风险。因此，改变生活方式是第一个也是最基本的治疗方法，其中包括结合低热量饮食、持续的体育活动以改善新陈代谢和人体测量特征（体重、WHR 和脂肪量 / 瘦体重比率），以及在必要时提供心理支持 [27]。此外，胰岛素和雄激素血浆水平的降低有利于月经和排卵周期的恢复，改善 PCOS 患者的生殖结局。

对于 BMI ＞25kg/m^2 的 PCOS 患者，应始终建议将饮食和定期锻炼作为一线治疗方法，尤其是肥胖患者[28]。但这些问题似乎对正常体重的 PCOS 患者也有效，即使没有明显的体重减轻，不受体重的影响，因为它只是改善了与 PCOS 相关的新陈代谢危险因素[29]。

因此，生活方式的改变从低热量饮食（每日减少 500～1 000kcal）开始，并伴随着体育锻炼（每日 20～60min 的体育活动，每周 3～5 次），为期 6 个月。任何关心这些患者的医生，都必须通过适当的咨询，促使患者改变生活方式，让患者明白最终的目的是身体健康以及恢复生殖功能。如果患者依从性差，必须考虑进行心理支持。尽管有适当的生活方式改变，但如果出现严重的高胰岛素血症或减肥极度困难，可以服用二甲双胍 6 个月或更长时间，这已被证明有利于 BMI 的下降，皮下脂肪的减少和月经周期的恢复，优于与安慰剂相关的正确生活方式[30]。

研究口服葡萄糖耐量试验（OGTT）的胰岛素反应（至少在 0min 和 90min 时），以了解血糖和胰岛素反应之间的关系，并评估它们在餐后的变化是很有必要的。减肥是驱动力，即使是适度的，但足以降低代谢风险。在 PCOS 患者中，生活方式的改变改善了身体成分，减少了高雄激素血症和胰岛素抵抗[28]。

为了强调改变生活方式的重要性，不管采用何种疗法，一项公认的研究评估了一组糖耐量受损的受试者接受二甲双胍（每日 850mg）或仅改变生活方式（体重减轻 7%，每周进行 150min 体力活动）的效果[29]：在观察期前后对每个受试者的代谢综合征的存在进行评估。这项研究的结果表明，生活方式的改变在降低血糖水平和降低代谢综合征风险方面有更积极的作用，无论是在预防疾病发展方面还是在改善基本代谢条件方面都是如此。二甲双胍治疗已被证明可有效地预防或延缓糖尿病的发病，但效果不如采用不同的生活方式。

因此，任何旨在改善新陈代谢的药物治疗必须与生活方式改善的干预相关联。超重 PCOS 患者除了月经周期改变（月经少或闭经、无排卵、月经过频）、各种代谢改变（高胰岛素血症、糖尿病、PCOS）的发生率较高，她们在年轻时，或在任何情况下，在 50 年内也更容易患上心血管疾病：事实上，胰岛素抵抗和高胰岛素血症在血管水平上具有负面影响，因为它们与血管活性因子（如内皮素和一氧化氮）相互作用，产生血管扩张过程改变，诱发高血压。实际上，营养和新陈代谢特征与神经内分泌状态密切相关，危及年轻 PCOS 患者的生殖功能，这些女性易患成人或绝经前期间发生的疾病，如糖尿病和心血管疾病，直至雌激素依赖性癌症。

5.5.2　减肥手术

目前的指南建议,减肥手术应该只在Ⅲ级肥胖的情况下考虑,即BMI ≥40kg/m²,或BMI ≥35kg/m²,并伴有合并症,这些人经过 6 个月的正确饮食和定期体力活动后仍未能减肥[31]。这种手术可有效减肥,改善PCOS 肥胖患者的生育结局,恢复月经周期和排卵,减少高雄激素血症和胰岛素抵抗[31]。显然,必须告知患者与此类手术相关的风险,既与手术本身有关,也与此类手术后出现的许多可能的妊娠并发症有关,是早产、小于胎龄儿、死产或新生儿死亡的高危因素,同时妊娠糖尿病和大于胎龄儿的风险降低[32]。因此,必须将减肥手术视为最后可能的治疗选择,使身体暴露在与可能出现的肠道吸收不良相关的突然体重减轻的风险中。很明显,减肥手术对于 PCOS 患者的管理来说只是一个"极端比率",它永远不会成为必要。

5.5.3　二甲双胍

二甲双胍是一种人工合成的双胍,是一种口服降糖药,是治疗 T2DM的一线药物。它通过减少肝脏葡萄糖产生和肠道葡萄糖摄取量而起作用,同时增加骨骼肌和肝脏在外周水平的葡萄糖摄取量。因此,作为一种胰岛素增敏剂,它被用于 PCOS,以降低血清胰岛素浓度,从而改善这些患者的代谢环境,有利于排卵周期的恢复。在我们的临床实践中,起始剂量是每日两次,每次 250mg,午餐和晚餐前 15min 服用,15 天后可以增加到500～1 000mg,并逐渐增加剂量,以避免常见的胃肠道不良反应。虽然改变生活方式是目前治疗肥胖型 PCOS 和不孕症患者的一线治疗方法,但二甲双胍对实现减肥可起到支持作用。最近包括 12 项研究,共 608 名患者的一项荟萃分析表明,二甲双胍联合改变生活方式对 PCOS 患者在减肥方面比单纯饮食和体力活动更有效[30]。Cochrane 最近的一项综述[33]包括 42 项试验,评估二甲双胍对 PCOS 患者的益处,结果显示,与安慰剂相比,二甲双胍治疗组的排卵周期和妊娠率增加。

虽然二甲双胍在这类患者中诱导的排卵周期比安慰剂高[34],但不应将其视为是慢性无排卵的一线治疗,因为有特定的排卵诱导剂,如 CC 和来曲唑,在排卵率、妊娠次数和活产率方面都能产生更好的结果[35]。但是,对于那些对单独 CC 治疗无反应的患者,应考虑二甲双胍和 CC 的联用。Cochrane 的一篇综述 [33] 仅提供了这两种药物联用疗效的有限证据。为了证实这一数据，还对接受辅助生殖技术（assisted reproductive technology, ART）治疗的 PCOS 患者进行了两项荟萃分析 [36-37]。据报道，二甲双胍的应用不会增加妊娠率，但可以降低卵巢过度刺激综合征（ovarian hyperstimulation syndrome, OHSS）的风险。

　　总之，二甲双胍是治疗 PCOS 肥胖患者的重要工具，它是一种胰岛素增敏剂，可以改善代谢状况，有利于减肥。然而，它只对提高妊娠率和活产率有相对的影响。然而，它仍然是一种低成本的治疗方法，具有良好的耐受性，尽管有一些胃肠道不良反应，具有剂量依赖性和良好的安全性。它不需要持续监测，也不会导致多胎妊娠。我们可以考虑将其处方与肌醇和 α- 硫辛酸等补充治疗相结合，以进一步提高其疗效。

5.5.4　枸橼酸氯米芬

　　枸橼酸氯米芬是一种选择性雌激素受体调节剂（selective estrogen-receptor modulator, SERM），在受体结合位点与内源性雌激素竞争。它的特点是抗雌激素作用，可改变宫颈黏液成分和子宫内膜的容受性，这些事件在正确诱导排卵后可能有利于着床或受孕。无论如何，它被认为是无排卵型 PCOS 患者的首选治疗方法。起始剂量是 50mg/d，连续 5 日（根据方案，从月经周期的第 3～4 日到第 7～8 日），最高可增加到 150mg/d。然而，对枸橼酸氯米芬的耐药性是一种非常常见的事件，15%～40% 的 PCOS 患者会发生这种情况 [38]。CC 治疗后 PCOS 患者的排卵率为 75%～80%，而22% 的病例观察到妊娠 [39]。这种排卵率与妊娠率之间约 40% 的差异可能是由于 CC 对子宫内膜和宫颈黏液的低雌激素作用。

　　一般建议应用 CC 治疗不超过 6 个月。观察结果显示，整个治疗周期的累积成功率高达 65% [39]。

　　在一项包括 57 项试验和 8 082 名女性的大型荟萃分析 [40] 中，比较了最常见的促排卵方案：所有的药物治疗，如 CC、二甲双胍、CC 与二甲双胍、来曲唑、他莫昔芬、卵巢打孔术和 FSH，在排卵或妊娠率方面都显示出比安慰剂更有效。与来曲唑相比，单用应用枸橼酸氯米芬的排卵率、妊娠率和活产率较低，这可能是因为其子宫内膜抗增殖作用。

　　最近的一项系统综述 [41] 集中于 CC 和其他促排卵药物对无排卵周期女性的影响，证实了这些结果。显然，与外源性促性腺激素相比，CC 在生殖结局方面显示出较低的疗效 [42]，如果 CC 开始治疗无效，外源性促性腺激

素是对无排卵 PCOS 患者的二线干预，因为价格高，需持续监测，并且可能
与不良反应有关，如多胎妊娠和 / 或 OHSS。到目前为止，CC 仍然是全世
界最广泛应用的 PCOS 患者促排卵治疗药物[39,43]：口服，价格便宜，有效，
安全，基本无不良反应，即使文献报道了多胎妊娠病例。

5.5.5　来曲唑

　　来曲唑是一种芳香化酶抑制剂，通常用于促排卵，通常作为枸橼酸氯
米芬的替代疗法，特别是在 CC 耐药的女性中。它作为促排卵药的应用在
世界上的一些国家是超适应证的，甚至是被禁止的：在一些研究中，它与对
胎儿的致畸作用有关[44]，并有雌激素过低相关的重要不良反应，这是绝经
前的典型症状。其作用机制在于抑制芳香化酶，芳香化酶在卵巢、外周组
织和大脑水平将雄激素转化为雌激素。由于没有雌激素受体拮抗作用，它
通过中枢水平的负反馈机制起作用，这通常决定了单个优势卵泡的生长。
起始剂量为 2.5mg，每日 2.5mg，连续 5 日，从月经周期的第 3～7 日。剂量
可以增加到最高 7.5mg，持续 5 日。

　　尽管来曲唑有重要的不良反应，但许多临床试验已经证明，来曲唑
相比于枸橼酸氯米芬，排卵、妊娠率和活产率更高[45]。在一项包含 750
名 PCOS 不孕症女性[46] 的大型多中心研究中，服用来曲唑的女性排卵率
（61.7% vs. 48.35%；$P<0.001$）和累积活产率（27.5% vs. 19.1%；$P = 0.007$）
比接受 CC 治疗的女性有更高的疗效，但 BMI$<$30kg/m^2 亚组的女性除外，
这两种治疗方法在活产率方面显示出同样的疗效。来曲唑的疗效更好可
能是因为它对宫颈黏液和子宫内膜没有直接的抗雌激素作用，而且半衰期
很短[46]。

　　总之，来曲唑可以被认为是一种潜在的促排卵治疗选择，甚至比枸橼
酸氯米芬更有效，特别是对 PCOS 肥胖患者，但肯定有更大的不良反应。

5.5.6　卵巢打孔

　　腹腔镜卵巢打孔术可被认为是 CC 治疗抵抗不孕症的 PCOS 患者的二
线治疗方法[39]。通常建议应用热（单极或双极电灼）或激光在每个卵巢表
面做 3～8 个小的穿孔，深度和直径为 1～2mm，结果相似[47]。在这个过程
中，卵巢皮质被部分破坏，该区域产生的雄激素水平急剧下降，LH 下降，
FSH 血浆水平升高，从而诱导正确的卵泡募集直到排卵[48]。

在最近对 484 名参与者进行的荟萃分析中，比较了单侧和双侧卵巢打孔术的效果，发现两种技术在排卵、妊娠率、活产率或流产率方面没有差异，手术治疗 6 个月后血清 AMH 浓度也没有差异，因此支持了这一事实，即不会对卵巢储备产生负面影响。

在最近的 Cochrane 综述[49]中，与手术技术、应用外源性促性腺激素或芳香化酶抑制剂相比，在活产率方面没有差异。因此，这种手术技术适用于对 CC 或来曲唑耐药的患者，特别是有其他适应证需要进行诊断性腹腔镜检查的情况下，例如评估输卵管通畅性。然而，与任何外科手术类似，它也可能与许多术后并发症有关，包括腹腔内粘连的形成和如果操作不当会导致卵巢储备减少。

5.5.7　促性腺激素和体外受精

促性腺激素（FSH 或 HMG）对于枸橼酸氯米芬或来曲唑无效的 PCOS 和无排卵患者是一种公认的好的治疗方法。这类治疗通常在 ART 中。

外源性促性腺激素通过增加循环 FSH 水平和直接刺激卵泡生长发挥作用。PCOS 患者为避免过度刺激而推荐的起始剂量为 37.5～75IU/d [39]；尤其是通常在几个刺激周期后才能确定最佳剂量。随后，当卵泡平均直径达到 18mm 时，采用单剂 hCG-r 250μg 或 hCG-u 5 000IU 来触发排卵。如果募集的卵泡过多（3 个或更多直径大于 14mm 的卵泡），则不进行 hCG 治疗，以避免卵巢过度刺激或多胎妊娠的风险。治疗应重复最多 6 个周期。采用低剂量的递增方案，单个卵泡的排卵率接近 70%，而每个周期的妊娠率为 20% [39]。

Cochrane 最近的一篇综述[50]比较了各种促性腺激素制剂在对克枸橼酸氯米芬耐药的 PCOS 患者中的有效性，结果显示，采用尿 FSH、重组 FSH 或 HMG 在活产率或 OHSS 发生率方面没有差异，结果表明更多地与应用促性腺激素的剂量有关，而不是采用的制剂类型。与单独应用促性腺激素相比，二甲双胍联合治疗已被证明可有效地改善促性腺激素的疗效，提高活产率（OR 为 2.46，95% CI 为 1.36～4.46）[51]。

外源性促性腺激素明显比枸橼酸氯米芬能更有效地促进妊娠，但它们是价格特别高的药物，可能有不良反应（OHSS，多胎），因此它们应该在严格的超声监测下应用。卵巢刺激结合体外受精（in vitro fertilization，IVF）技术被认为是慢性无排卵 PCOS 患者的三线治疗方法，特别是当其他不孕因素相关时，如输卵管病变、男性不育、高龄女性和严重的子宫内膜异位症[39]。单胚胎移植程序对于降低多胎妊娠的风险至关重要,这是应用促性腺激素时最常见的并发症之一。

尽管 PCOS 患者周期取消的次数很多,但妊娠率和活产率与非 PCOS 患者相当[52]。GnRH 拮抗剂的应用也降低了 OHSS 的风险,在 PCOS 患者中,OHSS 的发生率明显更高(15% vs. 3%)[53]。

5.5.8 肌醇

最近,治疗 PCOS 的方法已经考虑了用特定的综合治疗胰岛素抵抗的可能性,这些综合治疗可以抵消引发无排卵和 / 或月经不调的代谢障碍。从这个角度来看,特别是肌醇(MI/MYO)和 D-手性肌醇(DCI)这两种最重要的异构体,在最近几年得到了广泛的应用。

肌醇是一种结构类似于葡萄糖分子。它参与许多生物学过程,包括胰岛素受体后信号的传递,以及其他蛋白质激素,如 TSH 和 FSH[17]。它既可以通过饮食摄入,也可以由人体合成。肌醇和 D-手性肌醇具有相同的化学结构,只是羟基的位置不同:在体内,DCI 是由 MI 通过异构体酶合成的,在高胰岛素血症的 PCOS 患者,尤其是家族性糖尿病的患者中,该酶的功能或表达可能会降低[17]。事实上,补充 MI 或 DCI 或联用这些药物可以显著改善 PCOS 患者的代谢特征,但在有糖尿病亲属的情况下,DCI 似乎更有效[17, 54]。

肌醇可以从 6-磷酸葡萄糖开始合成,6-磷酸葡萄糖被异构化,然后去磷酸化[55],但大部分来自饮食。在细胞内,肌醇转化为磷脂酰肌醇,它是 3-磷酸肌醇的前体,在各种肽激素触发的级联反应中充当细胞内的第二信使[56-58]。事实上,肌醇不仅是细胞内胰岛素信号通路的第二信使,特别是在肝脏和骨骼肌中,通过更多的细胞葡萄糖摄取降低血浆水平;也是其他蛋白质激素,如 TSH 和 FSH 等的第二信使[17, 59]。这方面是相关的,因为肌醇还可以改善生殖能力方面的激素状况,这要归功于在卵巢水平上 FSH 信号的更好转导。

肌醇以不同的方式参与受体后胰岛素诱导的信号。胰岛素代谢信号的传递主要有两条途径:一条是磷脂酰肌醇 3-磷酸途径,它通过不同的步骤激活蛋白激酶 PKB/Akt,允许 GLUT-4 囊泡易位至质膜,通过促进扩散机制增加葡萄糖到细胞内的转运,主要在骨骼肌和心肌以及脂肪组织中[60];另一条途径是由 G 蛋白介导的,它触发了一系列步骤,导致 DCI 分子的释放,这有利于细胞质中的糖原储存和线粒体中的葡萄糖氧化利用。因此，两种主要肌醇异构体的作用与控制众多的肽类激素信号，保证充足摄入量的饮食和通过差向异构酶活性良好的 MYO 到 DCI 转化机制相关[60]。考虑到肌醇促进葡萄糖转运至细胞、葡萄糖氧化利用和糖原储存的机制，有必要考虑其在糖尿病和 PCOS 中综合应用的可能性（图 5.2）。

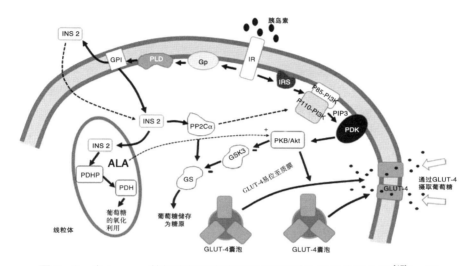

图 5.2　由 Larner 等提出的胰岛素信号示意图（改编自参考文献[17]）。胰岛素与其受体（IR）结合，通过两条不同且平行的途径激活信号。在第一个途径中，胰岛素受体（IR）的底物激活各种蛋白（PI3K、PDK、PKB/Akt）以激活 PKB/Akt，并诱导葡萄糖转运蛋白 4（GLUT-4）易位到质膜上，以上传葡萄糖。第二条途径是通过 G 蛋白（GP）使糖基化磷脂酰肌醇（GPI）水解，释放出含有 D-手性肌醇的肌醇磷酸聚糖，作为胰岛素的第二信使（INS-2）。INS-2 促进胞质中糖原形式的葡萄糖储存（GS）和线粒体中葡萄糖的氧化利用。与线粒体合成 α-硫辛酸（ALA）有关，不依赖胰岛素信号激活 PKB/Akt（改编自参考文献[17]）。GSK3. 糖原合成酶激酶 3；PDH. 丙酮酸脱氢酶；PDHP. 丙酮酸脱氢酶磷酸酶；PDK. 磷酸肌醇依赖性激酶；PI3K. 磷酸肌醇 3 激酶；PKB/Akt. 蛋白激酶 B/Akt；PP2Cα. 磷酸蛋白磷酸酶 2Cα

　　细胞内存在的 MYO 的量与其他异构体是平衡的，如前所述，当需要时，通过组织特异性的差向异构酶将其转化为 DCI，因此保证了不同区域的有用转化[18]。在糖尿病或胰岛素抵抗中，在尿液和胰岛素敏感组织中的 DCI 含量低于普通人群，因此表明可能存在异常的差向异构酶功能／表达，从而导致胰岛素抵抗的恶化和代偿性高胰岛素血症[19]。1999 年，有研究给予 PCOS 肥胖患者 DCI 1 200mg/d，为期 8 周，结果显示 DCI 改善了胰岛素敏感性,降低了循环中的雄激素水平;随后,研究表明 DCI 增加了排卵周期的发生率,对正常体重的 PCOS 也有效[61]。其他作者随后发现 MYO 在卵巢水平上起主导作用,与卵母细胞质量和卵泡液中雌二醇浓度成正相关[62]。事实上,在佛波醇 12-十四酸酯 13-乙酸酯(phorbol ester 12-myristate 13-acetate, PMA)周期中,MYO 可以改善卵母细胞和胚胎质量[63],因此卵巢代谢和内分泌模式当然不需要高浓度的 DCI[64]。然而,大多数器官,如肝脏、骨骼肌和肾脏都需要 DCI,因为它起着纠正胰岛素抵抗的作用,而这是生殖系统良好功能的基础。

2012 年,Unfer 总结了 21 项研究的结果,并观察到在 PCOS 患者中应用 MYO 可以改善代谢和激素参数,降低 BMI,并改善月经周期和生育力[63]。然而,2012 年的研究表明,当对空腹胰岛素水平正常(＜12mU/mL)的 PCOS 肥胖患者进行 MYO 治疗时,MYO 在胰岛素对口服葡萄糖负荷的反应方面并没有改善代谢特征,这表明肥胖本身并不足以证明高胰岛素血症,这可能是由于 DCI-IPG 合成 / 释放不足[65],这表明 MYO 并不是对所有患者的代谢都有效。因此,在糖尿病或有糖尿病亲属的 PCOS 患者中,差向异构酶的活性 / 表达可能发生了改变[66],这表明 DCI 在这些受试者中可能更有效。事实上,研究表明,在患有家族性糖尿病的 PCOS 患者,每日服用 500mg 的 DCI 可以更有效地改善所有胰岛素抵抗患者的胰岛素敏感性[67-68]。

因此,MYO 和 DCI 似乎都是潜在有效的,但有糖尿病亲属时在选择应用它们时必须有所区别,因为在这些受试者中,MYO 到 DCI 的转换可能不是最佳的[67-68]。由于 DCI 有很强的新陈代谢作用,而 MYO 在卵巢中起着重要的作用,在某些情况下,联用两者可能是有用的。最近的一次共识会议建议联用它们,接近它们的生理血浆浓度,保证全身和卵巢的益处[69],预防代谢综合征以及妊娠糖尿病的风险。最近的一项荟萃分析,包括 10 个随机对照试验和 601 名女性[70],与安慰剂相比,补充肌醇可改善排卵率和月经周期。然而,最近的一项综述否认了这些在生殖结局的数据[71]:肌醇,用于接受 ICSI 周期的 PCOS 患者,并不能提高卵母细胞质量和妊娠率,而 DCI 的作用似乎有争议。

总之,有大量证据表明这些综合药物的有效性,并且两者都能够调节 PCOS 患者的生殖和代谢功能:根据最近的一篇综述[17],家族史可能与肌醇的选择有关,因此我们必须调查糖尿病易感性和 / 或家族性糖尿病。评估这种治疗方案是明智的,特别是考虑到它没有副作用,可能与生活方式的改变有关,并与二甲双胍或促排卵治疗相结合。

5.5.9 α- 硫辛酸

最近有报道称，另一种治疗 PCOS 患者胰岛素抵抗的药物，即 α- 硫辛酸（alpha-lipoic acid, ALA），引起了人们的极大兴趣。在动物模型中，ALA 通过激活骨骼肌中的一磷酸腺苷活化蛋白激酶（adenosine monophosphate-activated protein kinase, AMPK）来调节和增加葡萄糖的利用，并有利于 GLUT-4 的激活[72-73]。最近，它也被提议作为包括糖尿病在内的几种内分泌疾病的辅助治疗[74-75]。

我们最近报道，无论有无糖尿病亲属，每日服用 400mg ALA 能改善肥胖型 PCOS 患者的胰岛素敏感性[76]。事实上，无论有没有糖尿病亲属，ALA 在口服葡萄糖负荷后都能显著降低胰岛素水平。最近的研究表明，在哺乳动物和人类线粒体水平上负责硫辛酸合成的硫辛酸合成酶（lipoic acid synthase, LASY）在Ⅰ型和 T2DM 中表达很低[77-78]。内源性 ALA 调节葡萄糖的利用，激活骨骼肌中的 AMPK 酶[17]，进而激活进入细胞的主要葡萄糖转运蛋白 GLUT-4[73]，减少维持正确血糖水平所需的胰岛素量（见图 5.2）。事实上，我们已经证明，外源性给予 ALA，可能通过上述机制，纠正了 PCOS 患者的胰岛素抵抗。我们的数据显示，在所有 PCOS 患者，特别是有糖尿病亲属的患者中，ALA 治疗后胰岛素敏感性都有所改善，这可能是因为这些患者由于负责 ALA 合成的酶缺陷，导致 ALA 内源性合成缺陷，如前所述[77-78]。

有趣的是，仅在有糖尿病亲属的患者中，观察到血浆甘油三酯和转氨酶水平显著降低。后者通常处于正常的较高限度，因此支持 ALA 对肝脏有其特定疗效的假设，特别是降低经典描述为非酒精性脂肪性肝病（nonalcoholic fatty liver disease, NAFLD）的脂肪变性的风险。应该观察到，在 ALA 治疗下，没有观察到激素参数的变化，也就是说，促性腺激素或雄激素血浆水平没有变化，因此激素和生殖特征没有改善。

然而，它纠正 PCOS 患者的代谢障碍，提高胰岛素敏感性，保护肝功能，从而对于预防 NAFLD 和糖尿病的发生仍具有重要的意义。因此，将 ALA 与 MYO 或 DCI 结合是一种有用的策略，正如我们最近的研究所报道的那样，这证明了这两种结合的高代谢和内分泌 / 生殖效率[79-80]。事实上，考虑到目前无数的研究已经证明肌醇在纠正代谢状态、激素水平和生育力方面的有效性，建议评估与 α-硫辛酸联合的综合选择，评估家族病史，特别是有糖尿病亲属。

5.6 结论

PCOS 患者诱导排卵的选择有很多：需要仔细评估患者的副作用、成本和依从性，考虑临床病史和既往史进行个体化的定制选择，并仔细评估临床和家族史、BMI 和 PCOS 表型，做出个性化的选择。考虑到 PCOS 特殊的病理生理特征，医师应充分考虑它们，为 PCOS 患者选择最佳的治疗方案。

（田玄玄　程姣姣 译　阮祥燕 校）

参考文献

1. Norman RJ, Dewailly D, Legro RS. Polycystic ovary syndrome. Lancet. 2007; 370(9588):685–97.
2. Teede HJ. Recommendations from the international evi-dence-based guideline for the assessment and management of polycystic ovary syndrome. Hum. Reprod. Published online July 19, 2018. 2018; https://doi.org/10.1093/humrep/dey256.
3. Rotterdam ESHRE/ASRM-Sponsored PCOS Consensus WorkshopGroup. Revised 2003 consensus on diagnostic criteria and long-term health risks related to polycystic ovary syndrome. Fertil. Steril. 2004; 81(1): p. 19–25.
4. Ciampelli M, Fulghesu AM, Cucinelli F, Pavone V, Ronsisvalle E, Guido M, Caruso A, Lanzone A. Impact of insulin and body mass index on metabolic and endocrine variables in polycystic ovary syndrome. Metabolism. 1999;48:167–72.
5. Fauser BC, Tarlatzis BC, Rebar RW, Legro RS, Balen AH, Lobo R, Carmina E, Chang J, Yildiz BO, Laven JS, Boivin J, Petraglia F, Wijeyeratne CN, Norman RJ, Dunaif A, Franks S, Wild RA, Dumesic D, Barnhart K. Consensus on women's health aspects of polycystic ovary syndrome (PCOS): the Amsterdam ESHRE/ASRM-sponsored 3rd PCOS consensus workshop group. Fertil Steril. 2012;97:28–38.
6. Genazzani AD, Ricchieri F, Lanzoni C. Use of metformin in the treatment of polycystic ovary syndrome. Womens Health (Lond). 2010;6:577–93.
7. Joham AE, et al. Polycystic ovary syndrome, obesity, and pregnancy. Semin Reprod Med. 2016;34:93–101.
8. Genazzani AD, Vito G, Lanzoni C, Strucchi C, Mehmeti H, Ricchieri F, Mbusnum MN. La Sindrome metabolica Menopausale. Giorn. It. Ost. Gin. 2005;11/12:487–93.
9. The Pathogenesis of Polycystic Ovary Syndrome (PCOS): The Hypothesis of PCOS as Functional Ovarian Hyperandrogenism Revisited. Robert L. Rosenfield and David A. Ehrmann. Endocrine Reviews, October 2016, 37(5):467–520.
10. Ciaraldi TP, el Roeiy A, Madar Z, Reichart D, Olefsky JM, Yen SS. Cellular mechanisms of insulin resistance in polycystic ovarian syndrome. J Clin Endocrinol Metab. 2002; 75:577–83.
11. Araùjo TG, Oliveira AG, Saad MJ. Insulin-resistance-associated compensatory mechanisms of pancreatic Beta cells: a current opinion. Front Endocrinol (Lausanne). 2013;4:146.
12. Sliwowska JH, Fergani C, Gawałek M, Skowronska B, Fichna P, Lehman MN. Insulin: its role in the central control of reproduction. Physiol Behav. 2014;133:197–206. Epub 2014 May 27
13. Walters KA, Gilchrist RB, Ledger WL, Teede HJ, Handelsman DJ, Campbell RE. New perspectives on the pathogenesis of PCOS: neuroendocrine origins. Trend in Endocrinology and metabolism. in press

14. Navarro VM. New insights into the control of pulsatile GnRH release: the role of Kiss1/neuro-kinin B neurons. Front Endocrinol (Lausanne). 2012;3:48.

15. Walters KA, et al. The role of central androgen receptor actions in regulating the hypotha-lamic–pituitary–ovarian axis. Neuroendocrinology. 2018;106:389–400.

16. Lan ZJ, Krause MS, Redding SD, Li X, Wu GZ, Zhou HX, Bohler HC, Ko C, Cooney AJ, Zhou J, Lei ZM. Selective deletion of Pten in theca-interstitial cells leads to androgen excess and ovarian dysfunction in mice. Mol Cell Endocrinol. 2017;444:26–37. Epub 2017 Jan 28

17. Genazzani AD. Inositol as putative integrative treatment for PCOS. Reprod Biomed Online. 2016;33:770–80.

18. Larner J. D-chiro-inositol: its functional role in insulin action and its deficit in insulin resis-tance. Int J Exp Diabetes Res. 2002;3:47–60.

19. Baillargeon JP, Nestler JE. Commentary: polycystic ovary syndrome: a syndrome of ovarian hypersensitivity to insulin? J Clin Endocrinol Metab. 2006;91:22–4.

20. Rosenfield RL, Ehrmann DA. The pathogenesis of polycystic ovary syndrome (PCOS): the hypothesis of PCOS as functional ovarian Hyperandrogenism revisited. Endocr Rev. 2016;37(5):467–520.

21. Raiane P. Crespo, Tania A. S. S. Bachega, Berenice B. Mendonça, Larissa G. Gomesl. An update of genetic basis of PCOS pathogenesis. Arch Endocrinol Metab. 2018;62/3.

22. Cooper HE, Spellacy WN, Prem KA, Cohen WD. Hereditary factors in the stein-Leventhal syndrome. Am J Obstet Gynecol. 1968;100(3):371–87.

23. Kahsar-Miller MD, Nixon C, Boots LR, Go RC, Azziz R. Prevalence of polycystic ovary syndrome (PCOS) in first-degree relatives of patients with PCOS. Fertil Steril. 2001; 75(1):53–8.

24. Vink JM, Sadrzadeh S, Lambalk CB, Boomsma DI. Heritability of polycystic ovary syndrome in a Dutch twin-family study. J Clin Endocrinol Metab. 2006;91(6):2100–4.

25. Manolio TA, Collins FS, Cox NJ, Goldstein DB, Hindorff LA, Hunter DJ, et al. Finding the missing heritability of complex diseases. Nature. 2009;461(7265):747–53.

26. de Bruin C, Dauber A. Insights from exome sequencing for endocrine disorders. Nat Rev Endocrinol. 2015;11(8):455–64.

27. Moran LJ, Hutchison SK, Norman RJ, Teede HJ. Lifestyle changes in women with polycystic ovary syndrome. Cochrane Database Syst Rev. 2011;7:CD007506.

28. Balen AH, Morley LC, Misso M, Franks S, Legro RS, Wijeyaratne CN, et al. The management of anovulatory infertility in women with polycystic ovary syndrome: an analysis of the evidence to support the development of global WHO guidance. Hum Repr Update. 2016;22:687–708.

29. Poehlman ET, Dvorak RV, DeNino WF, Brochu M, Ades PA. Effects of resistance training and endurance training on insulin sensitivity in nonobese, young women: a controlled randomized trial. The Journal of Clinical Endocrinol and Metab. 2000;85:2463–8.

30. Naderpoor N, Shorakae S, de Courten B, Misso ML, Moran LJ, Teede HJ. Metformin and life-style modification in polycystic ovary syndrome: systematic review and meta-analysis. Hum Reprod Update. 2015;21:560–74.

31. Malik SM, Traub ML. Defining the role of bariatric surgery in polycystic ovarian syndrome patients. World J Diabetes. 2012;3:71–9.

32. Johansson K, Cnattingius S, Näslund I, Roos N, Trolle-Lagerros Y, Granath F, et al. Outcomes of pregnancy after bariatric surgery. N Engl J Med. 2015;372:814–24.

33. Morley LC, Tang T, Yasmin E, Norman RJ, Balen AH. Insulin-sensitising drugs (metformin, rosiglitazone, pioglitazone, D-chiro-inositol) for women with polycystic ovary syndrome, oligo amenorrhoea and subfertility. Cochrane Database Syst Rev. 2017;11:CD003053.

34. Practice Committee of the American Society for Reproductive Medicine. Role of metformin for ovulation induction in infertile patients with polycystic ovary syndrome (PCOS): a guide-line. Fertil Steril. 2017; 108(3).

35. Siebert TI, Viola MI, Steyn DW, Kruger TF. Is metformin indicated as primary ovulation induction agent in women with PCOS? A systematic review and metaanalysis. Gynecol Obstet Investig. 2012;73:304–13.

36. Palomba S, Falbo A, La Sala GB. Effects of metformin in women with polycystic ovary syndrome treated with gonadotrophins for in vitro fertilisation and intracytoplasmic sperm injection cycles: a systematic review and meta-analysis of randomised controlled trials. BJOG. 2013;120(3):267–76.
37. Huang X, Wang P, Tal R, Lv F, Li Y, Zhang X. A systematic review and metaanalysis of metformin among patients with polycystic ovary syndrome undergoing assisted reproductive technology procedures. Int J Gynaecol Obstet. 2015;131:111–6.
38. Abu Hashim H, Foda O, Ghayaty E. Combined metformin clomiphene in clomiphene-resistant polycystic ovary syndrome: a systematic review and metaanalysis of randomized controlled trials. Acta Obstet Gynecol Scand. 2015;94:921–30.
39. Thessaloniki ESHRE/ASRM-Sponsored PCOS Consensus Workshop Group. Consensus on infertility treatment related to polycystic ovary syndrome. Hum. Reprod. 2008; 23: p. 462–77.
40. Wang R, Kim BV, van Wely M, Johnson NP, Costello MF, Zhang H, et al. Treatment strategies for women with WHO group II anovulation: systematic review and network meta-analysis. BMJ. 2017;356:j138.
41. Gadalla MA, Huang S, Wang R, Norman RJ, Abdullah SA, El Saman AM, et al. Effect of clomiphene citrate on endometrial thickness, ovulation, pregnancy and live birth in anovulatory women: systematic review and meta-analysis. Ultrasound Obstet Gynecol. 2018;51(1):64–76.
42. Brown J, Farquhar C. Clomiphene and other antioestrogens for ovulation induction in polycystic ovarian syndrome. Cochrane Database Syst Rev. 2016;12:CD002249.
43. Fields E, Chard J, James D, Treasure T. Guideline Development Group. Fertility (update): summary of NICE guidance. BMJ. 2013; 346: p. 650.
44. Tulandi T, Martin J, Al-Fadhli R, Kabli N, Forman R, Hitkari J, Librach C, Greenblatt E, Casper RF. Congenital malformations among 911 newborns conceived after infertility treatment with letrozole or clomiphene citrate Fertil Steril. 2006;85(6):1761–5. Epub 2006 May 2.
45. Hu S, Yu Q, Wang Y, Wang M, Xia W, Zhu C. Letrozole versus clomiphene citrate in polycystic ovary syndrome: a meta-analysis of randomized controlled trials. Arch Gynecol Obstet. 2018;297(5):1081–8.
46. Legro RS, Brzyski RG, Diamond MP, Coutifaris C, Schlaff WD, Casson P, et al. NICHD reproductive medicine network. Letrozole versus clomiphene for infertility in the polycystic ovary syndrome. N. Engl. J. Med. 2014;371(2):119–29.
47. Hueb CK, Dias-Junior JA, Abrão MS, Filho EK. Drilling: medical indications and surgical technique. Rev Assoc Med Bras. 2015;61:530–5.
48. Seow KM, Juan CC, Hwang JL, Ho LT. Laparoscopic surgery in polycystic ovary syndrome: reproductive and metabolic effects. Semin Reprod Med. 2008;26(1):101–10.
49. Farquhar C, Brown J, Marjoribanks J. Laparoscopic drilling by diathermy or laser for ovulation induction in anovulatory polycystic ovary syndrome. Cochrane Database Syst Rev. 2012;6:CD001122.
50. Weiss NS, Nahuis M, Bayram N, Mol BW, Van der Veen F, van Wely M. Gonadotropins for ovulation induction in women with polycystic ovarian syndrome. Cochrane Database Syst Rev. 2015;9:CD010290.
51. Bordewijk EM, Nahuis M, Costello MF, Van der Veen F, Tso LO, Mol BW, et al. Metformin during ovulation induction with gonadotrophins followed by timed intercourse or intrauterine insemination for subfertility associated with polycystic ovary syndrome. Cochrane Database Syst Rev. 2017;24(1):CD009090.
52. Li HW, Lee VC, Lau EY, Yeung WS, Ho PC, Ng EH. Cumulativen live-birth rate in women with polycystic ovary syndrome or isolated polycystic ovaries undergoing in-vitro fertilisation treatment. J Assist Reprod Genet. 2014;31:205–11.
53. Soave I, Marci R. Ovarian stimulation in patients in risk of OHSS. Minerva Ginecol. 2014;66(2):165–78.
54. Baillargeon JP, Diamanti-Kandarakis E, Ostlund RE Jr, Apridonidze T, Iuorno MJ, et al. Altered d-chiro-inositol urinary clearance in women with polycystic ovary syndrome. Diabetes Care. 2006;29:300–5.

55. Loewus MW, Wright RW Jr, Bondioli KR, Bedgar DL, Karl A. Activity of myo-inositol-1-phosphate synthase in the epididymal spermatozoa of rams. J Reprod Fertil. 1983;69:215–20.

56. Buttner J. Johann Joseph von Scherer (1814–69). The early history of clinical chemistry. J Clin Chem Clin Biochem. 1978;16:478–83.

57. Thomas RM, Nechamen CA, Mazurkiewicz JE, Ulloa-Aguirre A, Dias JA. The adapter protein APPL1 links FSH receptor to inositol 1,4,5-trisphosphate production and is implicated in intracellular Ca2_ mobilization. Endocrinology. 2011;152:1691–701.

58. Unfer V, Proietti S, Gullo G, Porcare G, Carlomagno G, Bizzarri M. Polycystic ovary syndrome: features, diagnostic criteria and treatments. Endocrinol Metab Synd. 2014;3:2. https://doi.org/10.4172/2161-1017.1000136.

59. Thomas RM, Nechamen CA, Mazurkiewicz JE, Ulloa-Aguirre A, Dias JA. The adapter protein APPL1 links FSH receptor to inositol 1,4,5-trisphosphate production and is implicated in intracellular ca(2+) mobilization. Endocrinology. 2011;152:1691–701.

60. Croze ML, Soulage CO. Potential role and therapeutic interests of myo-inositol in metabolic diseases. Biochimie. 2013;95:1811–27.

61. Iuorno MJ, Jakubowicz DJ, Baillargeon JP, Dillon P, Gunn RD, Allan G, Nestler JE. Effects of d-chiroinositol in lean women with the polycystic ovary syndrome. Endocr Pract. 2002;8:417–23.

62. Chiu TT, Rogers MS, Law EL, Briton-Jones CM, Cheung LP, Haines CJ. Follicular fluid and serum concentrations of myo-inositol in patients undergoing IVF: relationship with oocyte quality. Hum Reprod. 2002;17:1591–6.

63. Unfer V, Carlomagno G, Dante G, Facchinetti F. Effects of myo-inositol in women with PCOS: a systematic review iof randomized controlled trials. Gynecol Endocrinol. 2012;28:509–15.

64. Rosalbino I, Raffone E. Does ovary need D-chiroinositol? J Ovarian Res. 2012;5:14.

65. Cheang KI, Baillargeon JP, Essah PA, Ostlund RE Jr, Apridonize T, Islam L, Nestler JE. Insulin-stimulated release of D-chiro-inositol-containing inositolphosphoglycan mediator correlates with insulin sensitivity in women with polycystic ovary syndrome. Metab Clin Exp. 2008;57:1390–7.

66. Larner J, Brautigan DL, Thorner MO. D-chiro-inositol glycans in insulin signaling and insulin resistance. Mol Med. 2010;16:543–52.

67. Genazzani AD, Santagni S, Rattighieri E, Chierchia E, Despini G, Marini G, Prati A, Simoncini T. Modulatory role of D-chiro-inositol (DCI) on LH and insulin secretion in obese PCOS patients. Gynecol Endocrinol. 2014b;30:438–43.

68. La Marca A, Grisendi V, Dondi G, Sighinolfi G, Cianci A. The menstrual cycle regularization following D-chiro-inositol treatment in PCOS women: a retrospective study. Gynecol Endocrinol. 2015;31:52–6.

69. Facchinetti F, Bizzarri M, Benvenga S, D'Anna R, Lanzone A, Soulage C, et al. Results from the international consensus conference to on myo-inositol and dchiroinositol in obstetrics and gynecology: the link between metabolic syndrome and PCOS. European Journal of Obstet., Gynecol., Reprod. Biol. 2015; 195: p. 72e6.

70. Pundir J, Psaroudakis D, Savnur P, Bhide P, Sabatini L, Teede H, et al. Inositol treatment of anovulation in women with polycystic ovary syndrome: a meta-analysis of randomised trials. BJOG. 2018;125(3):299–308.

71. Mendoza N, Pérez L, Simoncini T, Genazzani A. Inositol supplementation in women with polycystic ovary syndrome undergoing intracytoplasmicsperm injection: a systematic review and meta-analysis of randomized controlled trials. Reprod Biomed Online. 2017;35(5):529–35.

72. Lee WJ, Song KH, Koh EH, Won JC, Kim HS, et al. Alphalipoic acid increases insulin sensitivity by activating AMPK in skeletal muscle. Biochem Biophys Res Commun. 2005;332:885–91.

73. Shen QW, Zhu MJ, Tong J, Ren J, Du M. Ca2+/calmodulindependent protein kinase kinase is involved in AMP-activated protein kinase activation by alpha-lipoic acid in C2C12 myotubes. Am J Physiol Cell Physiol. 2007;293:C1395–403.

74. Gomes MB, Negrato CA. Alpha-lipoic acid as a pleiotropic compound with potential therapeutic use in diabetes and other chronic diseases. Diabetol Metab Syndr. 2014;6(1):80. https://

doi.org/10.1186/1758-5996-6-80.

75. Scaramuzza A, Giani E, Radaelli F, Ungheri S, Macedoni M, Giudici V, Bosetti A, Ferrari M, Zuccotti GV (2015) Alpha-lipoic acid and antioxidant diet help to improve endothelial dysfunction in adolescents with type 1 diabetes: a pilot study. J Diabetes Res. https://doi.org/10.1155/2015/474561.

76. Genazzani AD, Shefer K, Della Casa D, Prati A, Napolitano A, Manzo A, Despini G, Simoncini T. Modulatory effects of alpha-lipoic acid (ALA) administration on insulin sensitivity in obese PCOS patients. J Endocrinol Investig. https://doi.org/10.1007/s40618-017-0782-z.

77. Morikawa T, Yasuno R, Wada H. Do mammalian cells synthesize lipoic acid? Identification of a mouse cDNA encoding a lipoic acid synthase located in mitochondria. FEBS Lett. 2001;498:16–21.

78. Padmalayam I, Hasham S, Saxena U, Pillarisetti S. Lipoic acid synthase (LASY): a novel role in inflammation, mitochondrial function, and insulin resistance. Diabetes. 2009;58:600–8.

79. Genazzani AD, Prati A, Santagni S, Ricchieri F, Chierchia E, Rattighieri E, Campedelli A, Simonicini T, Artini PG. Differential insulin response to myo-inositol administration in obese polycystic ovary syndrome patients. Gynecol Endocrinol. 2012 Dec;28(12):969–73. https://doi.org/10.3109/09513590.2012.685205.

80. Genazzani AD, Prati A, Simoncini T, Napolitano A. Modulatory role of D-chiro-inositol and alpha lipoic acid combination on hormonal and metabolic parameters of overweight/obese PCOS patients. Eur Ginecol Obstet. in press

第六章　多囊卵巢综合征：从育龄期到绝经期治疗策略选择的思考

Alessandro D. Genazzani　Ambrosetti Fedora　Despini Giulia
Manzo Alba　Caroli Martina　Amesano Melania　Petrillo Tabatha
Tomatis Veronica　Andrea R. Genazzani

6.1　引言

　　PCOS 是一种女性常见的内分泌疾病，育龄期女性患病率高达 8% ~ 10%[1-2]。由于 PCOS 的高度异质性[3]，目前国际上对 PCOS 的诊断标准没有达成一致意见。起初，美国国立卫生研究院提出的 PCOS 诊断标准是高雄激素血症和慢性无排卵，排除其他排卵相关或其他引起高雄激素的疾病（如高泌乳素血症、甲状腺疾病、分泌雄激素的肿瘤和肾上腺功能障碍 / 增生等）[4]。这些标准不包括超声检查是否存在卵巢多囊样改变，因为健康的、月经正常女性也可能存在卵巢多囊样改变[5]。几年后，诊断标准得到了扩展，稀发排卵或无排卵、临床 / 生化高雄激素血症以及超声检查评估的卵巢多囊样改变，以上三个诊断标准至少符合两个被诊断为 PCOS[6]。这一进展是相关的，因为它纳入了先前标准排除的 PCOS 患者：高雄激素血症、排卵正常的，或慢性无排卵、雄激素水平正常的卵巢多囊样改变的患者。评估了这之后，我们必须区别 PCOS 与多囊卵巢，这两者是完全不同的。多囊卵巢指的是卵巢多囊样改变，仅指超声检查时卵巢的多囊样形态改变。事实上，PCOS 可见于许多其他内分泌疾病，如高泌乳素血症、甲状腺功能紊乱和紧张性闭经。

　　胰岛素抵抗作为 PCOS 的一个重要特征，近十年来也被纳入考虑，以便更好地进行诊断 PCOS。

6.2　PCOS 的内分泌特征

　　PCOS 的特点是卵巢和肾上腺的雄激素血浆浓度较高，LH 水平升高，雄激素的腺外转化导致雌激素水平较高（尤其是雌酮），SHBG 水平较低，催乳素和胰岛素水平较高,后者通常存在超重或肥胖。

尽管 PCOS 的发病机制仍存在争议[7-9],但 PCOS 通常表现为 LH 升高和 FSH 分泌正常或相对较低,因此近 50%~60% 的 PCOS 患者表现出 LH/FSH 比值升高(>2.5)[7-8],对 GnRH 刺激试验的 LH 反应过度[7-8],垂体 LH 脉冲释放的频率更高[4,7-8,10],这会对卵泡膜细胞产生更高的刺激,导致雄激素分泌过多以及卵泡发育受损[4]。

雄激素过多是 PCOS 的典型症状,尽管它不是恒定的[7],而且它在很大程度上与肾上腺有关,因为部分 PCOS 患者可能表现出肾上腺类固醇轻度生成缺陷(如 21-羟化酶),或者只是由于压力导致肾上腺更高的过度激活[11]。雄烯二酮和睾酮是卵巢雄激素分泌的最佳标志物,而 DHEAS 是肾上腺雄激素分泌的最佳标志物。大部分睾酮来源于雄烯二酮的外周转化和卵巢的直接分泌。肾上腺在一定程度上促进睾酮的分泌,尽管在高雄激素性 PCOS 中,雄激素的主要来源通常为卵巢。由于细胞色素 P450c17 是肾上腺和卵巢中的雄激素形成酶,任一活性变化或增加,都会触发 PCOS 高雄激素血症的致病机制[4]。在 5α-还原酶的作用下,睾酮在细胞内转化为生物活性更强的雄激素,即双氢睾酮。皮肤中的活性 5α-还原酶过量或正常决定了多毛症的存在与否[12]。此外,血浆中的雌激素是一种生物活性比雌二醇低 100 倍的弱雌激素,血浆雌激素水平会随着活性芳香化酶对雄烯二酮的外周转化而升高,在 PCOS 中比健康对照组更活跃,而因为频繁的无排卵周期,雌二醇水平则正常或较低。所有这些都会导致慢性高雌激素状态,雌酮与雌二醇比率的逆转可能会导致子宫内膜增生,并可能增加子宫内膜癌的风险[13-14]。通常不到 3% 的睾酮在血清中以未结合状态存在。事实上,大多数的雄激素都与 SHBG 结合,因此在生物学上不活跃。任何降低 SHBG 水平(如循环雄激素过量)导致肝脏合成减少的情况都会导致游离循环雄激素相对过量。在 PCOS 患者中,多毛症通常伴随 SHBG 水平降低和肥胖[4]。

6.3　胰岛素抵抗与代偿性高胰岛素血症

PCOS 患者血浆胰岛素水平升高是一个非常常见的特征,尤其是那些超重或肥胖患者。事实上,50%~70% 的 PCOS 患者可能存在超重/肥胖,具体取决于地理位置。这还不是全部,另一个相关特征是家族性糖尿病的存在。已经证明,一级亲属(父母和/或祖父母)中家族性糖尿病的存在不仅是 IR 发生的一个风险因素,而且妊娠糖尿病和成年晚期糖尿病发生风险增高[15]。

这些家族因素总是通过非常详细的记忆调查来评估的。事实上，IR不仅是家族性糖尿病发生的一个风险因素，还有 PCOS 患者分娩体重小于胎龄儿（small for gestational age, SGA）和 / 或宫内发育迟缓（intrauterine growth retardatio, IUGR），或者母亲有妊娠糖尿病[16-17]。

由于与糖尿病家族易感性相关的特定遗传因素，以及可能触发代偿性高胰岛素血症发病的特定表观遗传因素，此类背景可能会更大程度导致胰岛素抵抗的发生[17]。

很明显，家族性糖尿病的存在会使肌醇驱动的受体后信号传递效率降低，不仅对胰岛素信号，对 FSH（作用到颗粒细胞）和 TSH（作用到甲状腺细胞）也是如此[15,18]。此外，α-硫辛酸（alpha-lipoic Acid, ALA），一种由线粒体产生的有效胰岛素增敏剂，在糖尿病或糖尿病易感性的情况下受损[19-20]。

此外，雄激素过量可能直接或间接导致糖代谢的改变，最终成为胰岛素敏感性异常的另一个原因。雄激素可直接抑制外周和肝脏的胰岛素作用。事实上，睾酮可能会在 PCOS 患者中诱导胰岛素抵抗，尤其是通过减少葡萄糖转运蛋白（GLUT-4）的数量和效率，尤其是在肌肉和脂肪组织中[21]。此外，也有报道称，与体重匹配的对照组相比，患有向心性肥胖（典型的肥胖型 PCOS）的女性具有更高的游离雄激素水平，并表现出更显著的高胰岛素不敏感水平，游离脂肪酸增加[4]。

6.4 PCOS 的管理与治疗

管理 PCOS 患者的真正目标是教育他们意识到患这种疾病的巨大风险。真正的风险不是无排卵、高雄激素血症或高胰岛素血症，而是长期（通常是数年）维持这种状态，生物学上发生表观遗传学诱导，试图寻找这种功能紊乱的"替代品"。代偿性高胰岛素血症就是这样的生物解决方案之一，而且肯定是一个相当危险的方案，因为众所周知，它是年轻女性、成年女性或老年女性代谢综合征的易感因素。

主要的解决方案是注意饮食、食物选择、运动，在没有妊娠需求时最好选择雌孕激素片，来控制大多数 PCOS 患者的高雄激素血症。所以，对于多囊卵巢综合征患者来说，无妊娠需求的患者可以选择短效口服避孕药；如果有生育需求，建议抗高胰岛素治疗，尤其是伴有超重 / 肥胖的患者，同时改变生活方式至关重要！

与此相关的是,无论发生 PCOS 和 IR 的原因是什么,真正的风险是将这种异常状态维持到围绝经期。围绝经期会发生很多变化,首先是 IR 的生理性增加。因此,PCOS 患者必须在围绝经期前改善代谢健康状况。否则就会增加患代谢综合征和所有心血管疾病以及死亡风险。

6.5 雌孕激素制剂与PCOS

一般来说,所有雌激素 - 孕激素复合制剂都或多或少能够解决 PCOS 患者的临床症状。这是因为这样的制剂可以抑制卵巢产生雄激素,改善 SHBG 的合成,从而减少血循环中的游离雄激素,这些游离雄激素对皮肤、皮脂溢出和毛囊等靶组织具有生物学效应[22-23]。

众所周知,短效口服避孕药中的雌激素(即炔雌醇)仅具有卵巢静态活性(无直接抗雄激素作用),因此抗雄激素作用必须由孕激素组分调节。目前有四种具有特定抗雄激素活性的孕激素:醋酸环丙孕酮、地诺孕素、屈螺酮和醋酸氯地孕酮[22]。醋酸环丙孕酮是抗雄激素活性最强的孕激素,虽然有常见的副作用,如头疼,但所有其他药物都能够诱导类似的积极作用[23]。服用避孕药不仅能改善雄激素化的临床症状,还能使卵巢大小和形态正常化,一项对 71 例 PCOS 患者研究中,卵巢大小和形态通常异常[24]。另外,雌激素-孕激素制剂可以抑制卵泡和黄体囊肿的发生[23]。

避孕制剂对高雄激素血症(即痤疮、多毛症、皮脂溢出和脱发)症状的疗效取决于用药时间,因为皮肤及其附属器的生物代谢周期是 110~120 天。这意味着皮肤上皮中最年轻的细胞在大约 4 个月内变老和变薄。无论服用何种避孕药,最小治疗周期必须为 4 ~ 5 个月,最好达到 12 个月以上。当这些药物服用时间更长和 / 或与抗雄激素药物如氟他胺[25]或非那雄胺结合应用时,效果更好。

大多数临床医生都同意这样一个事实,即 PCOS 内分泌障碍的治疗有利于 PCOS 患者的心理 - 情绪康复。此外,长期应用避孕药可以保护患者免受高雄激素血症及其诱发疾病(主要是慢性无排卵和不孕症)复发的影响。事实上,据报道,应用雌激素-孕激素制剂可以提高受孕的机会[26],而这种对卵巢功能有益的保护作用上,单用孕激素和联合口服避孕药之间没有差异。治疗 12 个月后,对于有生育需求的患者,应用避孕药的患者的妊娠率为 95% ~ 99%,而采用醋酸甲羟孕酮(depot medroxyprogesterone acetate, DMPA)注射或诺普兰(左炔诺孕酮植入物)的患者的妊娠率为

$70\% \sim 81\%^{[26]}$。

如果基本原理是正确的，并且我们目前对于 PCOS 的所有数据都是真实的 [27]，环境和遗传因素能够诱导 PCOS 疾病的发生，对患者的影响直到更年期。患者接受治疗后，所有临床的易感性将逆转，但停药后很快或多或少会出现反复。

6.6 即使不应用避孕药，也需要改善代谢障碍

PCOS 患者的主要表现是无排卵，患者生育率显著下降。显然，避孕药的治疗方案通常被舍弃，但不那么频繁。建议应用避孕药数月，坚持正确生活方式，即饮食和运动，与特定的胰岛素增敏剂一起应用，例如二甲双胍 [2] 和 / 或肌醇和 α- 硫辛酸 [19, 28-32]。体重减轻不仅可以很好地恢复正常的排卵功能，而且如果开始妊娠，控制体重可以改善妊娠诱导的胰岛素抵抗，从而对妊娠糖尿病有一定控制作用。

大量研究表明，基于二甲双胍和 / 或肌醇和 α- 硫辛酸的治疗结合正确生活方式可以极大提高妊娠概率 [33-34]。临床所有这些治疗的相关性在于：它们都能够正向调节 PCOS 患者频繁的代偿性高胰岛素血症，尤其是那些 BMI 正常的患者 [31]，正确生活方式是实现预期结果的最佳方法 [35]。

6.7 PCOS 的长期考虑

虽然在围绝经期和绝经后期，女性出现内分泌相关的改变，但是合并 PCOS 患者更容易出现严重的症状，例如与行为、情绪、睡眠、焦虑，以及与代谢相关问题，特别是胰岛素抵抗和代偿性高胰岛素血症。绝经过渡期作为一种自然阶段，容易出现胰岛素抵抗，体内低雌激素和孕激素缺乏导致体重增加。可靠数据表明，围绝经期的 PCOS 患者与这些代谢改变更加相关 [36]。

实际上，由于雌激素和孕激素都能够调节葡萄糖代谢，随着围绝经期卵巢功能减退，代谢异常可能发生绝经几个月 / 几年内，绝经过渡期可能会使以前不完美的代谢状况恶化 [37-38]。在此期间发生的代谢途径异常，例如胰岛素抵抗、超重或肥胖。

虽然不能一概而论，对于没有绝对禁忌证的患者，激素替代疗法对于绝经过渡期 1 000 个目标至关重要。保持适当的类固醇环境，使生物途

径，特别是代谢途径不会被更年期的重叠现象所压垮、老化[39]。

　　总之，无论用或不用口服避孕药，生活方式、良好的健康饮食以及适量的体育锻炼与 PCOS 患者育龄期有关，但当育龄期结束和绝经过渡期开始，需要有足量的激素替代疗法以减少 PCOS 更年期女性高风险、高发病率的疾病，主要是心血管疾病和代谢综合征或糖尿病风险。

（蒋玲玲 译　阮祥燕 校）

参考文献

1. Carmina E, Lobo RA. Polycystic ovary syndrome: arguably the most common endocrinopathy is associated with significant morbidity in women. J Clin Endocrinol Metab. 1999;84(1897–1899):4.
2. Genazzani AD, Ricchieri F, Lanzoni C. Use of metformin in the treatment of polycystic ovary syndrome. Women's Health (Lond Engl). 2010;6:577–93.
3. Carmina E. Genetic and environmental aspects of polycystic ovary syndrome. J Endocrinol Investig. 2003;26:1151–9.
4. Zawadzki JK, Dunaif A: Diagnostic criteria for polycystic ovary syndrome: towards a rational approach. In: Polycystic Dunaif A, Givens JR, Haseltine FP, Merriam GR (Eds). Ovary Syndrome. Blackwell, MA, USA, 337–384 (1992).
5. Polson DW, Adams J, Wadsworth J, Franks S. Polycystic ovaries-a common finding in normal women. Lancet. 1988;1:870–2.
6. The Rotterdam ESHRE/ASRM-Sponsored PCOS Consensus Workshop Group. Revised 2003 consensus on diagnostic criteria and long-term health risks related to polycystic ovary syndrome (PCOS). Hum Reprod. 2004;19:41–7.
7. Hirschberg AL. Polycystic ovary syndrome, obesity and reproductive implications. Womens Health. 2009;5:529–40.
8. Doi SA. Neuroendocrine dysfunction in PCOS: a critique of recent reviews. Clin Med Res. 2008;6:47–53.
9. Vrbikova J, Hainer V. Obesity and polycystic ovary syndrome. Obes Facts. 2009;2:26–35.
10. Kalro BN, Loucks TL, Berga SL. Neuromodulation in polycystic ovary syndrome. Obstet Gynecol Clin N Am. 2001;28:35–62.
11. Genazzani AD, Petraglia F, Pianazzi F, Volpogni C, Genazzani AR. The concomitant release of androstenedione with cortisol and luteinizing hormone pulsatile releases distinguishes adrenal from ovarian hyperandrogenism. Gynecol Endocrinol. 1993;7:33–41.
12. Plouffe L Jr. Disorders of excessive hair growth in the adolescent. Obstet Gynecol Clin N Am. 2000;27:79–99.
13. Vrbikova J, Cibula D. Combined oral contraceptives in the treatment of polycycstic ovary syndrome. Hum Reprod Update. 2005;11:277–91.
14. Cibula D, Gompel A, Mueck AO, La Vecchia C, Hannaford PC, Skouby SO, Zikan M, Dusek L. Hormonal contraception and risk of cancer. Hum Reprod Update. 2010;16:631–50.
15. Genazzani AD. Inositol as putative integrative treatment for PCOS. Reprod Biomed Online. 2016;33:770–80. https://doi.org/10.1016/j.rbmo.2016.08.024.
16. de Melo AS, Dias SV, Cavalli Rde C, Cardoso VC, Bettiol H, Barbieri MA, Ferriani RA, Vieira CS. Pathogenesis of polycystic ovary syndrome: multifactorial assessment from the foetal stage to menopause. Reproduction. 2015 Jul;150(1):R11–24.
17. Ibáñez L, Potau N, Francois I, de Zegher F. Precocious pubarche, hyperinsulinism, and ovarian hyperandrogenism in girls: relation to reduced fetal growth. J Clin Endocrinol Metab. 1998;83:3558–62.

18. Berridge MJ, Irvine RF. Inositol trisphosphate, a novel second messenger in cellular signal transduction. Nature. 1984;312(5992):315–21.
19. Genazzani AD, Shefer K, Della Casa D, Prati A, Napolitano A, Manzo A, Despini G, Simoncini T. Modulatory effects of alpha-lipoic acid (ALA) administration on insulin sensitivity in obese PCOS patients. J Endocrinol Invest. 2018 May;41(5):583–90.
20. Padmalayam I, Hasham S, Saxena U, Pillarisetti S. Lipoic acid synthase (LASY): a novel role in inflammation, mitochondrial function, and insulin resistance. Diabetes. 2009;58:600–8.
21. Ciaraldi TP, El-Roeiy A, Madar Z, et al. Cellular mechanisms of insulin resistance in polycystic ovarian syndrome. J Clin Endocrinol Metab. 2002;75:577–83.
22. Schindler AE. Non-contraceptive use of hormonal contraceptives for women with various medical problems. J Pediat Obstet Gynecol. 2008;34:183–200.
23. Schindler AE. Non-contraceptive benefits of oral hormonal contraceptives. In J Endocrinol Metab. 2013;11:41–7.
24. Falsetti L, Gambera A, Tisi G. Efficacy of the combination ethinyl oestradiol and cyproterone acetate on endocrine, clinical and ultrasonographic profile in polycystic ovarian syndrome. Hum Reprod. 2001;16(1):36–42.
25. Paradisi R, Fabbri R, Battaglia C, Venturoli S. Ovulatory effects of flutamide in the polycystic ovary syndrome. Gynecol Endocrinol. 2013;29:391–5.
26. Barnhart KT, Schreiber CA. Return to fertility following discontinuation of oral contraceptives. Fertil Steril. 2009;91:659–63.
27. Franks S, Berga SL. Does PCOS have developmental origins? Fertil Steril. 2012;97:2–6.
28. Genazzani AD, Prati A, Simoncini T, Napolitano A. Modulatory role of D-chiro-inositol and alpha lipoic acid combination on hormonal and metabolic arameters of overweight/obese PCOS patients. European Gynecology and Obstetrics. 2019;1(1):29–33.
29. Genazzani AD, Despini G, Santagni S, Prati A, Rattighieri E, Chierchia E, Simoncini T. Effects of a combination of alpha lipoic acid and myo-inositol on insulin dynamics in overweight/obese patients with PCOS. Endocrinol Metab Synd. 2014;3:3. https://doi.org/10.4172/2161-1017.1000140.
30. Genazzani AD, Santagni S, Rattighieri E, Chierchia E, Despini G, Marini G, Prati A, Simoncini T. Modulatory role of D-chiro-inositol (DCI) on LH and insulin secretion in obese PCOS patients. Gynecol Endocrinol. 2014;30(6):438–43.
31. Genazzani AD, Santagni S, Ricchieri F, Campedelli A, Rattighieri E, Chierchia E, Marini G, Despini G, Prati A, Simoncini T. Myo-inositol modulates insulin and luteinizing hormone secretion in normal weight patients with polycystic ovary syndrome. J Obstet Gynaecol Res. 2014;40(5):1353–60.
32. Genazzani AD, Prati A, Santagni S, Ricchieri F, Chierchia E, Rattighieri E, Campedelli A, Simoncini T, Artini PG. Differential insulin response to myo-inositol administration in obese polycystic ovary syndrome patients. Gynecol Endocrinol. 2012;28:969–73.
33. Artini PG, Di Berardino OM, Papini F, et al. Endocrine and clinical effects of myo-inositol administration in polycystic ovary syndrome. A randomized study. Gynecol Endocrinol. 2013;29:375–9.
34. Zheng X, Lin D, Zhang Y, Lin Y, Song J, Li S, Sun Y. Inositol supplement improves clinical pregnancy rate in infertile women undergoing ovulation induction for ICSI or IVF-ET. Medicine 2017;96:49(e8842).
35. Tieu J, Shepherd E, Middleton P, Crowther CA. Dietary advice interventions in pregnancy for preventing gestational diabetes mellitus. Cochrane Database of Systematic Reviews 2017, Issue 1. Art. No.: CD006674.
36. Puurunen J, Piltonen T, Morin-Papunen L, Perheentupa A, Jarvela I, Ruokonen A, Tapanainen JS. Unfavorable hormonal, metabolic, and inflammatory alterations persist after menopause in women with PCOS. J Clin Endocrinol Metab. 2011;96:1827–34.
37. Dos Reis CM, de Melo NR, Meirelles ES, Vezozzo DP, Halpern A. Body composition, visceral fat distribution and fat oxidation in postmenopausal women using oral or transdermal oestrogen. Maturitas. 2003 Sep 25;46(1):59–68.

38. Davis SR, Castelo-Branco C, Chedraui P, Lumsden MA, Nappi RE, Shah D, Villaseca P; Writing Group of the International Menopause Society for World Menopause Day 2012. Understanding weight gain at menopause. Climacteric 2012;15(5):419–29.
39. Cagnacci A, Zanin R, Cannoletta M, Generali M, Caretto S, Volpe A. Menopause, estrogens, progestins, or their combination on body weight and anthropometric measures. Fertil Steril. 2007 Dec;88(6):1603–8.

第七章　多囊卵巢综合征、代谢综合征、肥胖和卵泡生长停滞对女性健康的影响

Claudio Villarroel　Soledad Henríquez　Paulina Kohen
Luigi Devoto

7.1　引言

　　PCOS 是育龄期女性最常见的内分泌疾病。根据现有的诊断标准，患病率为 8%～13%[1-4]。该综合征最初被定义为一种以 HA、排卵功能障碍和 PCOM 为特征的生殖疾病。然而，越来越多的数据表明，与代谢紊乱有很强的关联性。尽管 PCOS 在临床上已被发现超过 80 年，已经有了一套不断发展的诊断标准和 PCOS 表型的定义。1990 年，美国国立卫生研究院（NIH）的标准基于临床或生化 HA 和稀发排卵和／或无排卵（oligo and/or anovulation, OA）来定义 PCOS 的诊断[1]。随后，鹿特丹标准（2003）建立了新的诊断标准，包括 HA、OA 和经阴道超声诊断的 PCOM。这一共识引入了两种新的表型：高雄激素性排卵（HA + PCOM）或非高雄激素性无排卵表型（OA+PCOM），此前未考虑[2]。雄激素过多和 PCOS 学会（2006）对鹿特丹共识标准提出了一项修正案：临床或生化雄激素过多是必备条件，稀发排卵和 PCOM 作为次要标准[3]。最近，国际 PCOS 网络（2018）对 PCOM 定义进行了新的修改[4]。这些不同的标准在 30 年的时间里增加了 PCOS 的表型谱。

　　75% 的 PCOS 患者中可以观察到排卵障碍和 PCOM 的存在[5]。这些特征是卵泡发生中断的临床表现，以卵泡生长停滞[6-7]、卵泡堆积[8-9]和卵泡优势机制[10-11]的改变为特征，发生在卵巢环境中。

　　卵泡生长停滞是卵泡发育中断的主要特征之一。典型的 PCOM 特征是卵巢皮质中直径小于 10mm 的卵泡堆积。这一现象的基础是优势卵泡选择受损，尽管有很多的可选择的卵泡[8,10,12]。目前对 PCOS 的认识有限。最近的研究数据表明，卵泡选择缺陷是由于卵巢外机制造成的，如 FSH/LH 垂体分泌和对卵泡膜和颗粒细胞的作用缺陷[13-15]，以及卵巢内机制，如鞘细胞分泌雄激素增加，颗粒细胞表达较高的 AMH[11,14,16-17]。血管生成缺陷可

能也会损害卵泡发育 [6, 18-20]。

本章将对卵泡生长停滞的 PCOS 可能涉及的卵巢外和卵巢内机制及其与代谢综合征的关系进行综述。

7.2 PCOS 与代谢综合征的联系

24% ~ 43% 的 PCOS 患者存在代谢综合征（metabolic syndrome, MS）[21]。多项研究表明,具有典型 PCOS 表型（HA + OA + PCOM 或 HA + OA）的患者具有较高的胰岛素水平、胰岛素抵抗、肥胖和血脂异常 [21-23]。这些表型的 MS 患病率高于非典型 PCOS 表型（HA + PCOM 或 OA+PCOM）[典型 PCOS vs. 非典型 PCOS 优势比（OR）2.1 vs. 1.62] [24-25]。此外,BMI 与对照组相比,肥胖型 PCOS 女性（OR 1.75）比瘦型 PCOS 女性（OR 1.45）患 MS 的风险增加 [24-25]。另一方面,存在 HA、较高 BMI 和排卵功能障碍是 PCOS 患者 MS 的独立预测因素 [4-5, 23]。

最后,BMI 和体重的降低与恢复规律性月经周期相关,同时也改善MS [4,26-28],提示 PCOS 中代谢功能障碍与排卵障碍之间存在联系。

7.2.1 PCOS 患者的胰岛素抵抗和高胰岛素血症

胰岛素抵抗（insulin resistance, IR）是 PCOS 和代谢综合征的共同特征。在 44% ~ 85% 的 PCOS 女性中发现 IR,在肥胖的 PCOS 患者中发生率更高（80% ~ 95%）[29-32]。近年来的研究表明,PCOS 具有异质性的病理生理特征,其特点是高雄激素血症、IR 和代偿性高胰岛素血症,并对不同靶器官及组织产生影响 [27,33-34]。

IR 在 PCOS 中的发病机制复杂且不明确。胰岛素抵抗传统上被定义为胰岛素介导的代谢活动（摄取葡萄糖、产生葡萄糖和脂解）的能力下降,同时维持有丝分裂和甾体激素生成作用。IR 的主要机制是胰岛素受体与周围器官的结合后信号缺陷（图 7.1,彩图见书末）[31,35]。胰岛素受体中丝氨酸磷酸化而非酪氨酸残基增加以及 IRS-1 增加 [35]。后者导致 GLUT-4 易位到细胞质膜减少,最终导致胰岛素的代偿性高分泌 [34-35]。

多项研究表明,PCOS 女性的脂肪组织降低了胰岛素敏感性。体重匹配的对照组相比,PCOS 患者皮下脂肪细胞中的 GLUT-4 蛋白水平较低 [36]。与之相类似的是,在肥胖和 T2DM 患者中观察到,通过减肥可以来改善疾病的状况 [35,37-38]。然而,减肥并不一定能改善 PCOS 患者的胰岛素敏感性。

这种代谢缺陷在较瘦的患者中及 T2D 或减肥后的脂肪细胞中可以观察到，在瘦型 PCOS 患者中，存在内在的 IR 缺陷[35,39-40]。此外，最近研究表明，胰岛素可降低颗粒层黄体素细胞培养中葡萄糖代谢，与在肌肉细胞和脂肪细胞中观察到的情况类似。这些数据表明，在 PCOS 的生殖和非生殖组织中胰岛素代谢途径受损[41]。

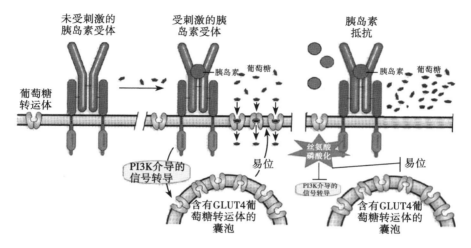

图 7.1　PCOS 胰岛素抵抗的机制。胰岛素受体中存在过量的磷酸化丝氨酸而不是酪氨酸残基和 IRS-1 增加，导致 GLUT-4 向细胞质膜的转位减少。细胞葡萄糖摄取减少，IR 和代偿性分泌高胰岛素来克服这一缺陷[34]

如上所述，胰岛素信号中的类固醇生成和有丝分裂功能得以保留。多项研究表明，胰岛素和 IGF-1 受体在膜细胞和颗粒细胞中表达。高水平的循环胰岛素结合其受体和卵泡膜细胞中 IGF-1 受体，增强 LH 作用。代偿性高胰岛素血症导致 CYP17 活性增加，使雄激素分泌增加[27,31]。另一方面，不同的研究表明，胰岛素也会诱导卵泡膜细胞增生[34-35,42]。此外，高胰岛素血症对肝脏有负面影响，降低肝脏 SHBG 合成，导致游离睾酮水平升高[34]。因此，IR 和代偿性高胰岛素血症是导致或加重 PCOS 高雄激素血症的原因。

7.2.2　脂肪组织在 PCOS 胰岛素抵抗中的作用

近年来，人们发现脂肪组织在 PCOS 患者 IR 的发展、改善或恶化以及卵泡生长阻滞中起着至关重要的作用。

脂肪组织是一种内分泌器官，它不仅调节葡萄糖、脂质代谢和能量消耗，而且在炎症、免疫和生殖功能中发挥重要的作用。肥胖被定义为脂肪组织中脂肪的异常积累。肥胖或脂肪分布异常在 PCOS 患者多见。肥胖和腹部脂肪堆积与 PCOS 患者排卵功能障碍、IR 和 MS 发展高度相关[43-44]。

44%~88% 的 PCOS 患者中观察到肥胖[45]。PCOS 患者腹部脂肪组织积累增多。DXA 扫描结果表明，与 BMI 匹配的对照组相比，肥胖和瘦型 PCOS 患者有更高的全身脂肪和内脏脂肪组织存储[46-47]。最近，Ezey 等发现肥胖和瘦型多囊女性的全身脂肪/瘦肉含量增加。这种总脂肪量较多与较高的游离睾酮、空腹胰岛素水平和 HOMA-IR 指数成正相关[48]。

已经证实，内脏脂肪增加与儿茶酚胺诱导的脂肪分解增加相关。血浆中较多的游离脂肪酸输送到肝脏诱导胰岛素清除减少和 IR 增加，导致卵泡生长受到 IR 相关机制的损害[49-50]。

然而，脂肪对卵巢功能有直接影响，脂肪组织功能障碍（adipose tissue dysfunction，ATD）多发于肥胖的多囊卵巢综合征女性[45,51]。ATD 以脂肪因子分泌异常和低级别慢性炎症为特征[45,52]。

ATD 因脂肪因子分泌异常与 PCOS 相关。由于瘦素和脂肪连接蛋白在卵巢功能中起着重要的作用，因此被广泛研究。一方面，肥胖和 PCOS 患者瘦素水平升高[52]。体外研究表明，较高的瘦素水平可以抑制卵泡生长[27,45,51]。另一方面，肥胖和肥胖型 PCOS 患者的脂肪连接蛋白水平降低[53-54]。低脂肪连接蛋白水平与胰岛素抵抗的增加有关。不同的研究表明，低脂肪连接蛋白水平与垂体 LH 分泌增加和颗粒细胞雌二醇分泌降低相关[30,54]。

低级别慢性炎症主要表现为 TNF-α 和 IL-6 水平升高[45]。TNF-α 通过抑制脂肪连接蛋白分泌，增加游离脂肪酸水平，降低外周组织中 GLUT-4 的表达以诱导 IR[55]。TNF-α 对卵巢有直接作用。体外研究表明，TNF-α 刺激膜细胞的增殖和甾体激素生成[43,51]。它还能促进胰岛素和 IGF-1 对卵泡膜细胞的作用。最近的研究表明，PCOS 患者的 TNF-α 水平与 IR 和 HA 密切相关，但与 BMI 无关[44]。

IL-6 和 TNF-α 水平的升高与卵巢组织中单核细胞来源的巨噬细胞的浸润有关。局部卵巢反应刺激 CYP17 活性，增加卵巢雄激素分泌[27,45,54]。

7.2.3 雄激素在胰岛素抵抗中的作用

根据应用的诊断标准，至少 84.7% 的 PCOS 患者出现高雄激素血症[4-5,34]。高雄激素 PCOS 表型（HA+OA+PCOM；HA+OA；HA+PCOM）比非雄激素过多的 PCOS 表型（OA+PCOM）具有更高的胰岛素抵抗、T2D 和血脂异常患病率[23,56]。各种研究表明，极低或高水平的雄激素与心血管疾病风险增加相关[57]。Daan 等已经表明，在包括 PCOS 在内的不同雄激素增多的女性中，较高水平的雄激素、甘油三酯和胰岛素与 T2D 和高血压的患病率相关[58]。

最近的研究表明，雄激素对不同器官的多效性作用可能导致 PCOS 的代谢功能紊乱。雄激素在体脂分布中起着重要的作用，诱导人脂肪分布。与 BMI 匹配的对照组相比，肥胖和瘦型 PCOS 女性具有较高的体脂和内脏脂肪组织[46-47]。此外，在长期使用氟他胺治疗下，PCOS 女性表现出腹部脂肪减少的表现[54]。体外研究表明，雄激素会增加皮下脂肪组织中脂肪细胞的大小[54,59]。肥大的脂肪细胞更容易受到局部炎症、巨噬细胞浸润的影响，从而损害胰岛素的敏感性，导致 ATD[49]。透明质酸降低脂肪组织的脂肪分解率，导致细胞中脂质的过量储存。过多的脂质积聚会导致脂毒性。这种现象是由于内质网和线粒体功能受损，最终增加细胞的胰岛素抵抗[49]。雄激素也调节脂肪组织的脂肪因子分泌。几项研究表明，睾酮减少脂肪连接蛋白分泌。综上所述，脂肪连接蛋白是胰岛素抵抗发展的关键因素[49,55]。

HA 对骨骼肌也有不良的影响。较高的雄激素水平与高胰岛素刺激与葡萄糖摄取减少有关。其他研究发现，HA 与骨骼肌中毛细血管密度降低有关，从而阻碍了肌肉细胞中的胰岛素通道和胰岛素作用[45,54]。

在 PCOS 患者中发现卵巢生成雄激素较多主要是由于卵巢卵泡膜细胞合成雄激素增加。体外研究表明，与健康女性相比，PCOS 卵泡膜细胞对胰岛素和促黄体生成素的刺激更敏感，分泌更高的雄激素[41]。敏感性的增加是由于甾体激素合成蛋白和酶的表达增加，如 StAR、3-BHSD、细胞色素 P450c17，因此导致 HA[34,39]。此外，即使在没有 LH 或胰岛素刺激的情况下，细胞色素 P450c17 也会过度活跃[31]。

7.3　PCOS 的代谢综合征、高雄激素血症和卵泡生长停滞

如本章前几节所述，PCOS 具有复杂的病理生理学，与 IR 和 HA 密切相关。

许多研究数据表明，在 PCOS 中存在一种共同的机制，导致代谢综合征的发展和卵泡生长停滞。多项研究表明，胰岛素受体和雄激素受体也存在于下丘脑和垂体。动物模型研究表明，胰岛素可增加 LH 脉冲频率和分泌[35]。高胰岛素血症研究表明，高胰岛素血症可增加 PCOS 患者 GnRH 脉

频、LH 脉幅及分泌量。瘦型 PCOS 的 LH 脉冲频率和振幅也较高，提示垂体功能先天受损[35]。

卵巢 HA 导致大量雄激素进入脂肪细胞。HA 增加芳香化酶活性，导致脂肪组织分泌更多的雌二醇[55]。较高的雄激素和雌二醇水平对 FSH 分泌产生负反馈，降低 FSH[34]，导致 LH/FSH 比值增加[10,15,27,34]。FSH 水平较低与颗粒细胞中芳香化酶活性较低有关[10]。也有人观察到 HA 作用下颗粒细胞增殖减少，导致对 FSH 作用的抵抗。因此，颗粒细胞功能障碍可能导致卵泡膜细胞产生较多的雄激素。

这些数据提示，IR 和 HA 可导致 PCOS 患者 LH/FSH 比值升高，颗粒细胞 FSH 敏感性降低，导致窦状卵泡生长受损和卵泡生长阻滞[15]。因此，PCOS 就形成了一个恶性循环，即高雄激素血症导致腹部脂肪堆积和胰岛素抵抗（图 7.2，彩图见书末）。这反过来促进了 PCOS 患者分泌较高的雄激素[27,44,60]。

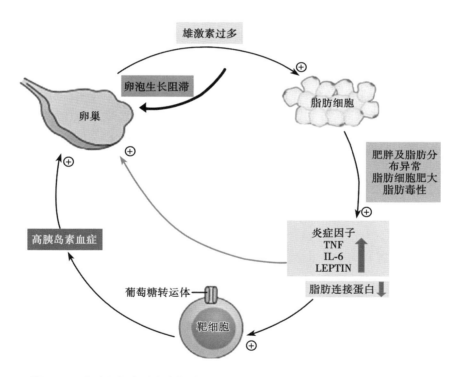

图 7.2 脂肪组织在胰岛素抵抗和高雄激素血症中的作用。腹部脂肪堆积与高雄激素血症之间存在恶性循环。高雄激素血症有利于腹部脂肪堆积和胰岛素抵抗。较多的脂肪组织功能障碍促进 PCOS 患者雄激素分泌增加。可出现脂肪因子分泌失调，低级别慢性炎症和脂毒性。这种现象导致高雄激素血症和卵泡生长停滞，影响 LH/FSH 比值，直接影响卵巢[27]

　　根据上述机制，肥胖对卵泡生长阻滞有双重作用：①可诱导或加重 IR，导致 LH/FSH 比值升高和雄激素分泌增加；②可直接作用于卵巢，导致卵巢内高雄激素血症和局部炎症。

　　PCOS 女性腹部脂肪减少、体重减轻可恢复正常月经、排卵和临床妊娠，这些也证实了上述研究结果。这些数据表明，减肥可以让某些 PCOS 患者恢复排卵。因此，它已成为管理 PCOS 的主要建议之一，以提高生育率和减少长期并发症。

7.4　PCOS 多卵泡生长停滞的卵巢内机制

　　卵泡发生分为两个阶段：非促性腺激素依赖期和促性腺激素依赖期。一方面，非促性腺激素依赖性时期包括从原始卵泡到小窦卵泡的生长，主要受局部生长因子的调节。另一方面，促性腺激素依赖期包括从小窦卵泡到格拉夫卵泡的生长。FSH 和 LH 主要调节选择优势过程。PCOS 中可以发现的 LH 和 FSH 分泌受损，以及上述机制可以解释卵泡生长阻滞，卵泡选择优势及卵泡功能丧失。然而，这并不能解释小窦卵泡在卵巢皮质中长期堆积。

　　在过去的几年里，关于非促性腺激素依赖期卵泡生长的卵巢内控制以及小窦卵泡长期堆积的一些机制已进行了大量的研究。

7.5　抗米勒管激素（AMH）和卵泡生长停滞

　　AMH 属于 TGF-β 超家族糖蛋白激素。它由窦前和小窦卵泡的颗粒细胞分泌[14,16]。这种激素控制着两个关键阶段：抑制原始卵泡到初级卵泡阶段的生长；抑制进入促性腺激素依赖期小窦卵泡的选择[61]。

　　AMH 在卵泡发育中具有抑制作用，防止卵泡的过早募集和成熟[62]。AMH 在人窦前卵泡和小窦卵泡期分泌最多，大卵泡中分泌较少。PCOS 卵巢的窦前和小窦卵泡数量较多，提示 AMH 分泌高时，卵泡生长停滞[63]。多项研究表明，PCOS 患者 AMH 水平高于健康女性[64-67]。此外，也有研究表明 AMH 水平可反映 PCOS 的严重程度[68]。与有排卵的 PCOS 女性相比，无排卵 PCOS 患者的 AMH 水平更高[69]。颗粒细胞分泌过多 AMH 会损害卵泡生长。AMH 可增加小窦卵泡的 FSH 阈值，降低黄体期 - 卵泡期过渡时颗粒细胞对 FSH 的敏感性，导致卵泡生长停滞[70]。AMH 还通过抑制芳香化酶活性阻止雄激素转化为雌激素，从而导致高雄激素血症[71-72]。另一作者发现卵泡 AMH 水平与 FSH 浓度呈负相关,提示 AMH 水平可预测促排卵周期卵泡对 FSH 的反应性 [17,73]。

几项研究表明,雄激素增加了 AMH 的分泌,AMH 调节了原始卵泡的生长。由于 HA 作用,雄激素诱导的 AMH 表达提供了抑制卵泡生长的负反馈。最后,AMH 通过 Smad 蛋白影响颗粒细胞的基因转录,调控基因表达,维持原始卵泡的静止状态。

AMH 产生增加的原因尚不清楚。然而,可能与 PCOS 病理生理因素相关,如与 LH、雄激素水平相关。LH 增加无排卵性 PCOS 女性颗粒细胞中 AMH 的表达,但在排卵的 PCOS 女性或正常女性中 AMH 不增加,表明 LH 在 AMH 过表达导致卵泡阻滞中的作用 [74-75]。然而,AMH 主要与雄激素状态有关,提示雄激素在生殖功能障碍的病理生理过程中起着直接而主要的作用,包括卵泡生长阻滞 [10]。

几项研究表明,典型 PCOS 女性的 AMH 和雄激素水平也较高 [4-5]。这些表型通常与排卵功能障碍相关,表现为 PCOM 或 OA[1-4]。HA 和较高的 AMH 水平抑制卵泡生长,临床可观察到 PCOM、排卵功能障碍和较高的 FSH[10,71]。研究表明,体重减轻、腹部脂肪减少或 IR 改善可导致雄激素水平降低、FSH 阈值降低、恢复卵泡生长和排卵。有趣的是,这种代谢和生殖功能的改善与 AMH 水平的降低无关 [26,34]。表明存在其他导致卵泡生长阻滞的机制。

7.6 卵泡生长阻滞时卵巢血管生成和雌激素代谢异常

卵巢血管生成的调节对卵泡生长和排卵以及黄体的发育和退化至关重要 [19,76]。一方面,卵泡闭锁与卵泡膜脉管系统发育不全相关 [77]。另一方面,PCOS 中卵巢血管生成异常增加了诱导排卵期间 OHSS 的风险 [78-79]。

血管内皮生长因子(VEGF)在卵巢功能中的重要性是众所周知的 [80-81]。既往研究表明,HIF-1α/VEGF 信号通路在血管生成和肿瘤生长中起着至关重要的作用 [82-83]。已知 HIF-1α 调节细胞适应缺氧的环境。稳定的 HIF-1α 移至细胞核,并参与调控血管生成的靶基因(如 VEGF)的低氧反应元件结合 [82-84]。此外,FSH 通过刺激 HIF-1α 的表达和 VEGF 的分泌来诱导血管生成 [85-86]。Levin 等发现卵泡液(FF)中的 VEGF 水平、卵泡生长和 IVF 周期中获得的成熟卵母细胞数量之间存在很强的相关性。表明受损的卵泡血管形成对卵母细胞成熟有不利影响 [87]。VEGF 在窦前卵泡生长过程中表达较低,而在优势卵泡发育过程中的颗粒细胞和卵泡膜细胞中表达增加 [77]。

Järvela 等应用三维多普勒超声研究了 PCOS 女性和非 PCOS 女性在接受体外受精治疗过程中的控制性超促排卵的卵泡血管化。这些研究发现，与正常女性相比，在 GnRH 治疗后 PCOS 女性卵巢的卵泡血管化减少，而在促性腺激素刺激后则没有减少[88]。

后者表明，受损的卵泡血管化对卵母细胞成熟有不利影响。异常血管生成可能与 PCOS 的卵泡生长停滞和不孕相关。

在整个卵巢周期中雌二醇的分泌依赖于卵泡的募集和单个优势卵泡的选择，然后出现 LH/ FSH 的高峰，终止 FSH 依赖的甾体激素生成[89]。雌激素可在卵巢通过其他途径代谢，形成内源性雌激素代谢产物（EM）。已经证实，除了经典的雌二醇受体通路，其他信号通路也介导 EM 的作用[90-91]。

我们广泛研究了 VEGF 和 EM 在卵巢血管生成中的作用，特别是在黄体功能中的作用。我们发现 EM，如 2-甲氧基雌二醇（2-ME2）和 2-甲氧基雌酮（2-ME1）具有抗血管生成作用。在黄体发育和退化过程中，16-酮雌二醇（16-kE2）和 4-羟雌酮（4-OHE1）具有促进血管生成的作用[84,92-93]。有趣的是，这些代谢物也参与卵泡的发育。

我们团队在最近发表的数据中首次证明了促血管生成的雌激素代谢产物与 PCOS 患者的健康卵泡发育与卵泡生长停滞的重要性。一方面，在未刺激的卵巢周期中，我们发现 PCOS 患者小窦卵泡 FF 中促血管生成的 EM 和 VEGF 水平较正常月经周期的可生育女性低（表 7.1）[20]。另一方面，在 IVF 刺激周期中，外源性促性腺激素增加 PCOS 和对照组的 FF 中的促血管生成 EM 和 VEGF 水平。取卵时，PCOS 患者的 FF 中促血管生成的 EM 和 VEGF 水平与对照组相似。这些数据表明，在促排卵期间给予外源性促

表 7.1　自然月经周期的女性和卵泡生长阻滞的 PCOS 患者卵泡内 AMH、VEGF 和雌激素代谢产物（EM）水平

	卵子的（$n=10$）（窦状卵泡）	PCOS（$n=10$）（窦状卵泡）	排卵的（$n=10$）（优势卵泡）
AMH（ng/mL）	213.2 ± 28.0	546 ± 16.7[a]	2.9 ± 0.09[b]
VEGF（pg/mL）	503.2 ± 101.40	33.1 ± 5.9[a]	6 529.6 ± 514.3[b]
∑EMs pro-angio / ∑EMs anti-angio ratio	1.59	0.35[a]	1.15

注：∑ EMs，雌激素代谢产物之和；

EMs pro-angio（2-OHE2, 16KE2, 4-OHE1），促血管生成 EMs（2-OHE2, 16KE2, 4-OHE1）；EMs anti-angio（2-ME2, 2-ME1），抗血管生成 EM（2-ME2, 2-ME1）；

[a] 比较排卵期女性与 PCOS 女性窦状卵泡的差异（$P < 0.05$，平均值 ± SEM）；

[b] 比较排卵期女性窦状卵泡与优势卵泡的差异（$P < 0.05$，平均值 ± SEM）。

性腺激素可增加 PCOS 患者的卵泡内血管生成因子,促进血管生成,恢复卵泡生长 [20]。最新的研究结果与之前发表的文章一致,即接受体外受精的PCOS 女性存在促血管生成的卵泡内环境 [94]。这些研究结果提示,血管生成在卵泡生长中的重要性,促血管生成因子和抗血管生成因子的平衡改变可能会导致 PCOS 出现卵泡停滞。

如前所述,AMH 在 PCOS 发病机制中起着至关重要的作用(图 7.3,彩图见书末)。之前的研究表明 AMH 抑制 TGF-β 信号通路,导致细胞分化和血管生成减少 [95]。在最近的一项研究中,我们发现在无激素刺激周期中,PCOS 患者卵泡 FF 中 AMH 水平高,VEGF 和促血管生成 EM 水平较低 [20]。总之,PCOS 中高 AMH 水平降低了对 FSH 的敏感性,不利于卵泡血管生成,导致卵泡生长停滞。

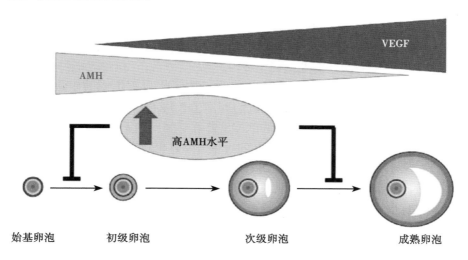

图 7.3 AMH 与卵泡生长。AMH 由窦前和小窦卵泡颗粒细胞分泌。它控制着卵泡生长的两个关键阶段。AMH 在 PCOS 卵泡中的高表达可能会损害卵泡生长。可能机制包括抑制芳香化酶活性和雌二醇分泌,增加小窦卵泡FSH 阈值导致 FSH 抵抗,以及促血管生成 EMs 和卵泡内 VEGF 水平的降低而减少血管形成

7.7 结论

PCOS 是女性最常见的内分泌疾病之一。它最初被描述为一种生殖系统疾病。然而,越来越多的数据表明,PCOS 与代谢障碍有很强的相关性。

排卵功能障碍和代谢综合征在严重的 PCOS 表型中更为常见。胰岛素

抵抗和高雄激素血症是 PCOS 病理生理的关键因素，两者之间存在密切的相关性。在 PCOS 中，也发现高雄激素导致腹部脂肪堆积和胰岛素抵抗的恶性循环。此外，IR 对 PCOS 患者的雄激素分泌也有促进作用。

在过去的几年里，已经发现一些导致卵泡阻滞的机制。卵巢外阻滞机制在遗传性或获得性胰岛素抵抗中起重要的作用，因为腹部脂肪积累可诱发或加重 PCOS 的高雄激素血症。高雄激素血症和高胰岛素血症可导致 FSH 和 LH 分泌障碍，导致卵泡阻滞。通过减肥或药物治疗改善 MS 可使部分 PCOS 表型恢复卵泡生长排卵，但并非所有 PCOS 表型均能恢复卵泡生长排卵。

近些年提出了卵泡生长停滞的不同卵巢内机制：

- 高胰岛素血症与卵泡膜细胞增生与雄激素分泌增多有关。
- 卵巢内雄激素过多与卵泡膜细胞闭锁减少有关。
- PCOS 卵泡颗粒细胞中 AMH 表达升高，通过抑制芳香化酶活性，损害卵泡发育和雌二醇分泌。
- 较高的 AMH 水平增加了小窦卵泡的 FSH 阈值，导致 FSH 抗性。
- FF 中较高的 AMH 水平与促血管生成 EM 和卵泡内 VEGF 水平较低相关。

这些数据表明，PCOS 具有改变卵泡内环境的能力，其特征是卵泡膜细胞和颗粒细胞之间交互作用受损，AMH 水平升高，降低卵泡对 FSH 敏感性，减少血管生成，导致滤泡生长停滞。这种卵巢疾病可因卵巢外因素而恶化，如脂肪分布异常或肥胖导致的胰岛素抵抗。

后者体现了与代谢性卵泡综合征相关的复杂内分泌，旁分泌机制及与 PCOS 卵泡生长阻滞的关系。

在特定的 PCOS 表型中，导致高雄激素血症、高胰岛素血症和卵泡生长停滞的确切机制尚不完全清楚。到目前为止，PCOS 的治疗主要是通过减重、胰岛素增敏剂和刺激卵巢促性腺激素来降低 IR，改善高雄激素血症、代谢综合征，恢复卵泡生长。

未来的研究需要针对特定 PCOS 表型的主要机制，来制订个体化的治疗方案。

（王月姣　译　　阮祥燕　校）

参考文献

1. Zawadzki J, Dunaif A. Diagnostic criteria for polycystic ovary syndrome: towards a rationale approach. In: Dunaif A, J.R. G, F. H, G.R. M, editors. Polycystic Ovary Syndrome. Boston, Ma: Blackwell Scientific Publications; 1992. p. 377–84.
2. The Rotterdam ESHRE/ASRM-Sponsored PCOS Consensus Workshop Group. Revised 2003

consensus on diagnostic criteria and long-term health risks related to polycystic ovary syndrome. Fertil Steril. 2004;81(1):19–25.

3. Azziz R, Carmina E, Dewailly D, Diamanti-Kandarakis E, Escobar-Morreale HF, Futterweit W, et al. Positions statement: criteria for defining polycystic ovary syndrome as a predominantly hyperandrogenic syndrome: an androgen excess society guideline. J Clin Endocrinol Metab. 2006;91(11):4237–45.

4. Teede HJ, Misso ML, Costello MF, Dokras A, Laven J, Moran L, et al. Recommendations from the international evidence-based guideline for the assessment and management of polycystic ovary syndrome. Fertil Steril. 2018;110(3):364–79.

5. Lizneva D, Suturina L, Walker W, Brakta S, Gavrilova-Jordan L, Azziz R. Criteria, prevalence, and phenotypes of polycystic ovary syndrome. Fertil Steril. 2016;106(1):6–15.

6. Patil K, Yelamanchi S, Kumar M, Hinduja I, Prasad TSK, Gowda H, et al. Quantitative mass spectrometric analysis to unravel glycoproteomic signature of follicular fluid in women with polycystic ovary syndrome. PLoS One. 2019;14(4):e0214742.

7. Ambekar AS, Kelkar DS, Pinto SM, Sharma R, Hinduja I, Zaveri K, et al. Proteomics of follicular fluid from women with polycystic ovary syndrome suggests molecular defects in follicular development. J Clin Endocrinol Metab. 2015;100(2):744–53.

8. Maciel GAR, Baracat EC, Benda JA, Markham SM, Hensinger K, Chang RJ, et al. Stockpiling of transitional and classic primary follicles in ovaries of women with polycystic ovary syndrome. J Clin Endocrinol Metabol. 2004;89(11):5321–7.

9. Stubbs SA, Webber LJ, Stark J, Rice S, Margara R, Lavery S, et al. Role of insulin-like growth factors in initiation of follicle growth in Normal and polycystic human ovaries. J Clin Endocrinol Metabol. 2013;98(8):3298–305.

10. Dewailly D, Robin G, Peigne M, Decanter C, Pigny P, Catteau-Jonard S. Interactions between androgens, FSH, anti-Müllerian hormone and estradiol during folliculogenesis in the human normal and polycystic ovary. Hum Reprod Update. 2016;22(6):709–24.

11. Dilaver N, Pellatt L, Jameson E, Ogunjimi M, Bano G, Homburg R, et al. The regulation and signalling of anti-Müllerian hormone in human granulosa cells: relevance to polycystic ovary syndrome. Hum Reprod. 2019;34(12):2467–79.

12. Valkenburg O, Uitterlinden AG, Piersma D, Hofman A, Themmen AP, de Jong FH, et al. Genetic polymorphisms of GnRH and gonadotrophic hormone receptors affect the phenotype of polycystic ovary syndrome. Hum Reprod. 2009;24(8):2014–22.

13. Laven JSE. Follicle stimulating hormone receptor (FSHR) Polymorphisms and Polycystic Ovary Syndrome (PCOS). Front Endocrinol (Lausanne). 2019;10:23.

14. Broekmans FJ, Visser JA, Laven JS, Broer SL, Themmen AP, Fauser BC. Anti-Mullerian hormone and ovarian dysfunction. Trends Endocrinol Metab. 2008;19(9):340–7.

15. Banaszewska B, Spaczynski RZ, Pelesz M, Pawelczyk L. Incidence of elevated LH/FSH ratio in polycystic ovary syndrome women with normo- and hyperinsulinemia. Rocz Akad Med Bialymst. 2003;48:131–4.

16. Durlinger AL, Visser JA, Themmen AP. Regulation of ovarian function: the role of anti-Mullerian hormone. Reproduction. 2002b;124(5):601–9.

17. Villarroel C, Merino PM, Lopez P, Eyzaguirre FC, Van Velzen A, Iniguez G, et al. Polycystic ovarian morphology in adolescents with regular menstrual cycles is associated with elevated anti-Mullerian hormone. Hum Reprod. 2011;26(10):2861–8.

18. Di Pietro M, Pascuali N, Parborell F, Abramovich D. Ovarian angiogenesis in polycystic ovary syndrome. Reproduction. 2018;155(5):R199–209.

19. Robinson RS, Woad KJ, Hammond AJ, Laird M, Hunter MG, Mann GE. Angiogenesis and vascular function in the ovary. Reproduction. 2009;138(6):869–81.

20. Henriquez S, Kohen P, Villarroel C, Muñoz A, Godoy A, Strauss JF, 3rd, et al. Significance of pro-angiogenic estrogen metabolites in normal follicular development and follicular growth arrest in Polycystic Ovary Syndrome (PCOS). Human Reproduction. 2020;(in press).

21. Jacewicz-Święcka M, Kowalska I. Polycystic ovary syndrome and the risk of cardiometabolic complications in longitudinal studies. Diabetes Metab Res Rev. 2018;34(8):e3054.

22. Carmina E, Lobo RA. Use of fasting blood to assess the prevalence of insulin resistance in women with polycystic ovary syndrome. Fertil Steril. 2004;82(3):661–5.

23. Behboudi-Gandevani S, Ramezani Tehrani F, Hosseinpanah F, Khalili D, Cheraghi L, Kazemijaliseh H, et al. Cardiometabolic risks in polycystic ovary syndrome: long-term population-based follow-up study. Fertil Steril. 2018;110(7):1377–86.

24. Zhu S, Zhang B, Jiang X, Li Z, Zhao S, Cui L, et al. Metabolic disturbances in non-obese women with polycystic ovary syndrome: a systematic review and meta-analysis. Fertil Steril. 2019;111(1):168–77.

25. Lim SS, Kakoly NS, Tan JWJ, Fitzgerald G, Bahri Khomami M, Joham AE, et al. Metabolic syndrome in polycystic ovary syndrome: a systematic review, meta-analysis and meta-regression. Obes Rev. 2019;20(2):339–52.

26. Christ JP, Falcone T. Bariatric surgery improves Hyperandrogenism, menstrual irregularities, and metabolic dysfunction among women with polycystic ovary syndrome (PCOS). Obes Surg. 2018;28(8):2171–7.

27. Escobar-Morreale HF. Polycystic ovary syndrome: definition, aetiology, diagnosis and treatment. Nat Rev Endocrinol. 2018;14(5):270–84.

28. Costello MF, Misso ML, Balen A, Boyle J, Devoto L, Garad RM, et al. Evidence summaries and recommendations from the international evidence-based guideline for the assessment and management of polycystic ovary syndrome: assessment and treatment of infertility. Hum Reprod Open. 2019;2019(1):hoy021-hoy.

29. Wild RA, Carmina E, Diamanti-Kandarakis E, Dokras A, Escobar-Morreale HF, Futterweit W, et al. Assessment of cardiovascular risk and prevention of cardiovascular disease in women with the polycystic ovary syndrome: a consensus statement by the androgen excess and polycystic ovary syndrome (AE-PCOS) society. J Clin Endocrinol Metabol. 2010;95(5):2038–49.

30. Jeanes YM, Reeves S. Metabolic consequences of obesity and insulin resistance in polycystic ovary syndrome: diagnostic and methodological challenges. Nutr Res Rev. 2017;30(1):97–105.

31. Escobar-Morreale HF, Luque-Ramirez M, San Millan JL. The molecular-genetic basis of functional hyperandrogenism and the polycystic ovary syndrome. Endocr Rev. 2005;26(2):251–82.

32. DeUgarte CM, Bartolucci AA, Azziz R. Prevalence of insulin resistance in the polycystic ovary syndrome using the homeostasis model assessment. Fertil Steril. 2005;83(5):1454–60.

33. Legro RS, Bentley-Lewis R, Driscoll D, Wang SC, Dunaif A. Insulin resistance in the sisters of women with polycystic ovary syndrome: association with hyperandrogenemia rather than menstrual irregularity. J Clin Endocrinol Metab. 2002;87(5):2128–33.

34. Azziz R. Polycystic Ovary Syndrome Obstetrics & Gynecology 2018;132(2).

35. Diamanti-Kandarakis E, Dunaif A. Insulin resistance and the polycystic ovary syndrome revisited: an update on mechanisms and implications. Endocr Rev. 2012;33(6):981–1030.

36. Seow KM, Juan CC, Hsu YP, Hwang JL, Huang LW, Ho LT. Amelioration of insulin resistance in women with PCOS via reduced insulin receptor substrate-1 Ser312 phosphorylation following laparoscopic ovarian electrocautery. Hum Reprod. 2007;22(4):1003–10.

37. Caro JF. Clinical review 26: insulin resistance in obese and nonobese man. J Clin Endocrinol Metab. 1991;73(4):691–5.

38. Freidenberg GR, Reichart D, Olefsky JM, Henry RR. Reversibility of defective adipocyte insulin receptor kinase activity in non-insulin-dependent diabetes mellitus. Effect of weight loss. J Clin Invest. 1988;82(4):1398–406.

39. Dunaif A. Insulin resistance and the polycystic ovary syndrome: mechanism and implications for pathogenesis. Endocr Rev. 1997;18(6):774–800.

40. Sorbara LR, Tang Z, Cama A, Xia J, Schenker E, Kohanski RA, et al. Absence of insulin receptor gene mutations in three insulin-resistant women with the polycystic ovary syndrome. Metabolism. 1994;43(12):1568–74.

41. Rice S, Christoforidis N, Gadd C, Nikolaou D, Seyani L, Donaldson A, et al. Impaired insulin-dependent glucose metabolism in granulosa-lutein cells from anovulatory women with polycystic ovaries. Hum Reprod. 2005;20(2):373–81.

42. Cardoso RC, Veiga-Lopez A, Moeller J, Beckett E, Pease A, Keller E, et al. Developmental

programming: impact of gestational steroid and metabolic milieus on adiposity and insulin sensitivity in prenatal testosterone-treated female sheep. Endocrinology. 2016; 157(2):522–35.

43. Georgios KD, Ioannis K, Harpal SR. Polycystic ovary syndrome as a Proinflammatory state: the role of Adipokines. Curr Pharm Des. 2016;22(36):5535–46.

44. Escobar-Morreale HF, San Millan JL. Abdominal adiposity and the polycystic ovary syndrome. Trends Endocrinol Metab. 2007;18(7):266–72.

45. Poli Mara S, Sheila BL, Fabíola S, Debora MM. Adipose tissue dysfunction, adipokines, and low-grade chronic inflammation in polycystic ovary syndrome. Reproduction. 2015;149(5):R219–R27.

46. Satyaraddi A, Cherian KE, Kapoor N, Kunjummen AT, Kamath MS, Thomas N, et al. Body composition, metabolic characteristics, and insulin resistance in obese and nonobese women with polycystic ovary syndrome. J Hum Reprod Sci. 2019;12(2):78–84.

47. Polak AM, Adamska A, Krentowska A, Łebkowska A, Hryniewicka J, Adamski M, et al. Body composition, serum concentrations of androgens and insulin resistance in different polycystic ovary syndrome phenotypes. J Clin Med. 2020;9(3):732.

48. Ezeh U, Pall M, Mathur R, Azziz R. Association of fat to lean mass ratio with metabolic dysfunction in women with polycystic ovary syndrome. Hum Reprod. 2014;29(7): 1508–17.

49. Brennan KM, Kroener LL, Chazenbalk GD, Dumesic DA. Polycystic ovary syndrome: impact of lipotoxicity on metabolic and reproductive health. Obstet Gynecol Surv. 2019; 74(4):223–31.

50. Vazquez-Vela ME, Torres N, Tovar AR. White adipose tissue as endocrine organ and its role in obesity. Arch Med Res. 2008;39(8):715–28.

51. Delitala AP, Capobianco G, Delitala G, Cherchi PL, Dessole S. Polycystic ovary syndrome, adipose tissue and metabolic syndrome. Arch Gynecol Obstet. 2017;296(3):405–19.

52. Carmina E, Bucchieri S, Mansueto P, Rini G, Ferin M, Lobo RA. Circulating levels of adipose products and differences in fat distribution in the ovulatory and anovulatory phenotypes of polycystic ovary syndrome. Fertil Steril. 2009;91(4 Suppl):1332–5.

53. Toulis KA, Goulis DG, Farmakiotis D, Georgopoulos NA, Katsikis I, Tarlatzis BC, et al. Adiponectin levels in women with polycystic ovary syndrome: a systematic review and a meta-analysis. Hum Reprod Update. 2009;15(3):297–307.

54. Sanchez-Garrido MA, Tena-Sempere M. Metabolic dysfunction in polycystic ovary syndrome: pathogenic role of androgen excess and potential therapeutic strategies. Molecular Metabolism. 2020;35:100937.

55. Chazenbalk G, Trivax BS, Yildiz BO, Bertolotto C, Mathur R, Heneidi S, et al. Regulation of adiponectin secretion by adipocytes in the polycystic ovary syndrome: role of tumor necrosis factor-{alpha}. J Clin Endocrinol Metab. 2010;95(2):935–42.

56. Gunning MN, Sir Petermann T, Crisosto N, van Rijn BB, de Wilde MA, Christ JP, et al. Cardiometabolic health in offspring of women with PCOS compared to healthy controls: a systematic review and individual participant data meta-analysis. Hum Reprod Update. 2019;26(1):104–18.

57. Yucel A, Noyan V, Sagsoz N. The association of serum androgens and insulin resistance with fat distribution in polycystic ovary syndrome. Eur J Obstet Gynecol Reprod Biol. 2006;126(1):81–6.

58. Daan NMP, Jaspers L, Koster MPH, Broekmans FJM, de Rijke YB, Franco OH, et al. Androgen levels in women with various forms of ovarian dysfunction: associations with cardiometabolic features. Hum Reprod. 2015;30(10):2376–86.

59. Echiburú B, Pérez-Bravo F, Galgani JE, Sandoval D, Saldías C, Crisosto N, et al. Enlarged adipocytes in subcutaneous adipose tissue associated to hyperandrogenism and visceral adipose tissue volume in women with polycystic ovary syndrome. Steroids. 2018;130:15–21.

60. Kawwass JF, Sanders KM, Loucks TL, Rohan LC, Berga SL. Increased cerebrospinal fluid levels of GABA, testosterone and estradiol in women with polycystic ovary syndrome. Hum

Reprod. 2017;32(7):1450–6.

61. Baba T, Ting AY, Tkachenko O, Xu J, Stouffer RL. Direct actions of androgen, estrogen and anti-Müllerian hormone on primate secondary follicle development in the absence of FSH in vitro. Hum Reprod. 2017;32(12):2456–64.

62. Weenen C, Laven JSE, von Bergh ARM, Cranfield M, Groome NP, Visser JA, et al. Anti-Müllerian hormone expression pattern in the human ovary: potential implications for initial and cyclic follicle recruitment. Mol Hum Reprod. 2004;10(2):77–83.

63. Pellatt L, Hanna L, Brincat M, Galea R, Brain H, Whitehead S, et al. Granulosa cell production of anti-Müllerian hormone is increased in polycystic ovaries. J Clin Endocrinol Metabol. 2007;92(1):240–5.

64. Laven JSE, Mulders AGMGJ, Visser JA, Themmen AP, de Jong FH, Fauser BCJM. Anti-Müllerian hormone serum concentrations in Normoovulatory and Anovulatory women of reproductive age. J Clin Endocrinol Metabol. 2004;89(1):318–23.

65. Villarroel C, López P, Merino PM, Iñiguez G, Sir-Petermann T, Codner E. Hirsutism and oligomenorrhea are appropriate screening criteria for polycystic ovary syndrome in adolescents. Gynecol Endocrinol. 2015;31(8):625–9.

66. Codner E. Iñíguez Gn, Villarroel C, Lopez P, Soto ns, Sir-Petermann T, et al. hormonal profile in women with polycystic ovarian syndrome with or without type 1 diabetes mellitus. J Clin Endocrinol Metabol. 2007;92(12):4742–6.

67. Codner E, Iñiguez G, Hernández IM, Lopez P, Rhumie HK, Villarroel C, et al. Elevated anti-Müllerian hormone (AMH) and inhibin B levels in prepubertal girls with type 1 diabetes mellitus. Clin Endocrinol. 2011;74(1):73–8.

68. Jacob SL, Field HP, Calder N, Picton HM, Balen AH, Barth JH. Anti-Müllerian hormone reflects the severity of polycystic ovary syndrome. Clin Endocrinol. 2017;86(3):395–400.

69. Das M, Gillott DJ, Saridogan E, Djahanbakhch O. Anti-Mullerian hormone is increased in follicular fluid from unstimulated ovaries in women with polycystic ovary syndrome. Hum Reprod. 2008;23(9):2122–6.

70. Hsueh AJW, Kawamura K, Cheng Y, Fauser BCJM. Intraovarian control of early Folliculogenesis. Endocr Rev. 2015;36(1):1–24.

71. Eldar-Geva T, Margalioth EJ, Gal M, Ben-Chetrit A, Algur N, Zylber-Haran E, et al. Serum anti-Mullerian hormone levels during controlled ovarian hyperstimulation in women with polycystic ovaries with and without hyperandrogenism. Hum Reprod. 2005;20(7):1814–9.

72. Piouka A, Farmakiotis D, Katsikis I, Macut D, Gerou S, Panidis D. Anti-Müllerian hormone levels reflect severity of PCOS but are negatively influenced by obesity: relationship with increased luteinizing hormone levels. Am J Physiol Endocrinol Metab. 2009;296(2): E238–E43.

73. Dumesic DA, Lesnick TG, Stassart JP, Ball GD, Wong A, Abbott DH. Intrafollicular antimüllerian hormone levels predict follicle responsiveness to follicle-stimulating hormone (FSH) in normoandrogenic ovulatory women undergoing gonadotropin releasing-hormone analog/recombinant human FSH therapy for in vitro fertilization and embryo transfer. Fertil Steril 2009;92(1):217–221.

74. Pierre A, Peigne M, Grynberg M, Arouche N, Taieb J, Hesters L, et al. Loss of LH-induced down-regulation of anti-Mullerian hormone receptor expression may contribute to anovulation in women with polycystic ovary syndrome. Hum Reprod. 2013;28(3):762–9.

75. Chun S. Serum luteinizing hormone level and luteinizing hormone/follicle-stimulating hormone ratio but not serum anti-Mullerian hormone level is related to ovarian volume in Korean women with polycystic ovary syndrome. Clin Exp Reprod Med. 2014;41(2):86–91.

76. Tamanini C, De Ambrogi M. Angiogenesis in developing follicle and Corpus luteum. Reprod Domest Anim. 2004;39(4):206–16.

77. Wulff C, Wilson H, Wiegand SJ, Rudge JS, Fraser HM. Prevention of thecal angiogenesis, antral follicular growth, and ovulation in the primate by treatment with vascular endothelial growth factor trap R1R2. Endocrinology. 2002;143(7):2797–807.

78. Pau E, Alonso-Muriel I, Gomez R, Novella E, Ruiz A, Garcia-Velasco JA, et al. Plasma levels

of soluble vascular endothelial growth factor receptor-1 may determine the onset of early and late ovarian hyperstimulation syndrome. Hum Reprod. 2006;21(6):1453–60.

79. Pellicer A, Albert C, Mercader A, Bonilla-Musoles F, Remohi J, Simon C. The pathogenesis of ovarian hyperstimulation syndrome: in vivo studies investigating the role of interleukin-1beta, interleukin-6, and vascular endothelial growth factor. Fertil Steril. 1999;71(3):482–9.

80. LeCouter J, Kowalski J, Foster J, Hass P, Zhang Z, Dillard-Telm L, et al. Identification of an angiogenic mitogen selective for endocrine gland endothelium. Nature. 2001;412(6850):877–84.

81. Kamat BR, Brown LF, Manseau EJ, Senger DR, Dvorak HF. Expression of vascular permeability factor/vascular endothelial growth factor by human granulosa and theca lutein cells. Role in corpus luteum development. Am J Pathol. 1995;146(1):157–65.

82. Jang Y, Han J, Kim SJ, Kim J, Lee MJ, Jeong S, et al. Suppression of mitochondrial respiration with auraptene inhibits the progression of renal cell carcinoma: involvement of HIF-1α degradation. Oncotarget. 2015;6(35):38127–38.

83. Wan J, Chai H, Yu Z, Ge W, Kang N, Xia W, et al. HIF-1α effects on angiogenic potential in human small cell lung carcinoma. J Exp Clin Cancer Res. 2011;30(1):77-.

84. Devoto L, Henriquez S, Kohen P, Strauss JF 3rd. The significance of estradiol metabolites in human corpus luteum physiology. Steroids. 2017;123:50–4.

85. Kuo SW, Ke FC, Chang GD, Lee MT, Hwang JJ. Potential role of follicle-stimulating hormone (FSH) and transforming growth factor (TGFbeta1) in the regulation of ovarian angiogenesis. J Cell Physiol. 2011;226(6):1608–19.

86. Stilley JA, Guan R, Duffy DM, Segaloff DL. Signaling through FSH receptors on human umbilical vein endothelial cells promotes angiogenesis. J Clin Endocrinol Metab. 2014;99(5):E813–20.

87. Levin ER, Rosen GF, Cassidenti DL, Yee B, Meldrum D, Wisot A, et al. Role of vascular endothelial cell growth factor in ovarian Hyperstimulation syndrome. J Clin Invest. 1998;102(11):1978–85.

88. Jarvela IY, Sladkevicius P, Kelly S, Ojha K, Campbell S, Nargund G. Comparison of follicular vascularization in normal versus polycystic ovaries during in vitro fertilization as measured using 3-dimensional power Doppler ultrasonography. Fertil Steril. 2004;82(5):1358–63.

89. Hillier SG. Current concepts of the roles of follicle stimulating hormone and luteinizing hormone in folliculogenesis. Hum Reprod. 1994;9(2):188–91.

90. Rosenfeld CS, Wagner JS, Roberts RM, Lubahn DB. Intraovarian actions of oestrogen. Reproduction. 2001;122(2):215–26.

91. Zhu BT, Conney AH. Is 2-Methoxyestradiol an endogenous estrogen metabolite that inhibits mammary carcinogenesis? Cancer Res. 1998;58(11):2269.

92. Kohen P, Henriquez S, Rojas C, Gerk PM, Palomino WA, Strauss JF 3rd, et al. 2-Methoxyestradiol in the human corpus luteum throughout the luteal phase and its influence on lutein cell steroidogenesis and angiogenic activity. Fertil Steril. 2013;100(5):1397–404.

93. Henriquez S, Kohen P, Xu X, Veenstra TD, Munoz A, Palomino WA, et al. Estrogen metabolites in human corpus luteum physiology: differential effects on angiogenic activity. Fertil Steril. 2016;106(1):230–7. e1

94. Tal R, Seifer DB, Arici A. The emerging role of angiogenic factor dysregulation in the pathogenesis of polycystic ovarian syndrome. Semin Reprod Med. 2015;33(3):195–207.

95. Nilsson E, Rogers N, Skinner MK. Actions of anti-Mullerian hormone on the ovarian transcriptome to inhibit primordial to primary follicle transition. Reproduction. 2007;134(2):209–21.

第八章 生活质量和性健康

Lara Tiranini Giulia Stincardini Alessandra Righi
Laura Cuci-nella Manuela Piccinino Roberta Rossini
Rossella E. Nappi

8.1 生活质量

根据世界卫生组织（World Health Organization, WHO）的定义，生活质量（quality of life, QoL）是指"在人类生活的文化和价值体系的背景下对其生活中地位的感受，并与他们的生活目标相关。"在这种情况下，健康相关的生活质量（health-related quality of life, HRQoL）是一个多维度的概念，它考察特定疾病或其治疗对身体、心理、情感和社会方面的影响，并从患者的角度提供有关医疗益处的信息。

PCOS 是导致心理疾病的一个主要原因。多项系统评价表明，PCOS 总体上对 HRQoL 有负面影响[1-3]。目前还不清楚 PCOS 的哪些方面对患者的 HRQoL 影响最大。不同社会中，PCOS 对 HRQoL 的影响因传统、宗教、文化性别认同和种族的不同而不同。Benetti-Pinto 等[4] 的一项研究中指出，巴西 PCOS 患者对体重与身体健康呈负相关的自我健康整体认知较差。特别是存在多毛症时而不是存在肥胖的情况下，PCOS 对东南亚女性的心理健康会产生负面影响[5]。但是她们 HRQoL 的结果并不比 PCOS 白人患者差[6]。在伊朗女性中，多毛症对 HRQoL 的影响最大，其次是不孕和月经紊乱[7]。因此，主观感受到的 PCOS 症状对患者生活的影响，以及文化因素或患者的期望，为更好地理解这种生活质量的巨大差异提供了基础。

PCOS 健康相关生活质量问卷（polycystic ovary syndrome health-related quality of life questionnaire, PCOSQ）是评价 PCOS 患者生活质量的唯一经过验证的有效工具。它包括 26 个项目，分为 5 个领域，即多毛症、情绪、体重、不孕症和月经[8]。随后，PCOSQ 进行了修改，增加了 4 个问题来评价痤疮情况[9]。即使适用于慢性病的普通问卷调查，也已被用于评估 PCOS 女性的 HRQoL。

8.1.1 多毛症和痤疮

影响外观和身体形象的症状,例如头发和皮肤的症状,会降低自信和自尊,造成明显的心理困扰。很少有研究报道痤疮症状,可能是因为痤疮没有被纳入 HRQoL 的范围中。多毛症和月经问题是最影响 PCOS 患者 HRQoL 的维度 [3]。但由于文化背景、价值体系和家庭结构的不同,不同人群的 QoL 可能会有所不同。在德国 PCOS 人群中,多毛症的 Ferriman-Gallwey 评分升高与 SF-36 评分较低相关,包括身体疼痛、一般健康和生理维度,以及性满意度下降,但未发现多毛症与心理或情绪困扰之间有相关性 [10]。英国一项涉及 PCOS 患者的研究显示,有自称面部多毛的女性发生抑郁和焦虑的比例较高;随后随机分组的激光治疗组可降低自我报告的多毛症严重程度、脱毛时间以及抑郁和焦虑评分,对 HRQoL 有积极影响 [11]。因此,正如一项青春期 PCOS 研究结果所示 [12],自我感受到的问题,如多毛症的严重程度,可能比临床评估更直接地与 HRQoL 相关,这进一步支持了从患者角度衡量 HRQoL 的重要性。皮肤问题(多毛症和痤疮)的发病机制包括高雄激素血症和胰岛素抵抗。因此,复方口服避孕药和改变生活方式均对 QoL 有积极影响 [13]。

8.1.2 体重

PCOS 与较高的肥胖率和代谢综合征有关,可导致发生心血管疾病的危险因素增加,例如胰岛素抵抗、血脂异常和糖尿病。体重增加似乎对 PCOS 患者的 HRQoL 产生了最大的负面影响,她们中的许多人表示,因为减肥困难导致自卑和身体形象不佳而感到沮丧 [8]。文化背景也可能与身体形象的困扰有关,因为在许多情况下,通常与 PCOS 有关的脂肪堆积模式被认为是不具吸引力的。此外,西方国家对纤瘦的社会期望也可能起到一定的作用。然而,BMI 在 PCOS 女性自我报告 QoL 中的作用似乎很复杂。一些研究指出,HRQoL 的降低与 BMI 的升高有关 [10,14],不仅在成人患者中,在青春期 PCOS 患者中也是如此 [15]。但另外一些研究没有显示出 PCOS 患者的 BMI 与 HRQoL 有关。例如,Hashimoto 等 [16] 发现两个种族(奥地利女性和巴西女性)的 HRQoL 体重得分相似,但 BMI 有显著差异(奥地利女性比巴西女性瘦);在两组人群中,体重是 HRQoL 中最差的维度。这些研究指出,所有 PCOS 患者都有体重的问题,不论他们的 BMI 是多少。因此,仅靠临床评估来作为 QoL 较差的指标,体重"正常"的 PCOS 女性经历的困难可能会被忽视。HRQoL 降低的一个可能的解释是正常 BMI 的 PCOS 患者努力将她们的体重维持在这个水平。此外，除了 BMI，还有必要测量腰围，腰围与身体总脂肪和代谢活跃的内脏脂肪成正比，可以更准确地评估代谢风险。无论如何，减轻体重似乎能显著提高 HRQoL。在超重/肥胖的 PCOS 患者中，生活方式干预联合口服避孕药治疗与 HRQoL 所有维度的改善有关[13]，证实了之前在肥胖青少年中获得的一些发现，不论使用或未用二甲双胍[17]。尽管胰岛素敏感性的改变与 HRQoL 的变化无关[13]，Hahn 等[18] 指出，二甲双胍治疗可改善 SF-36 HRQoL 评分，并与体重减轻显著相关。在患有多种合并疾病（如抑郁）的患者中，在强化生活方式干预的基础上增加认知行为治疗，也能对 PCOSQ 评分产生积极的影响[19]。因此，努力确定合适的长期减肥计划和治疗方法将对这些患者有益，医生必须提供早期干预措施，因为年轻肥胖型 PCOS 患者具有较高的早期内分泌、代谢和心血管疾病的患病率。

8.1.3　月经

月经不规律（月经稀发或闭经）是 PCOS 女性最苦恼的症状之一，它使得女性魅力降低和对生育力的显著担忧[9]。在美国一项研究中，月经周期紊乱是 PCOS 患者 QoL 下降的第二重要因素，仅次于肥胖[14]，而通过比较亚洲和高加索 PCOS 患者，发现亚洲人对月经问题的关注度最低[6]。事实上，不同的研究显示 PCOSQ 的子量表维度的分布和频率存在差异，这可能不仅取决于种族和文化，而且还取决于不同表型 PCOS 患者的纳入情况[20]。

8.1.4　不孕

PCOS 是导致女性无排卵性不孕的最常见的内分泌疾病，不分种族。在一些研究中指出，不孕是 HRQoL 的最差的维度[21]。但必须考虑到选择偏倚，因为女性可能因为不孕问题而被转诊到诊所。有多个因素可以调节不孕的结局，包括不孕的持续时间、治疗失败史、年龄和社会文化背景。生育史预测着 PCOSQ 不孕维度的得分：与没有孩子的女性相比，生过至少一个存活婴儿的 PCOS 患者在这一维度表现出更好的功能。此外，经历过自然流产的患者在不孕症维度的得分最低，超过未曾成功妊娠的患者[14]。不仅是有妊娠意愿的患者才会出现不孕的担忧，因为有研究表明，青春期 PCOS 患者也会担心自己未来妊娠的能力，会对她们的 QoL 产生影响[22]。

8.1.5 心理困扰（抑郁和焦虑）

PCOS 女性心理困扰的程度较高，超重、多毛症和不孕症对女性的心理有很强的影响作用，这些问题会引起女性的自尊降低、沮丧、焦虑等负面情绪[23]。最近的一项荟萃分析显示，相比于对照组，PCOS 女性出现抑郁症状的风险超过对照组的 3 倍，焦虑症状的风险超过对照组的 5 倍[24]。将分析限制在中度和重度抑郁症和焦虑的评分上时，这种关联仍然很明显[24]。其他精神疾病也被发现与 PCOS 相关，人格障碍、分裂情感障碍、抑制愤怒、强迫症、恐慌症和注意力缺陷障碍的概率均有增加[25]。饮食失调行为，如贪食和暴食，在 PCOS 患者中也更为普遍。

PCOS 患者抑郁和焦虑症状患病率增加的确切机制尚不清楚，但许多潜在因素可能起作用。在普通人群中，一些荟萃分析显示抑郁症与肥胖、胰岛素抵抗和糖尿病等因素之间存在关联[26]。在 PCOS 中，虽然体重问题很常见并且与低 QoL 评分相关，但荟萃分析显示体重对抑郁和焦虑评分的影响不大[27]。此外，在与 BMI 进行匹配后，女性心理障碍的发生率较高，提示 BMI 与之有独立相关性。胰岛素抵抗在肥胖型和瘦型 PCOS 女性中都很常见，显示出与抑郁症的双向关系，但与焦虑无关[28]。不孕似乎与抑郁或焦虑的风险增加无关。雄激素与女性情绪之间的关系是有争议的。与没有焦虑的 PCOS 患者相比，在患有焦虑的 PCOS 患者中观察到生化高雄激素血症，尤其是较高的游离睾酮[29]，但没有发现睾酮和抑郁之间有关[24]。当用 Ferriman-Gallwey 量表自评时，临床高雄激素血症与抑郁和焦虑评分升高有关。相比之下，当临床医生填写相同的多毛症量表时，与抑郁症没有相关性，表明多毛症主观体验的重要性。压力和下丘脑 - 垂体 - 肾上腺轴的活动增加被认为是导致普通人群和 PCOS 患者抑郁的可能机制[30]，但目前这方面的研究很少。

PCOS 患者应常规筛查抑郁和焦虑以及其他精神障碍。事实上，一些 PCOS 特异性治疗已显示出在情绪方面的良好效果，但目前还没有研究专门针对 PCOS 人群评估抗抑郁或抗焦虑的药物治疗。生活方式干预（即饮食、运动）已被证明可以减轻体重、睾酮和多毛症，可能会改善抑郁和焦虑症状。联合口服激素避孕药来调节月经周期和减少雄激素增多症显示出更好的疗效[13]。在瘦型 PCOS 女性中应用激素避孕药，在心理方面没有出现改善[17]。其他的治疗方法还有激光脱毛，它可以改善与多毛症相关的心理方面问题，而不会改变雄激素水平[11]，还有吡格列酮，一种胰岛素增敏剂，与二甲双胍相比，它使抑郁评分的下降幅度更大，这可能是因为其抗炎特性（在普通肥胖人群中，炎症通路的失调与抑郁有关）。最后，认知行为疗法是抑郁症患者的一线治疗方法之一，数据证实治疗后体重减轻和应激反应能力有所改善，抑郁和焦虑评分有小幅度的改善[19]。

身体形象困扰（body image distress, BID）是抑郁和焦虑的重要媒介和预测因素，而在 PCOS 女性中，皮肤问题和肥胖是对体型感到不满意的主要决定因素。BID 被定义为与体重或体型相关的知觉、行为或认知的扭曲。多维度身体自我关系 - 外表子量表（Multidimensional Body Self Relations-Appearance Subscales, MBSRQ-AS）（有 34 个项目的问卷）和 Stunkard 身材评分量表（一个由多个女性剪影组成的增大尺寸的图像）是测量身体形象困扰的有效工具。Alur-Gupta[31] 最近进行的更大规模的对照研究证实，PCOS女性 MBSRQ-AS 的所有子量表上，身体形象得分都较差，即使在调整了BMI 和其他混杂因素后，这一结果仍然保持不变。此外，PCOS 女性表现出对自己身体的理想形象和感知形象之间的差异更大，这也表明了存在 BID。这些结果表明，有必要对 PCOS 患者进行筛查和咨询，以了解其对 BID 的易感性以及相关的抑郁和焦虑症状，这些症状可能会影响治疗的动机和依从性。BID 的管理包括认知行为治疗、压力管理训练和心理教育，与 PCOS的具体治疗相关。因此，与营养学家、内分泌学家和行为健康专家的紧密合作对于提供全面的治疗至关重要，早期干预通过改善 QoL 来减少心理障碍。

8.2　性健康

PCOS 患者会因为外形（例如肥胖、多毛和痤疮），异常子宫出血以及不孕等问题导致挫败感、不愉悦感和精神上的痛苦，从而影响女性身份的认同。此外，女性也会感到自身缺乏吸引力，继而导致性行为的改变和丧失自尊心，影响亲密关系和社会关系。性功能受到生理、情感、认知和社会文化方面综合的影响。女性性功能障碍（female sexual dysfunction, FSD）可能对性反应周期中的任意阶段造成影响，使得个人或夫妇双方均不能获得令人满意的性行为体验。女性性功能指数量表（Female Sexual Function Index, FSFI）是最常用的自我测量工具，可以评估性功能的六个维度（性欲、性唤起、阴道润滑度、性高潮、性满意度和疼痛），因此在 PCOS 女性中也被广泛应用。

目前，关于 PCOS 患者性功能的观点仍存在争议，不同研究的结果不同，原因主要有：女性性功能障碍受到多方面因素的影响，如 PCOS 表型、研究人群的特征以及 PCOS 的严重程度不同。

8.2.1 PCOS 对性功能的影响

外貌的变化可能对女性身份造成伤害，并造成性满意度的降低。在普通人群中发现，在有 FSD 女性中，肥胖对性功能的多个维度产生影响（尤其是性欲和疼痛方面），但在无 FSD 的女性中，BMI 和 FSFI 之间没有发现有相关性。这一发现表明，肥胖可能是存在女性性功能障碍的一个重要影响因素[32]。在 PCOS 患者中，有些研究发现 BMI 与 FSFI 之间存在较弱的相关性。例如，BMI 增加会导致 FSFI 中的性欲和性满意度维度的得分降低[33]。另有一些研究表明，高 BMI 对性功能只有很小的影响，可造成性满意度较低[34]。肥胖的健康患者 FSFI 得分较低，而肥胖型 PCOS 患者 FSFI 的得分处于临界值，与肥胖无相关性[35]。Elsenbruch 等[23] 认为，PCOS 女性中，BMI 对性满意度没有影响，对性交频率、性思想和性幻想也没有影响。在巴西[4] 和北美的 PCOS 女性中也发现了同样的结果，除了性高潮障碍与 BMI 有微弱的关联，性功能的其他维度没有发现与 BMI 有关[36]。

如前所述，多毛是 PCOS 的另一个重要的特征，它可改变女性的个人形象，并影响一个人的性吸引力。Eftekhar 等[33] 在伊朗不孕的 PCOS 患者研究对象中发现，应用 Ferriman-Gallwey 评分时，FSFI 中的所有维度得分均较低。而在其他研究中[10, 23]，PCOS 患者比对照组更相信她们过多的体毛会对她们的性生活产生负面影响，并由于外观的原因，在社交方面造成困难。相反，Stovall 等[36] 未发现 PCOS 女性多毛与性功能障碍之间有相关性。Hashemi 等[37] 提出，有多毛的 PCOS 患者的性功能得分较低却并不显著，但是另一个让患者苦恼的 PCOS 特征——脱发与性功能障碍有关。在一项包括瘦型 PCOS 女性和对照组的研究中发现，有临床高雄激素血症表现的女性在性欲线索量表（the Cues of Sexual Desire Scale）中的"视觉 / 亲近"维度的得分高于生化高雄激素血症患者。

关于妊娠，有报道指出伊朗已婚的 PCOS 患者不孕组的 FSD 患病率比有生育组的女性高 10%[37]。另有研究发现，有没有孩子与 PCOS 患者的性功能无关。以上结果存在很大的不同，可能是由于社会文化因素对 PCOS 的症状认识存在很大差异。

最后，有研究对青春期 PCOS 患者的首次性行为进行了调查。与健康的同龄人相比，这些患者有活跃的性生活可能性较小，但开始性行为的平均年龄没有显著差异[22]。

8.2.2 PCOS对性功能的一般影响

我们已经指出,一些研究发现PCOS与性功能障碍之间可能存在的联系。然而,Zhao等[39]最近的一项荟萃分析指出,PCOS并没有显著损害性功能,PCOS患者和健康对照组女性FSD的患病率相似(分别为34.6%和33.5%)。这些结果证实了一项试点研究的结果:此研究在正常体重的PCOS患者和对照组间进行,为了避免肥胖对心理困扰和性功能产生偏倚[40]。该研究表明,即使在伴侣关系(即伴侣的性健康和感受、关系)的背景影响下,PCOS和对照组女性的FSD发生率也无差异[40]。另有研究指出,PCOS的女性感觉性吸引力较低,对性生活的满意度较低,并且认为她们的伴侣也不太满意,即便与对照组相比,PCOS患者在性交频率、性思想和性幻想方面没有差异[10,23]。二甲双胍治疗可增加性交的频率,提高对性生活的满意度,减少性交时的疼痛,并能减少自我评价中多毛对性行为的影响[18]。

根据Zhang等[39]的结果,即使PCOS组和对照组的FSFI总分没有差异,但PCOS患者在性唤起和阴道润滑度维度的分数是显著降低的。性唤起障碍与女性的外貌(即肥胖、多毛)之间的关系,以及性交过程中阴道润滑与心理抑制之间的关系可能是这个结果的一种解释。

8.2.3 PCOS患者的雄激素水平与性功能

高雄激素血症是PCOS的标志,它与循环中的SHBG水平降低从而游离雄激素增加有关。雄激素似乎深度参与了性功能的调节,并在性欲(思想和幻想)中产生积极的作用。然而,雄激素在性反应中的确切作用仍然存在争议,并且尚未完全了解,因为即使在整个月经周期中雄激素水平低的女性也被发现有正常的性功能[41]。有几项研究发现,高雄激素血症对性功能有负面影响,可能是因为高雄激素血症的临床症状(多毛、痤疮、脱发)会损害身体形象。与此相反,一些研究者认为高雄激素血症可能是性功能的保护因素:Stovall等[36]指出,血清总睾酮水平最低的PCOS女性的性功能评分往往最低,而睾酮水平越高,性欲/性生活频率越高。众所周知,循环雄激素水平与性功能之间存在差异,这可能由多种机制造成,如细胞内分泌、生物利用度、酶和受体活性[42]。事实上,PCOS女性的高睾酮水平并没有对她们的性功能产生任何有益的影响[35]。同样,与非PCOS且雄激素水平正常的女性相比，PCOS 患者较高的循环雄激素水平不影响性功能，也未改变阴蒂体积[40]。与此一致，Rellini 等[38] 证明高雄激素血症的临床表现，而非高雄激素血症的生化结果表现，与性欲水平相关，这意味着雄激素和性欲之间的联系依赖于个人对雄激素的敏感性。

8.3 结论

PCOS 的异质性，以及 QoL 和性功能的多维度特征，为读者提供了一个复杂的视角，在这方面有必要进行更深入的研究。遗传和表观遗传机制很可能在 PCOS 女性的不同表型中起着至关重要的作用，导致了多种行为模式。

（鞠蕊 译 阮祥燕 校）

参考文献

1. Jones GL, Hall JM, Balen AH, Ledger WL. Health-related quality of life measurement in women with polycystic ovary syndrome: a systematic review. Hum Reprod Update. 2008;14:15–25.
2. Veltman-Verhulst SM, Boivin J, Eijkemans MJ, Fauser BJ. Emotional distress is a common risk in women with polycystic ovary syndrome: a systematic review and meta-analysis of 28 studies. Hum Reprod Update. 2012;18:638–51.
3. Bazarganipour F, Taghavi SA, Montazeri A, Ahmadi F, Chaman R, Khosravi A. The impact of polycystic ovary syndrome on health-related quality of life: a systematic review and meta-analysis. Iran J Reprod Med. 2015;13:61–70.
4. Benetti-Pinto CL, Ferreira SR, Antunes A, Yela DA. The influence of body weight on sexual function and quality of life in women with polycystic ovary syndrome. Arch Gynecol Obstet. 2015;291:451–5.
5. Kumarapeli V, Seneviratne R, Wijeyaratne C. Health-related quality of life and psychological distress in polycystic ovary syndrome: a hidden facet in south Asian women. BJOG. 2011;118:319–28.
6. Jones GL, Palep-Singh M, Ledger WL, Balen AH, Jenkinson C, Campbell MJ, Lashen H. Do south Asian women with PCOS have poorer health-related quality of life than Caucasian women with PCOS? A comparative cross-sectional study Health and Quality of Life Outcomes. 2010;8:149.
7. Moghadam ZB, Fereidooni B, Saffari M, Montazeri A. Polycystic ovary syndome and its impact on Iranian women's quality of life: a population-based study. BMC Womens Health. 2018;18:164.
8. Cronin L, Guyatt G, Griffith L, Wong E, Azziz R, Futterweit W, et al. Development of a health-related quality of life questionnaire (PCOSQ) for women with polycystic ovary syndrome (PCOS). J Clin Endocrinol Metab. 1998;83:1976–87.
9. Barnard L, Ferriday D, Guenther N, Strauss B, Balen AH, Dye L. Quality of life and psychological Well-being in polycystic ovary syndrome. J Obstet Gynecol Neonatal Nurs. 2005;34:12–20.
10. Hahn S, Janssen OE, Tan S, Pleger K, Mann K, Schedlowski M, Kimming R, Benson S,

Balamitsa E, Elsenbruch S. Clinical and psychological correlates of quality-of life in polycystic ovary syndrome. Eur J Endocrinol. 2005;153:853–60.

11. Clayton WJ, Lipton M, Elford J, Rustin M, Sherr L. A randomized controlled trial of laser treatment among hirsute women with polycystic ovary syndrome. Br J Dermatol. 2005;152:986–92.

12. Trent ME, Rich M, Austin SB, Gordon CM. Quality of life in adolescent girls with polycystic ovary syndrome. Arch Pediatr Adolesc Med. 2002;156:556–60.

13. Dokras A, Sarwer DB, Allison KC, Milman L, Kris-Etherton PM, Kunselman AR, Stetter CM, Williams NI, Gnatuk CL, Estes SJ, Fleming J, Coutifaris C, Legro RS. Weight loss and lowering androgens predict improvements in health-related quality of life in women with PCOS. J Clin Endocrinol Metab. 2016;101:2966–74.

14. McCook JC, Reame NE, Thatcher SS. Health-related quality of life issues in women with polycystic ovary syndrome. J Obstet Gynecol Neonatal Nurs. 2005;34:12–20.

15. Trent ME, Austin SB, Rich M, Gordon CM. Overweight status of adolescent girls with polycystic ovary syndrome: body mass index as mediator of quality of life. Ambul Pediatr. 2005;5:107–11.

16. Hashimoto DM, SchmidJ MFM, Fonseca AM, Andrade LH, Kirchengast S, Eggers S. The impact of the weight status on subjective symptomatology of the polycystic ovary syndrome: a cross-cultural comparison between Brazilian and Austrian women. Anthropol Anz. 2003;61:297–310.

17. Harris-Glocker M, Davidson K, Kochman L, Guzik D, Hoeger K. Improvement in quality-of-life questionnaire measures in obese adolescent females with polycystic ovary syndrome treated with lifestyle changes and oral contraceptives, with or without metformin. Fertil Steril. 2010;93:1016–9.

18. Hahn S, Benson S, Elsenbruch S, Pleger K, Tan S, Mann K, Schedlowski M, Bering van Halteren W, Kimmig R, Janssen OE. Metformin treatment of polycystic ovary syndrome improves health-related quality-of-life, emotional distress and sexuality. Hum Reprod. 2006;21:1925–34.

19. Cooney LG, Milman LW, Hantsoo L, Kornfield S, Sammel MD, Allison KC, Epperson N, Dokras A. Cognitive-behavioral therapy improves weight loss and quality of life in women with polycystic ovary syndrome. Fertil Steril. 2010;110:161–71.

20. Bazarganipour F, Ziaei S, Montazeri A, Foroozanfard F, Kazemnejad A, Faghihzadeh S. Predictive factors of health-related quality of life in patients with polycystic ovary syndrome: a structural equation modelling approach. Fertil Steril. 2013;100:1390–6. e3

21. Schmid J, Kirchengast S, Vytiska-Binstorfer E, Huber J. Infertility caused by PCOS – health-related quality of life among Austrian and Moslem immigrant women in Austria. Hum Reprod. 2004;19:2251–7.

22. Trent ME, Rich M, Austin SB, Gordon CM. Fertility concerns and sexual behavior in adolescent girls with polycystic ovary syndrome: implications for quality of life. J Pediatr Adolesc Gynecol. 2003;16:33–7.

23. Elsenbruch S, Hahn S, Kowalsky D, Offner AH, Schedlowski M, Mann K, Janssen OE. Quality of life, psychosocial Well-being, and sexual satisfaction in women with polycystic ovary syndrome. J Clin Endocrinol Metab. 2003;88:5801–7.

24. Cooney LG, Lee I, Sammel MD, Dokras A. High prevalence of moderate and severe depressive and anxiety symptoms in polycystic ovary syndrome: a systematic review and meta-analysis. Hum Reprod. 2017;32:1091–2017.

25. Cesta CE, Mansson M, Palm C, Lichtenstein P, Thadou AN, Landen M. Polycystic ovary syndrome and psychiatric disorders: comorbidity and heritability in a nationwide Swedish cohort. Psychoneuroendocrinology. 2016;73:196–203.

26. Luppino FS, de Wit LM, Bouvy PF, Stijnen T, Cuijpers P, Pennix BW, Zitman FG. Overweight, obesity, and depression: a systematic review and meta-analysis of longitudinal studies. Arch Gen Psychiatry. 2010;67:220–9.

27. Barry JA, Kuczmierczky AR, Hardiman PJ. Anxiety and depression in polycystic ovary syndrome: a systematic review and meta-analysis. Hum Reprod. 2011;26:2442–51.

28. Greenwood EA, Pasch LA, Shinkai K, Cedars MI, Huddleston HG. Putative role for insulin resistance in depression risk in polycystic ovary syndrome. Fertil Steril. 2015;104:707–14. e1

29. Weiner CL, Primeau M, Erhrmann DA. Androgens and mood dysfunction in women: comparison of women with polycystic ovarian syndrome to healthy controls. Psychosom Med. 2004;66:356–62.

30. Benson S, Hahn S, Tan S, Mann K, Janssen OE, Schedlowski M, Elsenbruch S. Prevalence and implications of anxiety in polycystic ovary syndrome: results of an internet-based survey in Germany. Hum Reprod. 2009;24:1446–51.

31. Alur-Gupta S, Chemerinski A, Liu C, Lipson J, Allison K, Sammel MD, Dokras A. Body image distress is increased in women with polycystic ovary syndrome and mediates depression and anxiety. Fertil Steril. 2019;112:930–8. e1

32. Esposito K, Ciotola M, Giugliano G, Bisogni C, Schisano B, Autorino R, Cobellis L, De Sio M, Colacurci N, Giugliano D. Association of body weight with sexual function in women. Int J Impot Res. 2007;19:353–7.

33. Eftekhar T, Sohrabvand F, Zabandan N, Shariat M, Haghollahi F, Ghaghaei-Nezamabadi A. Sexual dysfunction in patients with polycystic ovary syndrome and its affected domains. Iran J Reprod Med. 2014;8:539–46.

34. Mansson M, Norstrom K, Holte J, Landin-Wilhelmsen K, Dahlgren E, Landen M. Sexuality and psychological wellbeing in women with polycystic ovary syndrome compared with healthy controls. Eur J Obstet Gynecol Reprod Biol. 2011;2:161–5.

35. Ferraresi SR, Lara LA, Reis RM, Rosa ESA. Changes in sexual function among women with polycystic ovary syndrome. Eur J Endocrinol. 2005;6:853–60.

36. Stovall DW, Scriver JL, Clayton AH, Williams CD, Pastore LM. Sexual function in women with polycystic ovary syndrome. J Sex Med. 2012;1:224–30.

37. Hashemi S, Ramezani TF, Farahmand M, Bahri KM. Association of PCOS and its clinical signs with sexual function among Iranian women affected by PCOS. J Sex Med. 2014;10:2508–14.

38. Rellini AH, Stratton N, Tonani S, Santamaria V, Brambilla E, Nappi RE. Differences in sexual desire between women with clinical versus biochemical signs of hyperandrogenism in polycystic ovarian syndrome. Hormones Behavior. 2013;63:65–71.

39. Zhao S, Wang J, Xie Q, Luo L, Zhu Z, Liu Y, Zhao Z. Is polycystic ovary syndrome associated with risk of female sexual dysfunction? A systematic review and meta-analysis. Reprod Biomed Online. 2019;38:979–89.

40. Battaglia C, Nappi RE, Mancini F, Cianciosi A, Persico N, Busacchi P, Facchinetti F, Sisti G. PCOS, sexuality, and clitoral vascularisation: a pilot study. J Sex Med. 2008;12:2886–94.

41. Nappi RE. To be or not to be in sexual desire: the androgen dilemma. Climacteric. 2015 Oct;18:672–4.

42. Salonia A, Pontillo M, Nappi RE, Zanni G, Fabbri F, Scavini M, Daverio R, Gallina A, Rigatti P, Bosi E, Bonini PA, Montorsi F. Menstrual cycle-related changes in circulating androgens in healthy women with self-reported normal sexual function. J Sex Med. 2008;5:854–63.

第九章　瘦型和肥胖型多囊卵巢综合征的不孕症管理

Duru Shah　Madhuri Patil

9.1　引言

　　PCOS 是育龄期女性常见的多基因内分泌疾病。PCOS 与月经紊乱、高雄激素血症、PCOM 和生育问题相关。它是近 70% 的育龄期女性无排卵性不孕的原因[1]。PCOS 患者还普遍存在代谢紊乱、肥胖、焦虑和抑郁表现,对女性健康产生不利影响。胰岛素抵抗和高胰岛素血症很常见,可导致激素和代谢功能紊乱。由于 PCOS 的诊断基于鹿特丹标准,其表现可能是异质性的,包括以下三个表现中的两个:PCOM、慢性不排卵(chronic anovulation,CA)和高雄激素血症(HA)。其他与 PCOS 相关的特征包括胰岛素抵抗和代谢综合征。不同 PCOS 表型的胰岛素抵抗及血脂异常的代谢风险存在显著差异,该风险随雄激素过量程度的加重而增加。PCOS 对女性的妊娠能力和生活质量有显著影响。PCOS 患者有两种类型,一种为肥胖型,另一种为非肥胖型或瘦型。两组患者的临床、代谢以及激素指标不同,对治疗的反应也不同。虽然绝大多数 PCOS 患者肥胖或超重,但也有一小部分患者为正常体重指数或低体重指数(BMI $\leqslant$ 25kg/m^2)。

9.2　PCOS 的病理生理学

　　PCOS 的病理生理学复杂,是遗传学、表观遗传学、卵巢功能障碍和内分泌、神经内分泌和代谢改变之间相互作用的结果。由于卵巢多囊样改变、无排卵周期和高雄激素血症可能存在多种组合,PCOS 患者可划分为多种表型,如表型 A、表型 B、表型 C、表型 D(图 9.1)。

9.2.1　胰岛素抵抗和高雄激素血症

　　胰岛素抵抗是肥胖型和瘦型 PCOS 的原因,瘦型 PCOS 是该综合征的

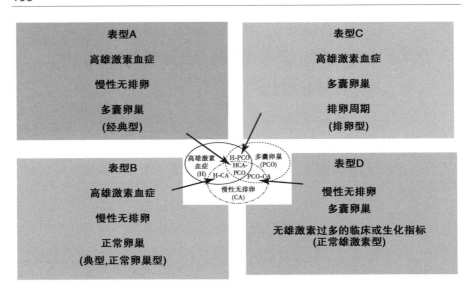

图 9.1 基于鹿特丹标准的 PCOS 表型

较不常见的表型。HA 或高胰岛素血症是否为原发性缺陷尚有争议。高胰岛素血症是胰岛素抵抗的结果,刺激卵巢(主要)和肾上腺的雄激素分泌。它还抑制肝脏合成 SHBG,从而导致游离生物活性雄激素进一步增加。因此,IR 可通过胰岛素诱导卵巢雄激素分泌增加(与促黄体生成素直接或协同作用[2]),导致高雄激素血症,并且减少肝脏 SHBG 生成[3],导致生殖和代谢障碍。图 9.2 a 描述了为什么胰岛素抵抗可能是原发性缺陷。胎儿和/或青春期前过多雄激素"启动"下丘脑-垂体对促黄体生成素的控制,增加内脏脂肪分布,易致 IR 和无排卵。遗传和环境因素(如饮食)可能与这个线性过程相互作用,改变最终表型,从而产生综合征的异质性。图 9.2 b 描述了高雄激素血症如何为原发性缺陷。

在 PCOS 中,卵巢内外因子可能影响颗粒细胞(granulosa cell, GC)、卵母细胞相互作用、卵母细胞成熟和胚胎发育能力。卵巢外因子包括促性腺激素、高雄激素血症和高胰岛素血症,而卵巢内因子包括表皮、成纤维细胞、胰岛素样和神经营养因子家族成员,以及细胞因子家族成员[4]。这些异常可能与异常的内分泌/旁分泌因子、代谢功能障碍以及卵泡发育和成熟过程中卵泡内微环境的改变有关[4]。旁分泌/内分泌因子包括几种不同的 TGF-β 蛋白超家族 TGF-β、AMH、抑制素、激活素、骨形态发生蛋白 15(BMP15)、生长分化因子 9(GDF-9)[5]。

FSH 缺乏、LH 高分泌、高雄激素血症、高胰岛素血症、生长因子和细胞

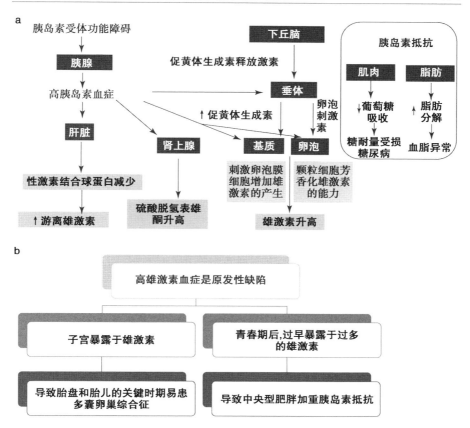

图9.2　(a)高胰岛素血症是原发性缺陷;(b)高雄激素血症是原发性缺陷

因子改变均可影响卵泡发育和卵母细胞减数分裂成熟过程[6]。

9.2.2　肥胖和生育

肥胖是 PCOS 患者各种表型的重要影响因素之一。因此,肥胖问题是每个 PCOS 表型都应注意的突出病理。肥胖型或瘦型 PCOS 均可影响不孕不育的预后,但肥胖女性预后较差[7]。肥胖通过影响卵母细胞质量[8]和子宫内膜容受性[9]来影响生育治疗结局。其对新鲜卵母细胞和玻璃化卵母细胞以及子宫内膜的影响方式存在争议。肥胖与 PCOS 对生育能力的影响仍有许多问题尚未解决。

肥胖对 PCOS 影响显著,胖 PCOS 患者内脏肥胖、胰岛素抵抗甚至代谢综合征的发生率较高。还可导致雄激素水平升高,SHBG 水平降低,游离雄激素水平升高[10]。高雄激素血症进而导致高胰岛素血症,反之亦然。

　　脂肪组织产生和分泌的瘦素在中枢神经系统水平发挥调节能量平衡和肥胖作用。PCOS 患者瘦素水平升高,并集中刺激下丘脑 - 垂体轴导致促性腺激素释放增加,从而抑制 FSH 和 / 或 IGF-I 刺激颗粒细胞类固醇生成[11]。

9.2.3　肥胖和排卵障碍

　　肥胖与月经紊乱和无排卵有关,产生不良的生育结局。PCOS 女性肥胖与排卵功能障碍、卵巢对促排卵剂的反应性低、卵母细胞和子宫内膜功能改变、生产率低有关。肥胖女性在妊娠期间患母儿并发症的风险增加。排卵障碍的机制如图 9.3 所示。

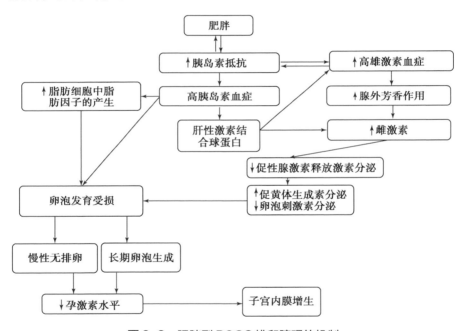

图 9.3　肥胖型 PCOS 排卵障碍的机制

　　我们在卵泡液中发现高浓度的 C 反应蛋白(CRP)和 TNF-α。我们已经注意到内质网(ER)应激通路激活、线粒体功能紊乱以及发育中的卵泡细胞凋亡增加[12]。

9.2.4　瘦型 PCOS 和生育

　　20% ~ 30% PCOS 患者是正常或低 BMI,伴或不伴月经紊乱、多毛症和痤疮等症状[13]。肥胖型、瘦型 PCOS 患者的临床表现具有相似性[14]，胰岛素抵抗、月经紊乱、超声 PCOM、多毛症、黑棘皮症、子宫内膜增生的发生率相似。肥胖型、瘦型 PCOS 的激素水平相似，但肥胖型 PCOS 的严重程度要高得多[14]。与肥胖型 PCOS 患者相比，瘦型 PCOS 患者具有更高的 LH/FSH 比值和 DHEAS 水平[14]。瘦型 PCOS 患者具有较高的周期排卵率和妊娠率，需要的促性腺激素的剂量和流产率较低。

9.2.5　对卵母细胞和胚胎的影响

PCOS 患者高雄激素血症和 IR 导致卵母细胞发育异常[15]，进而导致受精率下降和胚胎发生障碍[16]。PCOS 患者的排卵前卵泡是高雄激素性的，并含有明显异常基因表达谱的中期卵母细胞[4]。超重的 PCOS 女性更容易受到卵母细胞受精减少和胚胎质量受损的影响，导致植入率更低[17]。而瘦型 PCOS 女性也存在卵母细胞发育能力受损[58]，导致受精障碍[6,18]。一项对高雄激素型 PCOS 女性的前瞻性研究发现，卵母细胞质内单精子注射（ICSI）后胚胎发育较非 PCOS 患者慢[19]。在延迟成像系统中，早期胚胎动力学存在延迟，在 t2 和 t3 显著延迟。然而，这并不意味着床率或妊娠率降低[19-20]。PCOS 患者血清雄激素水平升高与 2～5mm 卵泡大小增加成正相关[14]。当抽吸 PCOS 中的小卵泡，将未成熟卵母细胞在体外复苏培养至成熟时，受精和胚胎发育均较正常女性的未成熟卵母细胞明显降低[21]。

9.2.6　对子宫内膜的影响

由于胚胎毒性细胞因子环境，子宫灌注减少[22-23]，这可能妨碍胚胎植入和妊娠。肥胖与循环血清游离脂肪酸（FFA）和 CRP 浓度升高以及子宫内膜基因表达改变有关，这对机体免疫系统和炎症反应的激活具有重要的作用。上述因素导致子宫内膜蜕膜化和过度炎症，妨碍着床且易发生子宫内膜癌[24]。

9.3　不孕管理

在肥胖型 PCOS 中，治疗肥胖可以改善 PCOS 女性的生育结局[25-26]（表 9.1）。

表 9.1　减肥对生育能力的影响

减肥的影响

- 减少胰岛素和促黄体生成素浓度

- 增加胰岛素敏感性

- SHBG 浓度升高导致游离睾酮下降

- 减少多毛症和痤疮

- 生殖功能改善——恢复月经和排卵,从而自然妊娠

- 增加可供移植的胚胎数量,提高临床妊娠率(CPR)和活产率(LBR)

- 流产率降低

- 糖耐量受损、2 型糖尿病和妊娠糖尿病的风险降低

9.3.1　肥胖型 PCOS 患者生活方式的调整

　　通过饮食、锻炼和行为改变来减肥,这可以改善代谢紊乱及生殖障碍。然而,最佳的饮食搭配和运动类型仍未可知。为了减肥而推迟妊娠的益处必须与随着年龄增长而生育率下降的风险相平衡[27]。因此,对于卵巢储备不足或高龄的肥胖型 PCOS 患者,不宜等到体重减轻后再进行 IVF,因为这可能会影响 IVF 的结局[25-26]。

　　建议 PCOS 患者调整生活方式,以减轻体重、改善生育力和提高整体健康水平(B 级证据),应将饮食和运动干预作为一线治疗(C 级证据)[14]。健康食品的选择(无论何种饮食搭配),应结合行为改变来减肥或保持体重(C/D 级证据)[14]。建议所有 PCOS 患者(尤其是超重者)每周参加时间 ≥150min 的运动(时间 ≥90min 中高强度有氧运动,60% ~ 90% 的最大心率)(D 级证据)[14]。

　　来自随机对照试验的最新证据表明,除饮食外,体育活动(physical activity,PA)可提高伴生殖健康问题女性的妊娠率[26]。虽然最佳 PA 的类型、强度、频率和持续时间以及 PA 独立于减肥外的作用尚不清楚[26],但这些初步发现表明,PA 可能是一种便宜且可行的生育治疗的替代疗法或补充疗法[26]。

9.3.2　瘦型 PCOS 患者生活方式的调整

　　瘦型 PCOS 女性应该以保持体重为目标。通过饮食干预和规律运动来调整生活方式,特别是进行抗阻运动来锻炼肌肉,这可以改善 IR 和高雄激素血症[28]。必须鼓励瘦型 PCOS 患者摄入蔬菜、水果和蛋白质,限制碳

水化合物和脂肪的摄入。通过正念、睡眠、瑜伽和冥想来减少压力也非常重要[29]。

9.3.3　减肥手术

如果 BMI ≥35kg/m² 且调整生活方式未能达到满意的减肥效果，应考虑减肥手术。接受减肥手术的肥胖患者能够自然受孕[25]。根据 2018 年 PCOS 国际指南，PCOS 女性应考虑进行减肥手术，以获得健康婴儿。目前，减肥手术的风险受益比还不确定，不能将其作为生育治疗方案[14]。

如果要进行减肥手术，需要考虑以下因素[14]：
- 费用。
- 术后需要一个结构化的体重管理计划，包括饮食、运动和干预措施，以改善心理健康、肌肉骨骼健康和心血管健康。
- 围产期风险，如小于胎龄、早产和可能增加的婴儿死亡率。

9.3.4　减肥药

最近的一篇综述对抗肥胖药物进行了评估[30]。研究发现奥利司他具有改善 IR 和降低雄激素水平的作用，还有助于降低血压和纠正血脂。当它与二甲双胍联合应用时，在减重、改善 IR 和降低睾酮水平[30]上具有同样的效果。在备孕和妊娠期间，不建议应用减肥药。还需要更多的研究来评估利拉鲁肽和纳曲酮 / 安非他酮等其他药物的效果。

9.4　口服避孕药[31]

口服避孕药（oral contraceptive pills，OCP）可抑制 FSH、LH 和雌激素水平，因此可用于那些第 2 日 LH 水平高的患者和那些在 GnRH 拮抗剂周期中卵泡发育不同步的患者。OCP 预处理后 ART 的疗效取决于治疗周期前的无药间隔时间和服药时间。停用 OCP 后的 5 日洗脱期在开始控制性卵巢刺激（COS）前是最佳的。服用避孕药的时间长短也可能对性激素和子宫内膜产生影响。给药超过 16 日会导致垂体 - 卵巢轴受到更大的抑制，这与促性腺激素持续时间更长和消耗更多有关。

短期 OC 治疗可降低 PCOS 患者的血清瘦素水平。瘦素浓度降低的机制可能是 OC 抑制卵巢功能并且降低 LH 和 / 或胰岛素水平。因此，OC 可用于消除瘦素对颗粒细胞的不利影响[27]。

9.5 诱导排卵

睾酮和 LH 高水平引起的循环激素异常,可导致排卵失败和卵母细胞 / 子宫内膜成熟障碍或两者皆有。

9.5.1 口服促排卵剂

来曲唑可作为 PCOS、无排卵性不孕症患者促排卵的一线药物治疗,以改善排卵率、妊娠率和活产率。芳香化酶抑制剂抑制雌激素的合成,导致 GnRH 脉冲增强及 FSH 和抑制素分泌增加。来曲唑还可通过增加卵泡 FSH 受体的表达来刺激卵泡发育,这是局部雄激素浓度增加的结果。也可诱导卵泡内高浓度的 IGF-I,与 FSH 协同作用来促进卵泡生长。

来曲唑与枸橼酸氯米芬相比,优点如下:

- 对子宫内膜或宫颈黏液无不良的抗雌激素作用。
- 缺乏雌激素受体。
- 在月经中期,每个成熟卵泡的血清和卵泡内 E_2 浓度显著降低。
- 快速排出体外(半衰期 45h)。
- 子宫血流更好。
- 成熟卵泡数量有限。
- OHSS 和多胎妊娠的发生率低。

来曲唑于月经周期第 3 ~ 7 日,每日采用剂量为 2.5 ~ 5mg。在没有来曲唑或某些国家不允许应用来曲唑,或其费用过高的情况下,医务人员可以应用其他促排卵药物,如枸橼酸氯米芬(CC)和他莫西芬。CC 可单用或联合二甲双胍用于无排卵性不孕的 PCOS 女性。CC 与二甲双胍联合治疗对耐 CC 的 PCOS 女性是有益的,排卵率和妊娠率均有明显改善。与单独应用二甲双胍相比,CC 可改善肥胖型 PCOS 女性的临床妊娠率和排卵率。如果经历 6 个排卵周期未能妊娠,或每日服用 150mg 的 CC 没有排卵,或排卵时子宫内膜生长不足 7mm,应停止应用 CC。

CC 失败原因如下:

（1）高 BMI、高游离雄激素指数、高 LH、高胰岛素导致排卵失败。

（2）排卵但未妊娠。

- 对宫颈黏液和子宫内膜的抗雌激素作用。
- 高 LH。

（3）对子宫内膜的抗雌激素作用，导致子宫内膜变薄，原因是：

• 雌激素受体下调和耗尽。

• 抑制胞饮突形成。

采用 CC 会增加多胎妊娠的风险，因此需要对其进行监测。来曲唑与 CC 相比，似乎改善了排卵率、临床妊娠率和活产率，并缩短了无排卵性 PCOS 患者的妊娠时间。来曲唑与腹腔镜下卵巢钻孔术疗效无明显差异，OHSS 的发生非常罕见[32]。

他莫昔芬在月经周期第 2 ~ 6 日的剂量为 20 ~ 40mg，是一种有希望替代 CC 刺激卵巢的，用于在之前的诱导排卵周期中未能产生足够子宫内膜厚度的患者亚组。

采用 CC 或芳香化酶抑制剂（AI）无法妊娠的不孕女性需要另一种二线方法，即促性腺激素和 / 或腹腔镜卵巢钻孔术。若未提前排除其他不孕因素，这也是诊断的一个指征。

9.5.2　促性腺激素

促性腺激素可以单用或与枸橼酸氯米芬 / 来曲唑 / 他莫昔芬联合应用。枸橼酸氯米芬 / 来曲唑 / 他莫昔芬募集大量小卵泡，促性腺激素维持募集卵泡生长（图 9.4）。

Homburg 等研究了低剂量 FSH 作为一线治疗的可行性。低剂量 FSH

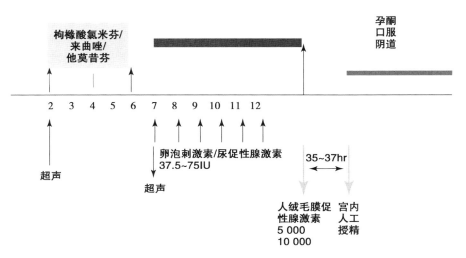

图 9.4　口服排卵激素和促性腺激素联合方案

比 CC 妊娠和活产更快。FSH 可能是一些 PCOS 女性和无排卵不孕症女性的一线治疗[33]。

BMI 增加和 IR 为 PCOS 患者的治疗带来了困难。BMI 增加导致促性腺激素疗法（gonadotropin-releasing hormone therapy, GT）需求增加；剂量和反应的不可预测性可致爆发性卵巢反应。因此，选择正确的促性腺激素和剂量很重要，采用低剂量递增方案或慢性低剂量方案更安全（图 9.5）。

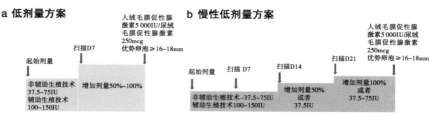

图 9.5 （a）低剂量和（b）慢性低剂量方案

当已记录前一周期的卵巢反应，可从下一周期开始采用阈剂量。无论采用重组 FSH/ 尿 FSH/HMG 或 HP-HMG，CPR 和 LBR 均无差异[34]。因此，对于接受 COS 来进行 IVF ± ICSI 的 PCOS 患者，可以采用尿或重组 FSH，但缺乏足够证据推荐任何特定的 FSH 制剂[14]。

PCOS 患者采用促性腺激素诱导排卵时，重要的是：

1. 提高安全性和有效性。

2. 优化反应和结局，增加 LBR，减少出生缺陷，印记和表观遗传缺陷。

3. 降低 OHSS 和多胎妊娠的风险。

可通过采用不同策略来获得最佳结局，并通过个性化刺激实现最大化的成功率。大多数个体化控制性卵巢刺激（iCOS）方案都是基于年龄、AMH 和 AFC，并根据女性的 BMI 进一步调整。在 PCOS 患者中，由于卵泡数量较多，导致并发症的概率较高。因此，我们需要将 COS 个体化，用健康的 LBR 替代卵泡数、卵母细胞数、胚胎数、着床率、每周期妊娠率等早期结局参数，降低患者的不适、成本、风险和并发症（图 9.6）。

优势卵泡在卵泡期早期进行选择，因此排卵诱导药物应在月经周期的前 3 日开始（卵泡小于 10mm，没有卵巢囊肿且子宫内膜厚度小于 6mm）。在 ART 周期中，开始 GT 治疗时雌二醇应小于 50pg/mL，孕酮应小于 1.0ng/mL。GT 的剂量可以根据卵泡大小和雌二醇水平进行调整。

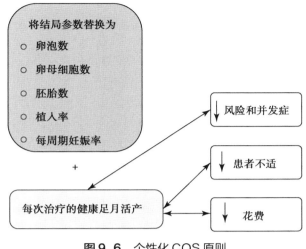

图9.6　个性化COS原则

9.5.3　促性腺激素类似物

在接受 IVF ± ICSI 周期的 PCOS 患者中，GnRH 拮抗剂方案优于长期 GnRH 激动剂方案。前者可减少刺激持续时间、总促性腺激素的剂量和 OHSS 的发生率[14]。GnRH 激动剂方案虽增加获卵数和妊娠率、减少周期取消次数，但增加 OHSS 的风险[35]。因此，推荐 PCOS 患者采用 GnRH 拮抗剂，主要是为了减少并发症。

9.6　腹腔镜卵巢钻孔

腹腔镜卵巢手术可作为 PCOS、CC 耐药、无排卵性不孕且不伴其他不孕因素患者的二线治疗方法。如果 PCOS 患者因其他原因需要腹腔镜检查，腹腔镜卵巢手术可以作为一线治疗。在推荐腹腔镜卵巢手术时，要考虑成本、所需专业知识以及术中术后风险，其中超重和肥胖的女性风险较高[36]。CC 耐药的 PCOS 患者接受腹腔镜卵巢钻孔（laparoscopic ovarian drilling，LOD）治疗的临床妊娠率、活产率或流产率与其他药物治疗相比没有明显差异[36]（除了腹腔镜卵巢手术是一次性事件，其效果至少持续一年）。相反，手术可能导致卵巢储备减少、卵巢功能丧失和附件周围粘连形成的风险增加。这一信息需要与所有考虑腹腔镜卵巢手术的 PCOS 患者共享。

9.7 辅助生殖技术

辅助生殖技术（assisted reproductive technologies，ART）不是 PCOS 相关不孕的一线治疗，通常是最后的选择，除非有其他应用 ART 治疗 PCOS 女性不孕症的理由。在无 IVF ± ICSI 绝对指征时，对于 PCOS 及无排卵性不孕的女性，在一线或二线诱导排卵疗法失败的情况下，可以采用 IVF 作为三线疗法。

促排卵和 ART 治疗可克服排卵障碍。由于肥胖对卵母细胞、胚胎和子宫内膜的影响，这些治疗方式的结果可能仍然不是最佳的。BMI 似乎对 IVF 的结果有显著影响。肥胖型 PCOS 患者的卵母细胞成熟率、质量和受精率均降低，而瘦型 PCOS 患者的受精率优于超重患者（BMI ≥25kg / m² ）[37]。

随着 BMI 的增加，着床率、临床妊娠率和活产率逐渐变得更差[27]。肥胖对辅助生殖结局的不利影响降低了实现和维持妊娠的概率（表 9.2 ）[38]。肥胖型 PCOS 患者体重减轻可改善 ART 治疗预后[27]。

表9.2　肥胖对 ART 结局的影响

肥胖对卵巢刺激和 IVF 实验室指标的不利影响	肥胖和 ART 的妊娠结局
• 高促性腺激素需求	• 由于循环血清 FFA 和 CRP 水平升高，子宫内膜容受性改变，子宫内膜基因表达改变
• 长期卵巢刺激	• 低着床率
• 高失败率	• 低妊娠率
• 高卵泡不同步的发生率	• 高临床前流产率(生化妊娠)
• 低排卵期卵泡内 hCG 浓度	• 高临床流产率
• 低血清雌二醇峰值	• 高胎儿缺陷风险
• 早期颗粒细胞(GC)黄体化	• 妊娠中晚期母儿并发症增加
• 有缺陷的卵母细胞恢复减数分裂	• 低活产率
• 获卵数少	• 病态肥胖与妊娠糖尿病、高血压、子痫前期、早产、死产、剖宫产或器械分娩增加、肩难产、胎儿窘迫、新生儿早死以及大于 / 小于胎龄儿密切相关
• 成熟卵泡少	
• 卵丘 / 冠状体 - 卵母细胞相互作用改变	
• 卵母细胞质量差	

续表

肥胖对卵巢刺激和 IVF 实验室指标的不利影响	肥胖和 ART 的妊娠结局
• 线粒体异常	
• 减数分裂 / 有丝分裂纺锤体动力学异常	
• 低受精率	
• 胚胎质量差	
• 由于甘油三酯增加,葡萄糖消耗减少,氨基酸代谢改变,囊胚变小	
• 低胚胎移植率	
• 低平均移植胚胎数	

无排卵性 PCOS 女性应用 IVF 是有效的,选择性单胚胎移植可减少多胎妊娠。因此,接受 IVF ± ICSI 治疗的 PCOS 女性在开始治疗前需要咨询费用、便利性、OHSS 风险和降低 OHSS 风险的选择。PCOS 女性往往对促性腺激素更敏感,因此有较高的 OHSS 和多胎妊娠风险。卵巢刺激应从低剂量促性腺激素(100 ~ 150IU)开始,为了提高安全性和有效性,建议采用 GnRH 拮抗剂方案。对于瘦型 PCOS 女性,采用黄体中期长期 GnRH 激动剂抑制方案刺激卵巢,妊娠率较高。这可能是因为瘦型 PCOS 女性与高 LH 水平相关,黄体中期长期 GnRH 激动剂方案降低了 LH 水平,提高了着床潜力[39]。重组 hCG 和尿 hCG 均可用于刺激卵母细胞的最终成熟。在 GnRH 激动剂方案中,建议减少尿 hCG 剂量(5 000IU,而不是 10 000IU),以提高安全性[14]。当 GnRH 拮抗剂下调时,推荐有 OHSS 风险女性的卵母细胞的最终成熟采用 GnRH 激动剂[14]。还需要防止 LH 水平早期升高来避免卵泡后期孕酮的升高。孕酮升高提示卵巢高反应,通常与较大剂量的 FSH 有关[40]。为了避免孕酮升高,可采用改良自然周期、轻度刺激方案或个体化 COS 方案(以低剂量 FSH 和采用 HMG 进行 COS,因为 LH 活性可以抵消 FSH 诱导的 P4 升高)[40]。也可通过早期启动 GnRH 拮抗剂来实现,防止 LH 水平的早期升高。在排卵前孕酮已经升高的周期中,如果所有胚胎都经低温保存、解冻,并在自然或激素替代疗法(hormone replacement therapy, HRT)周期中移植,着床率、临床妊娠率和活产率可以增加[40]。黄体支持最好采用孕酮,不要采用 hCG。PCOS 患者的临床妊娠率和植入率分别为 30% ~ 35% 和 10% ~ 15%[41]。尽管在所有年龄组中,PCOS 患者的卵母细胞数量较多,但 40 岁以上的 PCOS 患者的 CPR 和 LBR 与相同年龄的输卵

管性不孕患者相似。因此, PCOS 的生殖窗口不能延长, 虽然卵巢储备指标较高, 但 PCOS 合并不孕症患者应及时治疗[41]。

辅助治疗 PCOS 的治疗目标是在某些辅助药物可用的情况下达到最佳效果。

9.8 胰岛素增敏剂

9.8.1 二甲双胍

90% 的肥胖型 PCOS 患者合并 IR, IR 可加重排卵障碍[42-43]。二甲双胍在 PCOS 中的作用机制和不良反应, 见表 9.3。

表9.3 二甲双胍的作用机制和不良反应

作用	副作用
• ↑葡萄糖耐量	• 1/3 患者有胃肠道功能紊乱
• ↑胰岛素敏感性和胰岛素相关信号机制	• 全身不适感
• ↓血脂水平	• 减少维生素 B_{12} 的吸收
• ↑体重减轻或稳定	• 乳酸堆积
• 改善脂肪分布	
• ↓血压	
• ↓雄激素水平	
• 影响卵巢甾体激素合成和卵巢内 IR, 改善卵巢环境, 恢复正常月经	
推迟糖尿病	

二甲双胍每日应用剂量为 1 000 ~ 2 550mg, 当妊娠试验阳性或月经来潮时停用, 除非有其他二甲双胍治疗指征。二甲双胍联合 CC 比单用 CC 治疗有更高的排卵率和临床妊娠率[44]。最近更新的 Cochrane 综述表明, 二甲双胍可能比安慰剂对活产有益, 但有胃肠道副作用。与单用 CC 相比, 单用二甲双胍或与 CC 联合应用时, 这种有益疗效不肯定[45]。

2017 年的一篇 Cochrane 综述表明, 二甲双胍可能会增加在规律性生活和宫内人工授精周期中采用促性腺激素诱导排卵的女性的活产率[44]。

根据最新的国际 PCOS 指南, 对于接受 IVF/ICSI 治疗且应用 GnRH 激动剂方案的女性, 可在促性腺激素诱导排卵前和 / 或期间采用二甲双胍辅助治疗，以提高临床妊娠率，降低 OHSS 风险 [14]。一些瘦型 PCOS 女性应用二甲双胍治疗可有规律月经和排卵 [46]。二甲双胍可显著降低瘦型 PCOS 患者的空腹血糖、睾酮并改善胰岛素抵抗 [47]。

9.8.2　肌醇

PCOS 女性缺乏肌醇 - 维生素 B 族的一员。肌醇是一种胰岛素增敏剂，对 PCOS 患者的卵巢功能及对 ART 的反应有益。虽然它能诱导卵母细胞细胞核和细胞质的成熟，促进胚胎发育，但尚无它对妊娠率和活产率的影响数据。需要对更大患者群体进一步研究，以确定肌醇补充（可能与其他药物联合应用）是否可以改善接受 ART 治疗的 PCOS 女性的 CPR 和 LBR [48]。由于样本量小，使用 D-chiro- 肌醇（2 项研究）、罗格列酮（1 项研究）或吡格列酮的证据有限 [14]。

PCOS 国际指南也建议，目前应考虑肌醇（任何形式）作为 PCOS 的试验性治疗，需要进一步研究新的疗效证据 [14]。每日 3g 肌醇对瘦型 PCOS 女性也有积极作用。它可以降低 LH、雄激素和 CRP 水平，改善胰岛素抵抗 [49]。Agarwal 等评估了二甲双胍联合肌醇和单用二甲双胍对不孕 PCOS 女性促排卵的疗效 [50]。本研究的结论是，与单独采用二甲双胍相比，接受联合治疗女性的活产率更高 [50]。

没有太多证据表明要对试孕女性采用较新的胰岛素增敏剂，如胰高血糖素样肽 -1（GLP-1）类似物（艾塞那肽和利拉鲁肽）[14]。

9.8.3　其他辅助用药

表 9.4　给出了其他辅助用药的列表。

表 9.4　PCOS 的辅助治疗

雄激素过多	**其他 - 可能改善排卵**	**降低 OHSS 风险**
泼尼松	N- 乙酰半胱氨酸	卡麦角林
甲泼尼龙	褪黑激素	钙
地塞米松	维生素 D	预防性应用白蛋白
高胰岛素血症/	烟酸铬	羟基淀粉
胰岛素抵抗	L- 甲基叶酸	免疫球蛋白
二甲双胍	植物雌激素	二甲双胍
肌醇		阿司匹林
		GnRH 拮抗剂

这些辅助用药大多是用于治疗 PCOS 相关不孕的超适应证处方。因此，对 PCOS 患者采用辅助用药时，需要权衡利弊。

9.9 心理干预

行为问题、自信心受损、焦虑和抑郁程度增加都可以通过心理咨询（无论是单独治疗还是集体治疗）来改善不孕症的疗效。

9.9.1 肥胖型 PCOS 和瘦型 PCOS 的结局差异

大多数评估 BMI 和 ART 预后之间关系的研究都是小规模和回顾性的。瘦型 PCOS 患者的获卵数比胖者少。虽然瘦型 PCOS 患者所需促性腺激素剂量更小，但两组的植入率、临床妊娠率、活产率无明显差异[51]。与 BMI 较低的患者相比，BMI 较高的 PCOS 患者需要更高剂量的促性腺激素，CPR 和 LBR 显著降低，获卵数更少[52]。瘦型 PCOS 患者 OHSS 发生率高于肥胖型 PCOS 患者[39]。有研究报道 BMI >25kg/m² 的患者的受精率低于 BMI ≤ 25kg/m² 的患者[51]。

根据笔者的经验，肥胖组的获卵数、成熟卵数、受精率和卵裂率均显著低于对照组（$P < 0.05$）。肥胖患者的妊娠率（$P=0.0005$）和活产率（$P=0.002$）均有统计学意义。OHSS 和稽留流产的发生率无显著差异。

9.10 预防并发症

OHSS 是一种严重、有害、意外的 COS 后果，是由过度的卵巢刺激和采用 hCG 促排卵时卵巢对 COS 的过度反应引起的。我们需要降低 OHSS 风险以提高 PCOS 不孕治疗的安全性，因此预防至关重要。

（a）OHSS 的预防，表 9.5 列举了预防 OHSS 的策略。

表 9.5 降低 OHSS 风险的策略

治疗前	• 识别危险因素，使 COS 个性化
	• 正确应用刺激方案
	• 应用 USG 和 E2 监测 COS，构成"金标准"
	• 应用促性腺激素释放激素拮抗剂方案
治疗时	• 限制人绒毛膜促性腺激素的剂量或浓度
	• 应用重组促黄体生成素 / 促性腺激素释放激素激动剂诱发排卵
	• 体外成熟

续表

治疗时	• 高危患者取卵时预防性应用白蛋白
	• 单胚胎移植来避免多胎妊娠
获卵后	• 仅用孕酮进行黄体期支持
	• 多巴胺受体激动剂（卡麦角林）每日 0.5mg，7 ~ 10 日
	• 随后的周期，将所有移植胚胎进行冷冻保存
	• 冷冻所有胚胎后使用拮抗剂

在过去，除了停止促排卵，没有一个方法是完全有效的，尽管这些方法降低了高危患者 OHSS 的发生率。但现在，我们可以选择在 GnRH 拮抗剂周期中应用 GnRH 激动剂，并可选择在随后的周期中冷冻所有移植胚胎，这可以最大限度地减少 OHSS 的发生。

全冷冻策略：选择性冷冻胚胎移植（elective frozen embryo transfer，eFET）是 OHSS 高风险的 PCOS 女性的首选，孕酮在移植当日升高超过 1.5ng/mL。推荐反复植入失败的女性采用个体化 ET。当着床前非整倍体基因检测被用作胚胎选择技术时，也推荐 eFET 用作胚胎选择技术。已有报道通过提高子宫内膜容受性（endometrial receptivity，ER）等改善胚胎着床的策略来提高 eFET 后的妊娠率 [53]。PCOS 女性的 ER 降低与 COS 致子宫内膜增殖相关 [54]，以及与子宫内膜 - 胚胎相互作用的至关重要的基因改变相关 [55]。选择性 FET 的异位妊娠发生率低，因为它不涉及 COS，而 COS 与子宫收缩性增加和胚胎 - 子宫内膜不同步相关 [56]。COS 引起的滋养细胞增殖和侵袭改变也在一定的程度上导致产科及围产期并发症 [57]，如早产 [58]、小于胎龄儿 [59]。很少有研究报道低出生体重的风险较低 [58]。eFET 周期与妊娠时间延长、孕周大的高发生率和胎盘植入的高风险有关 [58]。

一项研究观察了 BMI 对全冷冻策略妊娠结局的影响 [59]。在这项研究中，3 079 名 PCOS 女性完成了 1 168 个选择性冷冻胚胎移植周期，并根据她们的 BMI 分为三组 [59]。观察三组的着床率、临床妊娠率、早期流产率和活产率。肥胖仍然是降低着床率和活产率的一个风险因素，全冷冻策略 [59] 的早期流产风险增加。因此建议在全冷冻周期之前减肥。

（b）防止多胎妊娠。

预防多胎妊娠至关重要。多胎妊娠与较高的产妇和新生儿发病率及死亡率有关，并将不孕不育的成功结局改变为并发症结局。在促排卵周期中，无论是规律性生活还是宫内人工授精，都可以通过口服促排卵剂和低剂量促性腺激素来预防多胎妊娠。如果出现三个或以上优势卵泡，则应取消周期或转换为 ART 周期。在一个 ART 周期中，可以限制移植胚胎数量来防止多胎妊娠。对于年龄小于 36 岁的女性，可以限制移植一个胚胎；对于年龄 37 岁或以上的女性，以及至少有过两次 IVF 周期失败的女性可以限制移植两个胚胎。

（c）预防印记缺陷和表观遗传修饰。

印记缺陷和表观遗传修饰可致整倍体胚胎非整倍体和反复植入失败[60]。图 9.7 突出了印记缺陷和表观遗传修饰的其他影响。

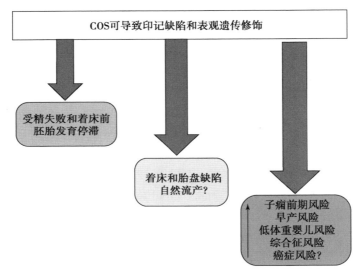

图 9.7 印记缺陷和表观遗传修饰的影响

这可通过采用温和刺激方案、改良体外培养系统、调整生活方式和补充足够的叶酸来预防。

9.11　结论

瘦型 PCOS 和肥胖型 PCOS 都存在代谢、激素和临床表现紊乱。无论 BMI 如何，PCOS 女性均存在胰岛素抵抗和高胰岛素血症，因此应该进行相应的管理。无论胖瘦，均应该早期筛查和干预。不孕治疗成功的决定因素是肥胖程度、高胰岛素血症程度和血 LH 水平。治疗的主要目标是管理胰岛素抵抗和高雄激素血症，它们是导致 PCOS 不孕不育后遗症的因素。成功治疗的关键在于通过改变生活方式，如饮食调整、运动和心理社会支持来减轻体重。肥胖型 PCOS 患者的饮食干预和运动增加可改善 IR、HA、月经和生育力。

无论 PCOS 女性胖瘦，调整生活方式、恢复排卵（应用口服促排卵剂/促性腺激素）和难治性病例的 IVF 将增加成功妊娠的机会。在卵泡发育晚期，控制性超促排卵（controlled ovarian hyperstimulation，COH）方案通过 GnRH 类似物使血 LH 水平恢复正常，为纠正内分泌环境异常提供机会。根据患者特点调整常规刺激方案并进行初筛，使其对患者友好，并最大可能提高 LBR。

肥胖在 PCOS 临床表现的严重程度和代谢紊乱方面起着重要的作用。减肥可以改善卵巢对生育药物的反应和 ART 疗效，也可以减少产科并发症。在无排卵性 PCOS 患者中，减重会增加自然妊娠率。瘦型 PCOS 患者调整生活方式也有更好的疗效。OI 方案是安全有效的，OHSS 和多胎妊娠的风险低，且有更好的新生儿结局。

根据患者特征，如 BMI、LH 和 AMH 水平、AFC、促性腺激素类型和剂量等个体化 OI 方案，与 GnRH 类似物联合应用，增加了妊娠的可能性。

如果 PCOS 患者的 BMI 较低，则 ART 疗效更佳，尽管 CPR 和 LBR 可能没有显著差异。减肥是否能改善 ART 治疗周期的结局，目前还不是很清楚。当建议生活方式管理时，权衡减肥和推迟妊娠的利弊是非常重要的，特别是对于那些高龄和卵巢储备减少的人。然而，必须让肥胖患者意识到子痫前期、妊娠糖尿病和剖宫产的产科风险增加，并鼓励她们在备孕前减肥。个体化 COS、全冷冻策略和选择性单胚胎移植有助于提高 ART 的成功率，降低 PCOS 患者接受生育治疗的压力、焦虑和并发症。

（刘莉莉　译　阮祥燕　校）

参考文献

1. Brassard, M., AinMelk, Y., and Baillargeon, J.P. Basic infertility including polycystic ovary syndrome. (xi). Med Clin North Am. 2008; 92: 1163–1192.

2. Barbieri RL, Makris A, Randall RW, Daniels G, Kistner RW, Ryan KJ. Insulin stimulates androgen accumulation in incubations of ovarian stroma obtained from women with hyperandrogenism. J Clin Endocrinol Metab. 1986;62:904–10.

3. Plymate SR, Matej LA, Jones RE, Friedl KE. Inhibition of sex hormone-binding globulin production in the human hepatoma (Hep G2) cell line by insulin and prolactin. J Clin Endocrinol Metab. 1988;67:460–4.

4. Wood JR, Dumesic DA, Abbott DH, et al. Molecular abnormalities in oocytes from women with polycystic ovary syndrome revealed by microarray analysis. J Clin Endocrinol Metab. 2007;92:705–13.

5. Knight PG, Glister C. Local roles of TGF-β superfamily members in the control of ovarian follicle development. Anim Reprod Sci. 2003;78:165–83.

6. Qiao J, Feng HL. Extra-and intra-ovarian factors in polycystic ovary syndrome: impact on oocyte maturation and embryo developmental competence. Hum Reprod Update. 2010;17(1):17–33.

7. Fedorcsak P, Dale PO, Storeng R, Ertzeid G, Bjercke S, Oldereid N, et al. Impact of overweight and underweight on assisted eproduction treatment. Hum Reprod. 2004;19:2523–8.

8. Zhang JJ, Feret M, Chang L, Yang M, Merhi Z. Obesity adversely impacts the number and maturity of oocytes in conventional IVF not in minimal stimulation IVF. Gynecol Endocrinol. 2015;31:409–13.

9. Bellver J, Pellicer A, Garcia-Velasco JA, Ballesteros A, Remohi J, Meseguer M. Obesity reduces uterine receptivity: clinical experience from 9,587 first cycles of ovum donation with normal weight donors. Fertil Steril. 2013;100:1050–8.

10. Yuan C, Liu X, Mao Y, Diao F, Cui Y, Liu J. Polycystic ovary syndrome patients with high BMI tend to have functional disorders of androgen excess: a prospective study. J Biomed Res. 2016;30:197–202.

11. Koyuncu FM, Kuscu NK, Var A, Onur E. Leptin levels in patients with polycystic ovary syndrome in response to two different oral contraceptive treatments. Acta Obstet Gynecol Scand. 2003;82(8):767–8.

12. Wu LL, Norman RJ, Robker RL. The impact of obesity on oocytes: evidence for lipotoxicity mechanisms. Reprod Fertil Dev. 2011;24(1):29–34.

13. Williams RM, Ong KK, Dunger DB. Polycystic ovarian syndrome during puberty and adolescence. Mol Cell Endocrinol. 2013;373:61–7.

14. Teede HJ, Misso ML, Costello MF, Dokras A, Laven J, Moran L, Piltonen T, Norman RJ. Recommendations from the international evidence-based guideline for the assessment and management of polycystic ovary syndrome. Hum Reprod. 2018;33(9):1602–18.

15. Heijnen EMEW, Eijkemans MJC, Hughes EG, et al. A meta-analysis of outcomes of conventional IVF in women with polycstic ovary syndrome. Human Reprod Update. 2006; 12:13–21.

16. Schramm RD, Bavister BD. A macaque model for studying mechanisms controlling oocyte development and maturation in human and nonhuman primates. Hum Reprod. 1999;14:2544–55.

17. Cano F, Garcia-Velasco JA, Millet A. Oocyte quality in polycystic ovaries revisited: identification of a particular subgroup of women. J Assist Reprod Genet. 1997;14:254–60.

18. Hwang JL, Seow KM, Lin YH, et al. IVF versus ICSI in sibling oocytes from patients with polycystic ovarian syndrome: a randomized controlled trial. Hum Reprod. 2005; 20:1261–5.

19. Wissing ML, Bjerge MR, Olesen AI, Hoest T, Mikkelsen AL. Impact of PCOS on early embryo cleavage kinetics. Reprod Biomed Online. 2014;28(4):508–14.

20. Bellver J, Mifsud A, Grau N, Privitera L, Meseguer M. Similar morphokinetic patterns in embryos derived from obese and normoweight infertile women: a time-lapse study. Hum Reprod. 2013;28:794–800.

21. Barnes FL, Kausche A, Tiglias J, et al. Production of embryos from in vitro-matured primary human oocytes. Fertil Steril. 1996;65:1151–6.

22. Chekir C, Nakatsuka M, Kamada Y, Noguchi S, Sasaki A, Hiramatsu Y. Impaired uterine perfusion associated with metabolic disorders in women with polycystic ovary syndrome. Acta Obstet Gynecol Scand. 2005;84:189–95.

23. Ledee-Bataille N, Lapree-Delage G, Taupin JL, Dubanchet S, Taieb J, Moreau JF, et al. Follicular fluid concentration of leukaemia inhibitory factor is decreased among women with polycystic ovarian syndrome during assisted reproduction cycles. Hum Reprod. 2001;16:2073–8.

24. Broughton DE, Moley KH. Obesity and female infertility: potential mediators of obesity's impact. Fertil Steril. 2017 Apr 1;107(4):840–7.

25. Tziomalos K, Dinas K. Obesity and outcome of assisted reproduction in patients with polycystic ovary syndrome. Front Endocrinol. 2018 Apr 4;9:149.

26. Mena GP, Mielke GI, Brown WJ. The effect of physical activity on reproductive health

outcomes in young women: a systematic review and meta-analysis. Hum Reprod Update. 2019;25(5):542–64.

27. Practice Committee of the American Society for Reproductive Medicine. Obesity and reproduction: a committee opinion. Fertil Steril. 2015;104(5):1116–26.

28. Goyal M, Dawood AS. Debates regarding lean patients with poly- cystic ovary syndrome: a narrative review. J Hum Reprod Sci. 2017;10:154–61.

29. Pascoe MC, Thompson DR, Ski CF. Yoga, mindfulness-based stress reduction and stress-related physiological measures: a meta-analysis. Psychoneuroendocrinology. 2017 Dec 1;86:152–68.

30. Chatzis P, Tziomalos K, Pratilas GC, Makris V, Sotiriadis A, Dinas K. The role of Antiobesity agents in the Management of Polycystic Ovary Syndrome. Folia Med. 2018 Dec 1;60(4):512–20.

31. Shah D. Madhuri Patil on behalf of the national PCOS working group, consensus statement on the use of oral contraceptive pills in polycystic ovarian syndrome women in India. J Hum Reprod Sci. 2018;11(2):96.

32. Amer SA, Smith J, Mahran A, Fox P, Fakis A. Double-blind randomized controlled trial of letrozole versus clomiphene citrate in subfertile women with polycystic ovarian syndrome. Hum Reprod. 2017;32(8):1631–8.

33. Homburg R, Hendriks ML, König TE, Anderson RA, Balen AH, Brincat M, Child T, Davies M, D'Hooghe T, Martinez A, Rajkhowa M. Clomifene citrate or low-dose FSH for the first-line treatment of infertile women with anovulation associated with polycystic ovary syndrome: a prospective randomized multinational study. Hum Reprod. 2012;27(2):468–73.

34. Weiss NS, Nahuis M, Bayram N, Mol BW, Van der Veen F, van Wely M. Gonadotrophins for ovulation induction in women with polycystic ovarian syndrome. Cochrane Database Syst Rev. 2015;9

35. Lambalk CB, Banga FR, Huirne JA, Toftager M, Pinborg A, Homburg R, et al. GnRH antagonist versus long agonist protocols in IVF: a systematic review and meta-analysis accounting for patient type. Hum Reprod Update. 2017;23:560–79.

36. Farquhar C, Brown J, Marjoribanks J. Laparoscopic drilling by diathermy or laser for ovulation induction in anovulatory polycystic ovary syndrome. Cochrane Database Syst Rev. 2012;6

37. Kar S. Anthropometric, clinical, and metabolic comparisons of the four Rotterdam PCOS phenotypes: a prospective study of PCOS women. J Hum Reprod Sci. 2013;6:194–200.

38. Bellver J, Busso C, Pellicer A, Remohí J, Simón C. Obesity and assisted reproductive technology outcomes. Reprod Biomed Online. 2006;12(5):562–8.

39. Orvieto R, Nahum R, Meltcer S, Homburg R, Rabinson J, Anteby EY, et al. Ovarian stimulation in polycystic ovary syndrome pa- tients: the role of body mass index. Reprod Biomed Online. 2009;18:333–6.

40. Fleming R, Jenkins J. The source and implications of progesterone rise during the follicular phase of assisted reproduction cycles. Reprod Biomed Online. 2010;21(4):446–9.

41. Kalra SK, Ratcliffe SJ, Dokras A. Is the fertile window extended in women with polycystic ovary syndrome? Utilizing the Society for Assisted Reproductive Technology registry to assess the impact of reproductive aging on live-birth rate. Fertil Steril. 2013 Jul 1;100(1):208–13.

42. Practice Committee of the American Society for Reproductive Medicine. Role of metformin for ovulation induction in infertile patients with polycystic ovary syndrome (PCOS): a guideline. Fertil Steril. 2017;108(3):426–41.

43. Palomba S, Falbo A, La Sala GB. Metformin and gonadotropins for ovulation induction in patients with polycystic ovary syndrome: a systematic review with meta-analysis of randomized controlled trials. Reprod Biol Endocrinol. 2014;12(1):3.

44. Rocha AL, Oliveira FR, Azevedo RC, Silva VA, Peres TM, Candido AL, Gomes KB, Reis FM. Recent advances in the understanding and management of polycystic ovary syndrome. F1000Research. 2019;8.

45. Sharpe A, Morley LC, Tang T, Norman RJ, Balen AH. Metformin for ovulation induction (excluding gonadotrophins) in women with polycystic ovary syndrome. Cochrane Database

Syst Rev. 2019;12.

46. Anastasiou OE, Canbay A, Fuhrer D, Reger-Tan S. Metabolic and androgen profile in underweight women with polycystic ovary syndrome. Arch Gynecol Obstet. 2017;296:363–71.

47. Popova P, Ivanova L, Karonova T, Grineva E. Ovulation induction by metformin in lean and obese women with polycystic ovary syndrome. Endocr Abstr 2011;26(P90).

48. Garg D, Tal R. Inositol treatment and ART outcomes in women with PCOS. Int J Endocrinol. 2016;2016.

49. Genazzani AD, Santagni S, Ricchieri F, Campedelli A, Rattighieri E, Chierchia E, et al. Myoinositol modulates insulin and luteinizing hormone secretion in normal weight patients with polycystic ovary syndrome. J Obstet Gynaecol Res. 2014;40:1353–60.

50. Agrawal A, Mahey R, Kachhawa G, Khadgawat R, Vanamail P, Kriplani A. Comparison of metformin plus myoinositol vs metformin alone in PCOS women undergoing ovulation induction cycles: randomized controlled trial. Gynecol Endocrinol. 2019;35(6):511–4.

51. Mc Cormick B, Thomas M, Maxwell R, Williams D, Aubuchon M. Effects of polycystic ovarian syndrome on in vitro fertilization-embryo transfer outcomes are influenced by body mass index. Fertil Steril. 2008;90:2304–9.

52. Bailey AP, Hawkins LK, Missmer SA, Correia KF, Yanushpolsky EH. Effect of body mass index on in vitro fertilization outcomes in women with poly- cystic ovary syndrome. Am J Obstet Gynecol. 2014;211:e1–6.

53. Roque M, Valle M, Kostolias A, Sampaio M, Geber S. Freeze-all cycle in reproductive medicine: current perspectives. JBRA Assist Reprod. 2017;21(1):49.

54. Kolibianakis E, Bourgain C, Albano C, Osmanagaoglu K, Smitz J, Van Steirteghem A, Devroey P. Effect of ovarian stimulation with recombinant follicle-stimulating hormone, gonadotropin releasing hormone antagonists, and human chorionic gonadotropin on endometrial maturation on the day of oocyte pick-up. Fertil Steril. 2002;78(5):1025–9.

55. Labarta E, Martínez-Conejero fnameJA, Alamá P, Horcajadas JA, Pellicer A, Simón C, Bosch E Endometrial receptivity is affected in women with high circulating progesterone levels at the end of follicular phase: a functional genomics analysis Hum Reprod 2011;26:1813–5.

56. Londra L, Moreau C, Strobino D, Garcia J, Zacur H, Zhao Y. Ectopic pregnancy after in vitro fertilization: differences between fresh and frozen-thawed cycles. Fertil Steril. 2015;104:110–8.

57. Mainigi MA, Olalere D, Burd I, Sapienza C, Bartolomei M, Coutifaris C. Peri-implantation hormonal milieu: elucidating mechanisms of abnormal placentation and fetal growth. Biol Reprod. 2014;90:26.

58. Ishihara O, Araki R, Kuwahara A, Itakura A, Saito H, Adamson GD. Impact of frozen-thawed single-blastocyst transfer on maternal and neonatal outcome: an analysis of 277,042 single-embryo transfer cycles from 2008 to 2010 in Japan. Fertil Steril. 2014;101:128–33.

59. Qiu M, Tao Y, Kuang Y, Wang Y. Effect of body mass index on pregnancy outcomes with the freeze-all strategy in women with polycystic ovarian syndrome. Fertil Steril. 2019 Dec 1;112(6):1172–9.

60. Osman E, Franasiak J, Scott R. Oocyte and embryo manipulation and epigenetics. In Seminars in reproductive medicine 2018 may (Vol. 36, no. 03/04, pp. e1-e9). Thieme Medical Publishers.

第十章 多囊卵巢综合征：生育治疗选择

Gesthimani Mintziori Dimitrios G. Goulis Basil C. Tarlatzis

10.1 引言

PCOS 是最常见的不孕症原因之一，因为它是绝经前女性最常见的内分泌疾病。主要的病理生理机制是无排卵，导致受孕时间延长。

2007 年，在塞萨洛尼基举行的第二届国际研讨会期间，欧洲人类生殖与胚胎学学会（European Society of Human Reproduction and Embryology，ESHRE）和美国生殖医学学会（American Society for Reproductive Medicine，ASRM）会上讨论了所有关于 PCOS 女性生育能力的治疗方案[1]。最近，《多囊卵巢综合征评估和管理国际循证指南》提出了所有生育治疗方案，并对现有证据进行了严格评估[2]。

10.2 生育治疗选择

10.2.1 改变生活方式减肥

生活方式干预包括饮食、体育锻炼和行为管理技巧。改变生活方式以减轻体重被认为是 PCOS 女性不孕症的一线治疗方法，同时对健康、新陈代谢和心理都有好处。有人建议，对于 PCOS 肥胖患者，在诱导排卵前应建议并实施生活方式的改变，主要是为了避免肥胖相关的妊娠并发症。然而，尚不清楚这种方法是否会增加累积妊娠率或活产率。最近 Cochrane 关于 PCOS 患者生活方式改变的综述综合了 15 项研究，共有 498 名参与者，结果表明生活方式干预可以对游离雄激素指数产生积极影响 [平均差值（MD）为 –1.11，95% 可信区间（CI）为 –1.96 ~ –0.26，6 组随机对照试验，$n=204$，$I^2=71\%$]。不幸的是，没有研究报告流产、妊娠或活产率的数据[3]。在任何情况下，肥胖都是无排卵，治疗反应失败或延迟反应（如枸橼酸氯米芬、促性腺激素），妊娠早期流产和妊娠晚期并发症的独立危险因素。因此，减肥被推荐作为希望生育的 PCOS 肥胖女性的一线治疗。似乎没有哪种饮食比其他饮食更有益[4]。超重女性适度减轻体重（5%～10%）可以恢复月经和生育能力。

10.2.2　药理和外科促排卵

来曲唑和 CC 是 PCOS 患者促排卵的首选治疗方法。CC 传统上用作排卵诱导剂已有 40 多年的历史。然而，根据最近的数据，与 CC 相比，来曲唑对 PCOS 无排卵女性更有效，活产的可能性比 CC 高 40%～60%[5]。

10.2.2.1　来曲唑

来曲唑是最常用的芳香化酶抑制剂（AI），用于促排卵。AI 抑制芳香化酶的作用，芳香化酶是一种将雄激素转化为雌激素的酶，并增加刺激卵巢卵泡发育和成熟所需的 FSH 的分泌。2019 年一项评估来曲唑与 CC 的个体患者数据（individual patient data, IPD）荟萃分析显示，与 CC 相比，来曲唑有更高的排卵 [相对风险（RR）为 1.13，95%CI 为 1.07～1.2]、临床妊娠（RR 为 1.45，95% CI 为 1.23～1.70）和活产率（RR 为 1.43，95% CI 为 1.17～1.75）[6]。同样，来曲唑缩短了妊娠前时间 [风险比（HR）为 1.72，95% CI 为 1.38～2.15][6]。这些观察结果在基线血清总睾酮浓度较高的女性中更为明显。根据 2018 年《多囊卵巢综合征评估和管理国际循证指南》，来曲唑是 PCOS 患者促排卵的一线药物治疗[2]。尽管有这些证据，而且费用可承担，但来曲唑的应用仍然是超适应证的，女性必须提供知情同意。

10.2.2.2　枸橼酸氯米芬

枸橼酸氯米芬（CC）是一种选择性雌激素受体调节剂，传统上用作排卵诱导剂已有 40 多年。与安慰剂或不治疗相比，CC 的临床妊娠率更高。其主要适应证是排卵过少或无排卵所致的不孕症。CC 的起始剂量为 50mg/d，口服 5 日。这是一种廉价而安全的药物，因为它不需要频繁的超声监测。它是口服的，不良反应相对较少。服用 CC 的多胎妊娠率从 0.3%（三胞胎）到 5%～7%（双胞胎），发生 OHSS 的风险＜1%[7]。

10.2.2.3　二甲双胍

二甲双胍是治疗 PCOS 肥胖患者的一种简单、低成本和安全的选择。二甲双胍是一种胰岛素增敏药，每日口服两次。虽然它通常与胃肠道疾病有关，但没有其他严重的不良反应。最近的 Cochrane 荟萃分析包括 41 项研究和 4 552 名女性，显示与安慰剂相比，二甲双胍增加排卵 [优势比（OR）为 2.64，95% CI 为 1～3.75；I^2= 61%；13 项研究，684 名女性]、临床妊娠（OR 为 1.98，95% CI 为 1.47～2.65；I^2=30%；11 项研究，1 213 名女性）和活产率(OR 为 1.59，95% CI 为 1.00～2.51；4 项研究，435 名女性)[8]。

在患有 PCOS 的肥胖女性中，CC 可以与二甲双胍联合应用，以改善生殖结果(排卵、妊娠和活产率)[2]。在 CC 中添加二甲双胍也可能缩短妊娠前时间，特别是在特定的 PCOS 亚组(例如肥胖和 CC 抵抗患者)。当比较二甲双胍和 CC 时，就其对生殖结果的疗效而言，基线 BMI 似乎发挥了作用：正常体重的女性从二甲双胍中受益更多。相比之下，患有 PCOS 的肥胖女性在 CC 促排卵后有更好的生殖结局(临床妊娠率和活产率)[8]。

10.2.2.4　促性腺激素

促性腺激素被用作 PCOS 患者促排卵的二线治疗。主要是因为它们的成本、可获得性，以及对专业知识和密集超声监测的需求。此外，也增加了多胎妊娠的风险。不同促性腺激素制剂的临床疗效似乎具有可比性。由于接受外源性促性腺激素治疗的 PCOS 患者发生 OHSS 的风险增加，有人建议采用低剂量、渐进式卵巢刺激方案。

10.2.2.5　辅助生殖技术

接受 ART 的女性中，约有 1/5 被诊断为 PCOS。然而，体外受精(IVF)仅在 PCOS 患者其他治疗失败的情况下应用，因为在以受控方式刺激卵巢缺乏一致性，或者如果 IVF 有特定的适应证，如输卵管或男性因素不孕。尽管在最佳刺激方案上没有达成一致意见，但大多数研究表明，与其他方案相比，应用 GnRH 拮抗剂本身可以显著降低发生 OHSS 的风险[9]。此外，在拮抗剂方案中，有可能用 GnRH 激动剂而不是 hCG 来诱导最终的卵母细胞成熟，这与所有胚胎冷冻和随后的冷冻胚胎移植(FET)相关，保持了较高的妊娠率，并且几乎消除了 OHSS 的风险[10]。此外，IVF 是一种合理的治疗策略，因为通过单胚胎移植(single embryo transfer，SET)可将多胎妊娠率降至最低，而诱导排卵，特别是应用促性腺激素多胎妊娠发生率高。值得注意的是，通过 IVF，PCOS 患者与非 PCOS 患者妊娠率相似。

10.2.2.6　卵巢打孔

没有足够的证据表明，与其他治疗方法相比，CC 耐药的女性的腹腔镜卵巢透热治疗("打孔")与临床妊娠率和活产率的增加有关[5]。然而，在接受腹腔镜卵巢打孔术的女性中，观察到多胎妊娠的发生率降低[11]。应用它的主要问题是对卵巢功能的长期影响和腹腔内粘连的发展。

10.2.3　其他提高生育能力的治疗方案

PCOS 患者的替代辅助生殖选择包括从未受刺激的卵巢中收集的未成熟的卵母细胞体外成熟(in vitro maturation，IVM)[12]。由于该方法需要相当多的专业知识,因此无法广泛应用。鉴于目前的证据,应用抗肥胖药物旨在提高生育能力是不合理的[5]。

根据对 PCOS 患者非药物干预的系统综述,N- 乙酰半胱氨酸和肌醇可以诱导排卵,但证据不充分[13]。在替代医学方面,与单纯药物治疗相比,中药和针灸在 PCOS 患者促排卵药物治疗的基础上可能会提高临床妊娠率[13]。

10.3 选择最佳生育治疗方案

一项对 57 项随机对照试验的荟萃分析,研究了 8 082 名接受 CC、二甲双胍(或其组合)、他莫昔芬、FSH 或腹腔镜卵巢钻孔治疗的患者,结果表明,与安慰剂或不治疗相比,所有药物治疗有更高的妊娠率[14]。与 CC、他莫昔芬或二甲双胍单独应用相比,来曲唑和 CC 与二甲双胍联合应用妊娠率更高[14]。一项 IPD 荟萃分析显示,与 CC 相比,来曲唑改善了妊娠时间(HR 为 1.72,95% CI 为 1.38 ~ 2.15)、临床妊娠率(RR 为 1.45,95% CI 为 1.23 ~ 1.70)和活产率(RR 为 1.43,95% CI 为 1.17 ~ 1.75)[6]。

10.4 结论

患有 PCOS 和不孕症的患者应感到宽慰,有很多治疗方案可供选择。超重女性适度减轻体重(5% ~ 10%)可恢复生育能力,无需采取任何其他措施。一线治疗包括改善生活方式和 CC/ 来曲唑,而二线治疗包括增加胰岛素敏感性的药物、外源性促性腺激素和腹腔镜卵巢打孔术。治疗的选择应该是不孕不育夫妇和医疗队根据女性的特殊情况和夫妇的意愿和选择,经过知情讨论后共同决定。

(程姣姣 译 阮祥燕 校)

参考文献

1. Thessaloniki ESHRE/ASRM-Sponsored PCOS Consensus Workshop Group. Consensus on infertility treatment related to polycystic ovary syndrome. Hum Reprod. 2008;23(3):462–77.
2. Teede HJ, Misso ML, Costello MF, et al. Recommendations from the international evidence-based guideline for the assessment and management of polycystic ovary syndrome. Hum Reprod. 2018;33(9):1602–18.
3. Lim SS, Hutchison SK, Van Ryswyk E, Norman RJ, Teede HJ, Moran LJ. Lifestyle changes in women with polycystic ovary syndrome. Cochrane Database Syst Rev. 2019;3:CD007506.
4. Moran LJ, Tassone EC, Boyle J, et al. Evidence summaries and recommendations from the

international evidence-based guideline for the assessment and management of polycystic ovary syndrome: lifestyle management. Obes Rev. 2020;

5. Costello MF, Misso ML, Balen A, et al. Evidence summaries and recommendations from the international evidence-based guideline for the assessment and management of polycystic ovary syndrome: assessment and treatment of infertility. Hum Reprod Open. 2019;2019(1):hoy021.

6. Wang R, Li W, Bordewijk EM, et al. First-line ovulation induction for polycystic ovary syndrome: an individual participant data meta-analysis. Hum Reprod Update. 2019;25(6):717–32.

7. Kafy S, Tulandi T. New advances in ovulation induction. Curr Opin Obstet Gynecol. 2007;19(3):248–52.

8. Sharpe A, Morley LC, Tang T, Norman RJ, Balen AH. Metformin for ovulation induction (excluding gonadotrophins) in women with polycystic ovary syndrome. Cochrane Database Syst Rev. 2019;12:CD013505.

9. Luo S, Li S, Li X, Bai Y, Jin S. Effect of gonadotropin-releasing hormone antagonists on intrauterine insemination cycles in women with polycystic ovary syndrome: a meta-analysis. Gynecol Endocrinol. 2014;30(4):255–9.

10. Youssef MA, Van der Veen F, Al-Inany HG, et al. Gonadotropin-releasing hormone agonist versus HCG for oocyte triggering in antagonist-assisted reproductive technology. Cochrane Database Syst Rev. 2014;10:CD008046.

11. Farquhar C, Brown J, Marjoribanks J. Laparoscopic drilling by diathermy or laser for ovulation induction in anovulatory polycystic ovary syndrome. Cochrane Database Syst Rev. 2012;6:CD001122.

12. Walls ML, Hunter T, Ryan JP, Keelan JA, Nathan E, Hart RJ. In vitro maturation as an alternative to standard in vitro fertilization for patients diagnosed with polycystic ovaries: a comparative analysis of fresh, frozen and cumulative cycle outcomes. Hum Reprod. 2015;30(1):88–96.

13. Pundir J, Charles D, Sabatini L, et al. Overview of systematic reviews of non-pharmacological interventions in women with polycystic ovary syndrome. Hum Reprod Update. 2019;25(2):243–56.

14. Wang R, Kim BV, van Wely M, et al. Treatment strategies for women with WHO group II anovulation: systematic review and network meta-analysis. BMJ. 2017;356:j138.

第十一章　多囊卵巢综合征女性备孕管理

Xiangyan Ruan　Alfred O. Mueck

11.1　引言

　　众所周知,不孕是 PCOS 的一种常见的临床特征,约 75% 的 PCOS 患者不孕是由于无排卵引起的,这使得 PCOS 成为无排卵性不孕症最常见的原因。PCOS 患者往往对生育有很多担忧,包括她们是否会妊娠,以及在备孕之前应该做些什么。PCOS 是女性常见的生殖内分泌疾病。在绝经前女性中的患病率为 6%~20%,可能是育龄期女性最常见的内分泌代谢紊乱疾病[1-3]。据报道,在中国像我们这样的专科门诊——妇科内分泌,PCOS 是最常见的疾病,日常超过 500 名门诊就诊患者中,至少 50% 被诊断为 PCOS,每年超过 50 000 名 PCOS 患者得到如本章所述的治疗。本病可在青春期早期发病,病因尚不清楚,发病机制复杂,与环境(特别是营养)因素有关。遗传因素也可能在疾病发展、类型和结局的差异中发挥重要的作用[4]。内分泌和代谢标志物的改变常与 PCOS 有关,但对诊断并无决定性意义。2003 年,欧洲人类生殖与胚胎学学会和美国生殖医学学会在鹿特丹会议上修改了 PCOS 的诊断标准[5]:①稀发排卵或无排卵;②高雄激素临床表现和 / 或高雄激素血症;③ PCOM,单侧或双侧卵巢直径 2~9mm,卵泡数量 ≥12 个,和 / 或卵巢体积>10cm³。2018 年,单侧卵巢卵泡数量的截断值被提高到 20 个或更多[2]。若至少符合上述三项标准中的两项,则可诊断为 PCOS,但需排除甲状腺功能异常、库欣综合征、分泌雄激素的肿瘤、高泌乳素血症、垂体疾病、卵巢早衰等疾病。

　　目前评估 AMH 在 PCOS 诊断中的价值的研究存在争议。然而,根据本团队和其他学者近期的研究得出结论:AMH 可能是评估 PCOS 严重程度和预后的有效指标,并可能有助于区分该疾病的主要表型,PCOS 患者 AMH 值高于对照组,特别是在非肥胖女性中[6-8]。然而,PCOS 中 AMH 值升高的机制尚不清楚,主要归因于肥胖、胰岛素抵抗、高雄激素血症、促性腺激素的复杂相互作用等[9]。

PCOS 以生化、临床高雄激素血症和排卵障碍为特征。相关代谢紊乱包括胰岛素抵抗、糖代谢异常、脂代谢异常等,可增加心血管疾病的发病风险[10]。原发性 PCOS 的疾病特征,主要是高雄激素血症和糖耐量受损,这些特征也预测了不良产科和新生儿结局。PCOS 孕妇妊娠糖尿病、妊娠高血压病、先兆子痫、剖宫产和早产的发生率增加已广泛报道。

强调对 PCOS 患者个体化长期治疗的必要性十分重要。因此,本文将详细阐述 PCOS 的长期并发症和长期管理的新进展。

11.2 PCOS 病理生理学

PCOS 病理生理机制复杂,尚未完全明确[11-14]。PCOS 患者的下丘脑 GnRH 脉冲频率增加,进而导致 LH/FSH 比值增加,而 LH/FSH 比值增加促进卵巢雄激素的产生,导致卵泡成熟障碍。这导致生物活性睾酮水平的增加,促进 PCOS 高雄激素血症的临床结果[15]。雄激素代谢异常和雄激素分泌控制异常,同时伴有无排卵,可增加代谢异常的可能性。大多数 PCOS 患者有胰岛素抵抗和 / 或肥胖。胰岛素水平升高会增加 GnRH 脉冲频率,或引起下丘脑 - 垂体 - 卵巢轴异常,导致 PCOS[15]。正常的促性腺激素分泌模式对生殖至关重要,任何不平衡都可能导致生育力下降和妊娠相关疾病[17]。PCOS 女性 LH 和 FSH 的病理性失衡,解释了复方激素避孕药预处理以提高生育力和改善妊娠结局的基本原理。然而,这个重要的课题还需要更多的研究。

11.3 PCOS 的长期结局

研究表明,高雄激素性 PCOS 与代谢参数紊乱之间存在关联,代谢紊乱可导致心血管疾病风险增加[12,16]。与正常人群相比,肥胖、糖耐量受损和 2 型糖尿病在 PCOS 女性中更为普遍[18]。尽管常见的心血管风险计算系统,如弗雷明汉指数,还没有在该患者群体中得到验证,也没有确切证据表明心血管疾病风险增加是研究的主要终点,但有明确的证据表明高血压、糖脂代谢受损的发病率更高,以及妊娠糖尿病和 T2DM 患病风险增加,这些都可以增加心血管疾病的风险[12,16]。此外,PCOS 与较差的妊娠结局有关,例如,早产和子痫前期的风险增加。生活质量下降,包括抑郁和焦虑风险增加,也是未经治疗的 PCOS 患者的一个主要风险[11]。

11.4　治疗目标

11.4.1　生活方式

　　生活方式的改变包括健康饮食、锻炼以及改善 BMI,对所有 PCOS 患者来说都很重要。来自观察性研究的证据表明,PCOS 患者适度减肥(5%~10%)可以改善胰岛素抵抗、高雄激素和生殖结局。

11.4.2　高雄激素血症

　　PCOS 的药物治疗旨在降低循环中的雄激素水平,并控制其在组织水平上的作用,以改善多毛和痤疮等症状,并降低长期代谢并发症的风险。炔雌醇(EE)与孕激素联合应用,特别是含有抗雄激素作用的孕激素环丙孕酮(CPA)、醋酸氯地酮(CMA)和屈螺酮(DRSP),历来是治疗 PCOS 的首选药物[19]。几乎所有复方口服避孕药(combined oral contraceptive,COC)和其他雌激素/孕激素组合,如宫内节育器和避孕贴片,都含有 EE 作为雌激素成分。用药的原因是循环中的周期稳定性,因为 EE 半衰期长,子宫内膜可在复方避孕药用药期间保持稳定。在许多西方国家,只有两种较新的 COC 含有雌二醇而不是 EE,它们分别与较新的特殊孕激素,地诺孕素(DNG)或醋酸诺美孕酮(NOMAC)联合应用,与其他与雌二醇(E_2)的组合相比,由于其强大的子宫内膜效应,可以避免突破性出血,已检测其用于避孕的潜在用途。

　　雌激素/孕激素联合的抗雄激素作用是通过多种不同的机制实现的,主要是①所有雌激素均以剂量依赖的方式增加肝脏 SHBG 的产生;然而,与 E_2 相比,EE 的效果更强。②如果应用抑制排卵剂量的孕激素[包括有雄激素活性的孕激素,如左炔诺孕酮(LNG)],可抑制 LH 分泌,从而抑制卵巢雄激素的产生。③孕激素与 5α- 还原酶和雄激素受体竞争,CPA 作用效果最强。④雄激素受体与 CPA、CMA、DNG、DRSP 等含有抗雄激素作用的孕激素竞争,可抑制睾酮作用。⑤此外,尤其当 EE/CPA 联合用药,可直接抑制卵巢雄激素分泌。

11.4.3　确定 PCOS 的治疗要点

　　PCOS 管理应根据每个患者的具体目标、生育意愿和特定的症状表现而定。目前的主诉可能因年龄或种族差异而有所不同。治疗可能主要集中在产生最大程度痛苦的症状,如多毛症或不孕症,往往需要多学科的方法。当讨论 PCOS 的长期管理时,应建议患者了解治疗的风险和益处,以及生活方式管理的要素,以减少 PCOS 的代谢和心血管后果。识别静脉血栓栓塞(venous thromboembolism, VTE)的症状和了解如何应对的知识也很重要。

11.4.4　肥胖

肥胖是 PCOS 患者的常见问题。在美国,80% PCOS 女性都患有肥胖。根据最近的一项荟萃分析 [20],PCOS 女性与非 PCOS 女性相比,超重(RR 为 1.95,95% CI 为 1.52 ~ 2.50)、肥胖(RR 为 2.77,95% CI 为 1.88 ~ 4.10)和向心性肥胖(RR 为 1.73,95% CI 为 1.31 ~ 2.30)患病率增加;白色人种 PCOS 患者肥胖患病率高于亚洲 PCOS 患者 [(RR 为 10.79,95% CI 为 5.36 ~ 21.70)$vs.$(RR 为 2.31,95% CI 为 1.33 ~ 4.00),$P < 0.001$]。大量研究表明,向心性肥胖和内脏肥大与 PCOS 相关。PCOS 患者高雄激素血症和 IR 引起的胰岛素水平升高可导致脂肪向心分布,主要表现为腰臀比增加 [21-22]。此外,非针对性和针对性研究表明,PCOS 女性内脏脂肪组织的基因组、转录组和蛋白质组谱与男性相似,与健康女性的内脏脂肪组织有很大不同,这表明雄激素过量会导致其脂肪组织功能障碍增加。

除排卵障碍外,肥胖还与 IR 相关的子宫内膜改变有关,降低着床率,增加流产率,与妊娠晚期并发症密切相关,导致生育力低下。同时,肥胖容易加重 PCOS 的雄激素血症和月经紊乱,形成恶性循环。也会导致 PCOS 女性的心理并发症,如焦虑和抑郁。腹部脂肪堆积可引起 IR 和高胰岛素血症,胰岛素可刺激卵巢雄激素的产生,进一步加重高雄激素血症。超重和肥胖容易增加 T2DM 的风险 [23]。一些研究表明,BMI 每增加 1%,患 T2DM 的风险就会增加 2%。内脏脂肪和腹部脂肪量与 IR、炎症、T2DM、血脂异常、代谢综合征、心血管疾病风险成正相关,但代谢紊乱也可在一些非肥胖型 PCOS 女性中出现 [24]。

体重管理是 PCOS 患者治疗的关键。减肥有利于改善月经周期,恢复排卵。一项关于 PCOS 女性不孕症随机试验发现,与立即应用枸橼酸氯米芬治疗相比,无论是 COC 还是仅改善生活方式以减轻体重,均能显著提高排卵率,即活产率增加更多 [25]。

我们发现来曲唑联合低剂量高纯度人绝经期促性腺激素(HMG)可能是一种有效、安全的减少卵巢过度刺激的治疗选择,并可通过诱导排卵增加枸橼酸氯米芬耐药 PCOS 患者的妊娠率[26]。然而,最近的一项随机试验发现,在超重和肥胖型 PCOS 女性中,减肥甚至优于口服避孕药预处理,这为减肥对改善 PCOS 生殖功能的重要性提供了额外的证据[27]。由于 COC 在中国多采用 EE + CPA,虽然根据新的适应证,目前的指征仅为"用于治疗高雄激素血症和高雄激素血症临床症状"。事实上,在我们科室,每年有数千名 PCOS 患者接受 EE/CPA 治疗,直到最近,我们才在肥胖患者中更多应用 EE/DRSP 治疗,大多数患者同时改善生活方式。在一项应用 EE/CPA 和标准化生活方式改善的大型队列研究中,我们观察到生理方面的显著改善,如与生活质量提高相关的体重减轻以及抑郁症状和焦虑的减少[28]。减肥还有助于改善新陈代谢[29]。生活方式的改善可以通过饮食、运动调整等来实现。现有的饮食和生殖生理数据表明,特定的饮食改善可能有助于对抗疾病中的慢性低级别炎症过程。

这些患者的生殖预后均有明显改善[30]。对于超重 PCOS 患者,建议控制饮食,保持在 1 200 ~ 1 500kcal/d(1kcal=4.2J),每周进行 5 日以上,至少 30min 的中等强度运动。一个特别的建议是增加全谷物的摄入量,包括燕麦、糙米和藜麦,避免精制碳水化合物。令人鼓舞的是,研究发现接受体外受精和摄入谷物含量较高的女性活产率更高。一项纳入 5 000 多名女性的大型前瞻性队列研究表明,对于肥胖女性来说,任何形式的锻炼都有助于提高生育力[31]。最近研究表明,在生活方式干预 1 年后,前 2 个月的体重减轻是一个很好的预后预测指标。因此,早期识别个人减肥是否成功可能是一个有前景的解决方案,为长期减肥提供量身定做的治疗方法。对于无法或不愿意改变生活方式的肥胖女性,可考虑将广泛应用的胰岛素增敏剂二甲双胍用于糖尿病前期或糖尿病患者的治疗。在大多数国家(包括中国),二甲双胍只被标记为适用于糖尿病患者,如果超适应证应用,必须告知患者。来自《多囊卵巢综合征评估和管理国际循证指南》的最新建议表明,在改变生活方式的同时,可以推荐二甲双胍治疗 PCOS 成年女性超重、激素和代谢紊乱[2]。二甲双胍对高代谢风险人群尤其有益,包括有糖尿病或糖耐量受损风险因素的人群,但症状和治疗效果在这些人群中可能存在遗传差异。对于二甲双胍的应用,需要考虑到不良反应,包括胃肠道副作用,一般都是剂量依赖的,建议从低剂量开始,1~2 周增加 1 次,每次增加 500mg。

我们发现,应用 EE/CPA 可恢复规律月经,不影响糖脂代谢[32]。为了探讨新治疗方案的疗效,我们比较了有助于肥胖患者减肥的药物二甲双胍、EE/CPA 和奥利司他[32-33]。在一项前瞻性随机安慰剂对照四臂的研究中,我们比较了(a)奥利司他联合 EE/CPA,(b)二甲双胍加 EE/CPA,(c)奥利司他、二甲双胍联合 EE/CPA 和（d）EE/CPA。发现 EE/CPA 联合奥利司他是减肥、降低雄激素水平，改善糖代谢，降低全身脂肪含量，减少不良反应的最佳选择[33]。根据中国最新的多囊卵巢综合征诊断和治疗指南，奥利司他被推荐用于肥胖女性减肥[3]。然而，首选建议必须是告知患者坚持饮食限制和健康饮食。此外，在我们的研究中观察到奥利司他的益处可能取决于遗传因素，因此有待进一步探讨。

一些研究表明，胰高血糖素样肽 -1 类似物利拉鲁肽与二甲双胍和生活方式干预相结合，可显著降低超重和 PCOS 患者的体重，这也表明利拉鲁肽可能是此类患者减肥的有效替代品。与二甲双胍相比，短期艾塞那肽治疗在减轻体重、改善 IR 和减轻炎症方面有更好的疗效。

然而，需要进行大规模和长期临床试验来评估疗效和安全性。减重困难的患者也可以考虑减肥手术，它能有效地缓解严重肥胖型 PCOS 女性临床症状，包括多毛和月经不调[34]。2017 年发表的一项荟萃分析表明，严重肥胖症和 PCOS 患者手术减肥分别显著降低患者血清总睾酮和游离睾酮水平的 53% 和 96%，改善多毛症状和月经不调[34]。

11.5　胰岛素抵抗与糖尿病

IR 与 PCOS 患者糖尿病前期和 T2DM 风险增加密切相关，60%~80%的 PCOS 患者和 95% 肥胖患者存在 IR。在一项针对 11 035 名 PCOS 患者的大型研究中，T2DM 患病率是年龄匹配对照组的 2.5 倍[35]。通过荟萃分析计算，PCOS 患者的糖耐量受损（impaired glucose tolerance，IGT）、T2DM 和 MS 的优势比（OR）分别为 2.48（95% CI 为 1.63 ~ 3.77）、4.43[95% CI 为 4.06 ~ 4.82] 和 2.88[95% CI 为 2.40 ~ 3.45]。对 BMI 匹配人群进行亚组分析提示了相同的风险。据估计，瘦型 PCOS 女性 IGT 的 OR 为 3.22，95% CI 为 1.26 ~ 8.24），因此 PCOS 患者 IR 随着年龄的增长而加重。IR 在 PCOS 患者的代谢表现中无疑是一个关键因素，并且似乎部分独立于肥胖。青少年调查研究发现，肥胖和非肥胖型 PCOS 患者发生 IGT 的发生率相同。然而，人们普遍认为肥胖型 PCOS 女性有更高的 IR 风险，一些瘦型 PCOS 女性可能具有正常的胰岛素敏感性。一项荟萃分析表明，年龄和体重相似的患 PCOS 女性比非 PCOS 女性有更高的 IR 和葡萄糖不耐受风险[36]。

很多 PCOS 患者 IR 的发病机制是多因素的。对可能机制的研究表明，受体信号中存在结合后缺陷，这可能是由于受体和胰岛素受体底物 -1 丝氨酸磷酸化增加，选择性地影响胰岛素靶组织和卵巢代谢途径，但不影响有丝分裂途径[17]。MAPK-ERK 途径中丝氨酸激酶的连续激活可能有助于胰岛素在骨骼肌中的代谢作用导致抵抗。胰岛素作为一种促性腺激素，通过其同源受体调节卵巢类固醇生成。大脑中胰岛素信号的基因层面干扰表明，该途径对排卵和体重调节非常重要[17]。这些见解已直接转化为胰岛素增敏药物治疗 PCOS 的新方法。此外，雄激素有助于改善 PCOS 患者 IR 的发展。IR 不仅使患者对于代谢障碍和 T2DM 风险增加，PCOS 的病理生理学也很重要。睾酮和 SHBG 水平高（表明高比例的生物活性游离睾酮）与IR 独立相关，因此高雄激素血症和 IR 之间存在直接交互关系，即 IR 可诱导雄激素作用增强，反之亦然，雄激素可诱导 IR[17]。特定时期雄激素暴露或宫内发育迟缓也可能与 PCOS 发生存在因果关系[17]。

如上所述，生活方式的改变，包括饮食、锻炼和行为的改变，为超重和肥胖型 PCOS 患者的一线治疗。在糖代谢变化的情况下，已证明饮食变化可改善 PCOS 患者的 IR。此外，锻炼还能改善 PCOS 患者的 IR 和代谢状况，减少内脏脂肪[37]。这种生活方式的改变降低了健康女性和 PCOS 患者IGT 进展为 T2DM 的风险[37]。

对于诊断为 T2DM 的 PCOS 患者，对于各种可用的糖尿病治疗方案没有具体的建议。然而，二甲双胍和生活方式的改变被认为是治疗的选择，任何抗糖尿病药物（即磺酰脲类药物、吡格列酮、二肽基肽酶 4 抑制剂、胰高血糖素样肽 -1 受体激动剂、钠 - 葡萄糖共转运蛋白 2 抑制剂或基础胰岛素）都可以添加到二甲双胍仍无法实现其血糖目标的患者中。在可用的替代方案中，吡格列酮似乎与二甲双胍在类似程度上改善了胰岛素敏感性，并且两者对 PCOS 患者的胰岛素抵抗有协同作用[38]。然而，包括体重增加和水肿风险在内的安全问题限制了吡格列酮在该人群中的应用。有限数据还表明，胰高血糖素样肽 -1 类似物与二甲双胍联合治疗在降低 IR 和体重方面比二甲双胍单药治疗更有效。值得注意的是，只有胰岛素、二甲双胍和格列本脲可以在妊娠期安全应用。因此，服用其他抗糖尿病药物的患者应采取适当的避孕措施。

11.5.1 生育力下降、不良妊娠结局

未经治疗的 PCOS 患者的长期结局主要是生育力下降和不良妊娠结局[39-40]。PCOS 患者不孕是由于稀发排卵或不排卵，并且没有明确证据表明除稀发排卵或不排卵以外的其他因素会导致生育力降低。约 75%的 PCOS 患者存在不孕，而需要生育治疗的稀发排卵或不排卵的患者绝大多数为 PCOS[2]。同时，PCOS 患者发生不良妊娠和新生儿并发症风险

增加。这一信息在临床实践中可能对 PCOS 患者的妊娠管理至关重要。根据各种数据，PCOS 女性流产风险是健康女性流产风险的 3 倍[40]。不幸的是，PCOS 患者的常见妊娠疾病，如妊娠糖尿病（gestational diabetes mellitus，GDM）、妊娠高血压综合征（pregnancy-induced hypertension，PIH）、先兆子痫以及大于胎龄儿（large for gestational age infant，LGA）风险更高。妊娠期 PCOS 患者 IGT 和 GDM 发病率高于健康女性。在 PCOS 患者中，与动脉硬化相关的妊娠高血压综合征风险增加了 4 倍[40]。子痫前期是并发症中最严重的一种，其风险在 PCOS 患者中也高出 4 倍[40]。一项针对 PCOS 女性的荟萃分析纳入 27 项研究，分析了 4 982 名 PCOS 女性和 119 692 名对照结果显示[41]，GDM（OR 为 3.43；95% CI 为 2.49 ~ 4.74）、妊娠高血压综合征（OR 为 3.43；95% CI 为 2.49 ~ 4.74）、子痫前期（OR 为 2.17；95% CI 为 1.91 ~ 2.46）的风险显著更高，与对照组相比，早产（OR 为 1.93；95% CI 为 1.45 ~ 2.57）和剖宫产（OR 为 1.74；95% CI 为 1.38 ~ 2.11）。增加的风险仅限于 PCOS 的高雄激素血症患者，其早产和先兆子痫的风险增加了 2 倍[42]。我们的团队发现 PCOS 患者的卵泡和胚胎发育以及子宫内膜容受性的变化与不良妊娠结局相关[43]。正如我们在研究和出版物中一直强调的那样，根据文献和我们近年来治疗数千名 PCOS 患者的经验，结合生活方式改变和药物干预的个体化综合治疗对 PCOS 患者的妊娠结局有积极影响[28,33]。应告知这些妇女妊娠可能存在的额外风险，应提供更有力的监测和关注，并在妊娠和分娩期间筛查这些并发症。根据一项荟萃分析评估 PCOS 患者的产科并发症[41]，在妊娠期间，除了控制生活方式的改变和药物治疗，还应定期进行糖代谢和激素状态的密切检查。为了减少妊娠相关并发症，最近我们的团队发现，应用 COC 可能不仅对想要或需要避孕的患者有价值，而且对想要妊娠的 PCOS 患者也有价值：我们评估了 6 000 名健康中国女性不良妊娠结局的患病率，通过随机抽样从 24 566 名孕妇中选择，并调查是否可以通过 EE/CPA 预处理降低 PCOS 患者的这些结局。结果表明 PCOS 患者更容易发生 GDM、妊娠高血压综合征和早产，而 3 个月的 COC 预处理与较低的 GDM、妊娠高血压综合征和早产风险相关[43]。由于这一治疗理念已被证明在我们的许多患者中最为成功，因此它现在被纳入我们自己的常规管理中，用于治疗想要妊娠的 PCOS 患者，以及个体化的生活方式干预。

　　PCOS 是一种非常常见的内分泌疾病。图 11.1 总结了这种疾病的长期并发症和治疗，症状、并发症和风险取决于患者的年龄。由于不同的症状和风险以及可能的症状治疗选择的广泛性，通常需要多学科的方法。肥胖是 PCOS 最常见的表现之一,并且本身是 PCOS 的许多症状和长期负面后果的独立风险因素。PCOS 患者子宫内膜癌的风险增加,而与卵巢癌和乳腺癌等其他类型妇科恶性肿瘤的相关性存在争议,或者尚未发现。未经治疗的 PCOS 患者患糖尿病和代谢综合征的长期风险明显增加。对于超重或肥胖的患者,生活方式干预,主要是饮食和运动,被认为是最有效的管理方法。若效果不佳,二甲双胍是一种有效的药物治疗,可以防止 IGT 转化为 T2DM。至少在中国女性中,奥利司他联合 COC 有助于减轻体重,并能降低雄激素、血脂和血糖,但仍有待进一步研究,尤其是遗传因素可能会在其中起作用。PCOS 患者可能有生育力下降和 / 或不良妊娠结局。根据我们的研究,建议应用含有抗雄激素作用的孕激素的 COC 进行预处理,以提高生育力并减少不良妊娠结局。最重要的是管理措施应根据患者的具体需求定制治疗选择。

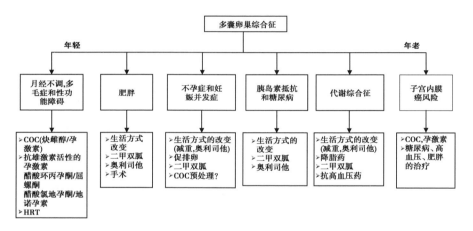

图 11.1 PCOS 的长期并发症与管理

11.6　结论

　　PCOS 是一种常见的女性生殖内分泌疾病。它与许多严重的生殖并发症有关。然而,仍然存在一些需要解决的问题,尤其是针对有生育需求 PCOS 女性的管理。我们总结了文献,重点介绍了未经治疗的 PCOS 的症状和负面长期结局,以及现有的治疗方案。我们回顾了 Pubmed 和中国知网以及过去 20 年的相关文献,包括我们团队已发表的研究和日常每日 200 多名 PCOS 患者的诊疗经验。肥胖是最常见的表现之一。它会导致排卵障碍,从而导致不孕。重要的长期结局可能是不良妊娠结局。胰岛素抵抗在 PCOS 病理生理学中起重要的作用,易使患者发生代谢障碍,并增加患 T2DM 的风险。包括饮食改变和生活方式改变在内的许多干预措施都是针对减肥患者的。应根据个人情况和患者需求选择二甲双胍、口服避孕药等为人熟知的药物治疗。关于 PCOS 长期治疗的新方法,我们发现奥利司他可能有助于实现体重减轻,改善糖脂代谢。除了药物干预,还需要对 PCOS 患者进行长期的标准化个体化管理,以实现生育和降低代谢相关疾病的风险。

（谷牧青 译　阮祥燕 校）

参考文献

1. Escobar-Morreale HF. Polycystic ovary syndrome: definition, aetiology, diagnosis and treatment. Nat Rev Endocrinol. 2018;14:270–84.
2. Teede HJ, Misso ML, Costello MF, et al. Recommendations from the international evidence-based guideline for the assessment and management of polycystic ovary syndrome. Hum Reprod. 2018;33:1602–18.
3. Chen Z, Tian Q, Qiao J, et al. Guidelines for the diagnosis and treatment of polycystic ovary syndrome in China. Chinese J Obst Gynecol. 2018;53(1):2–6.
4. Conway G, Dewailly D, Diamanti-Kandarakis E, et al. The polycystic ovary syndrome: a position statement from the European Society of Endocrinology. Eur J Endocrinol. 2014;171:P1–29.
5. EA-SPcwg R (2004) Revised 2003 consensus on diagnostic criteria and long-term health risks related to polycystic ovary syndrome. Fertil Steril 81:19–25.
6. Tian X, Ruan X, Mueck AO, et al. Anti-Mullerian hormone levels in women with polycystic ovarian syndrome compared with normal women of reproductive age in China. Gynecol Endocrinol. 2014;30:126–9.
7. Tian X, Ruan X, Mueck AO, et al. Serum anti-Mullerian hormone and insulin resistance in the main phenotypes of non-obese polycystic ovarian syndrome women in China. Gynecol Endocrinol. 2014;30:836–9.
8. Jin J, Ruan X, Hua L, et al. Prevalence of diminished ovarian reserve in Chinese women with polycystic ovary syndrome and sensitive diagnostic parameters. Gynecol Endocrinol. 2017;33:694–7.
9. Cassar S, Teede HJ, Moran LJ, et al. Polycystic ovary syndrome and anti-Mullerian hormone: role of insulin resistance, androgens, obesity and gonadotrophins. Clin Endocrinol. 2014;81:899–906.
10. Ruan X, Kubba A, Aguilar A, et al. Use of cyproterone acetate/ethinylestradiol in polycystic ovary syndrome: rationale and practical aspects. Eur J Contracept Reprod Health Care. 2017;22(3):183–90.
11. Sirmans SM, Pate KA. Epidemiology, diagnosis, and management of polycystic ovary syndrome. Clin Epidemiol. 2014;6:1–13.
12. Fauser BCJM, Tarlatzis BC, Rebar RW, et al. Consensus on women's health aspects of polycystic ovary syndrome (PCOS): the Amsterdam ESHRE/ASRM-sponsored 3rd PCOS consensus workshop group. Fertil Steril. 2012;97:28–38.
13. Badawy AS, Elnashar A. Treatment options for polycystic ovary syndrome. Int J Women's Health. 2011;3:25–35.
14. Poretsky L, Piper B. Insulin resistance, hypersensitivity of LH, and dual defect hypothesis for

the pathogenesis of polycystic ovary syndrome. Obstet Gynecol. 1994;84:613–21.

15. McCartney CR, Eagleson CR, Marshall JC. Regulation of gonadotropin secretion: implications for polycystic ovary syndrome. Semin Reprod Med. 2002;20:317–36.

16. Lizneva D, Suturina L, Walker W, et al. Criteria, prevalence, and phenotypes of polycystic ovary syndrome. Fertil Steril. 2016;106:6–15.

17. Diamanti-Kandarakis E, Dunaif A. Insulin resistance and the polycystic ovary syndrome revisited: an update on mechanisms and implications. Endocr Rev. 2012;33:981–1030.

18. Norman RJ, Dewailly D, Legro RS, et al. Polycystic ovary syndrome. Lancet. 2007;370:685–97.

19. Ruan X, Mueck AO. Oral contraception for women of middle age. Maturitas. 2015;82:266–70.

20. Lim SS, Davies MJ, Norman RJ, et al. Overweight, obesity and central obesity in women with polycystic ovary syndrome: a systematic review and meta-analysis. Hum Reprod Update. 2012;18:618–37.

21. Dumesic DA, Akopians AL, Madrigal VK, et al. Hyperandrogenism accompanies increased intra-abdominal fat storage in Normal weight polycystic ovary syndrome women. J Clin Endocrinol Metab. 2016;101:4178–88.

22. Arpaci D, Gurkan Tocoglu A, et al. The relationship between epicardial fat tissue thickness and visceral adipose tissue in lean patients with polycystic ovary syndrome. J Ovarian Res. 2015;8:71.

23. Ollila MM, West S, Keinanen-Kiukaaniemi S, et al. Overweight and obese but not normal weight women with PCOS are at increased risk of type 2 diabetes mellitus-a prospective population-based cohort study. Hum Reprod. 2017;32:968.

24. Delitala AP, Capobianco G, Delitala G, et al. Polycystic ovary syndrome, adipose tissue and metabolic syndrome. Arch Gynecol Obstet. 2017;296:405–19.

25. Legro RS, Dodson WC, Kunselman AR, et al. Benefit of delayed fertility therapy with preconception weight loss over immediate therapy in obese women with PCOS. J Clin Endocrinol Metab. 2016;101:2658–66.

26. Zhao Y, Ruan X, Mueck AO. Letrozole combined with low dose highly purified HMG for ovulation induction in clomiphene citrate-resistant infertile Chinese women with polycystic ovary syndrome: a prospective study. Gynecol Endocrinol. 2017;33:462–6.

27. Legro RS, Dodson WC, Kris-Etherton PM, et al. Randomized controlled trial of preconception interventions in infertile women with polycystic ovary syndrome. J Clin Endocrinol Metab. 2015;100:4048–58.

28. Wu H, Ruan X, Jin J, et al. Metabolic profile of Diane-35 versus Diane-35 plus metformin in Chinese PCOS women under standardized life-style changes. Gynecol Endocrinol. 2015;31:548–51.

29. Dokras A, Sarwer DB, Allison KC, et al. Weight loss and lowering androgens predict improvements in health-related quality of life in women with PCOS. J Clin Endocrinol Metab. 2016;101:2966–74.

30. Riley JK, Jungheim ES. Is there a role for diet in ameliorating the reproductive sequelae associated with chronic low-grade inflammation in polycystic ovary syndrome and obesity? Fertil Steril. 2016;106:520–7.

31. McKinnon CJ, Hatch EE, Rothman KJ, et al. Body mass index, physical activity and fecundability in a north American preconception cohort study. Fertil Steril. 2016;106:451–9.

32. Song J, Ruan X, Gu M, et al. Effect of orlistat or metformin in overweight and obese polycystic ovary syndrome patients with insulin resistance. Gynecol Endocrinol. 2018;34:413–7.

33. Ruan X, Song J, Gu M, et al. Effect of Diane-35, alone or in combination with orlistat or metformin in Chinese polycystic ovary syndrome patients. Arch Gynecol Obstet. 2018;297:1557–63.

34. Escobar-Morreale HF, Santacruz E, Luque-Ramirez M, et al. Prevalence of 'obesity-associated gonadal dysfunction' in severely obese men and women and its resolution after bariatric surgery: a systematic review and meta-analysis. Hum Reprod Update. 2017;23:390–408.

35. Lo JC, Feigenbaum SL, Yang J, et al. Epidemiology and adverse cardiovascular risk profile of diagnosed polycystic ovary syndrome. J Clin Endocrinol Metab. 2006;91:1357–63.

36. Cassar S, Misso ML, Hopkins WG, et al. Insulin resistance in polycystic ovary syndrome: a

systematic review and meta-analysis of euglycaemic-hyperinsulinaemic clamp studies. Hum Reprod. 2016;31:2619–31.

37. Benham JL, Yamamoto JM, Friedenreich CM, et al. Role of exercise training in polycystic ovary syndrome: a systematic review and meta-analysis. Clin Obes. 2018;8:275–84.

38. American Diabetes Association. Management of diabetes in pregnancy. Diabetes Care. 2017;40(Suppl 1):S114–9.

39. Anagnostis P, Tarlatzis BC, Kauffman RP. Polycystic ovarian syndrome (PCOS): long-term metabolic consequences. Metabolism. 2018;86:33–43.

40. Katulski K, Czyzyk A, Podfigurna-Stopa A, et al. Pregnancy complications in polycystic ovary syndrome patients. Gynecol Endocrinol. 2015;31:87–91.

41. Qin JZ, Pang LH, Li MJ, et al. Obstetric complications in women with polycystic ovary syndrome: a systematic review and meta-analysis. Reprod Biol Endocrinol. 2013;11:56.

42. Naver KV, Grinsted J, Larsen SO, et al. Increased risk of preterm delivery and pre-eclampsia in women with polycystic ovary syndrome and hyperandrogenaemia. BJOG. 2014;121:575–81.

43. Li Y, Ruan X, Wang H, et al. Comparing the risk of adverse pregnancy outcomes of Chinese patients with polycystic ovary syndrome with and without antiandrogenic pretreatment. Fertil Steril. 2018;109:720–7.

第十二章　多囊卵巢综合征、代谢综合征和肥胖对女性健康的影响

Giulia Palla　Maria Magdalena Montt Guevara
Andrea Giannini　Marta Caretto　Paolo Mannella
Tommaso Simoncini

12.1　引言

世界卫生组织对健康的定义是："健康是一种在身体、精神和社会适应方面均完好的状态，而不仅仅是没有疾病或虚弱。"男性或女性在性别和生理方面的差异，对健康有重大的影响。

心血管疾病（cardiovascular disease，CVD）是导致美国女性死亡的主要原因，也是全欧洲除两个国家外的女性主要死亡原因（2017 年欧洲心血管疾病统计数据）。

数据表明，男性与女性共同存在的传统动脉粥样硬化性 CVD 的危险因素包括 T2DM、吸烟、肥胖、高血压和缺乏锻炼，这些传统因素存在两性差异。此外，还有女性独有的或女性常见的新兴非传统风险因素，也可有助于识别性别特异的 CVD 进展与流行的机制。

例如 T2DM 和高血糖，即使调整了年龄和其他心血管疾病风险因素，在女性中发生冠脉原因死亡的风险仍明显高于男性。这种性别差异的原因尚不清楚，可能与代谢综合征（metabolic syndrome，MS）有关，MS 常见于女性糖尿病人群。众所周知，代谢综合征是心血管疾病的一个危险因素，研究表明其女性患病风险高于男性，尤其是绝经后，因为性激素、衰老和 CVD 危险因素存在紧密的关联。

另外，新发现的 CVD 危险因素，如妊娠糖尿病、妊娠高血压疾病和 PCOS，可为理解女性 CVD 的新兴非传统高危因素打开新视野。

除 CVD 外，PCOS、MS 和肥胖还将影响其他健康问题，如生育、肿瘤风险、抑郁和女性生活质量的整体降低。

在本章中，我们将评估 PCOS、MS 和肥胖对女性健康的影响。

12.2 PCOS 与女性健康

PCOS 是育龄期女性最常见的内分泌紊乱之一，多达 10% 的成年女性受此病困扰。

这种综合征在育龄女性中有三种略微不同的定义。美国国立卫生研究院的建议是，在排除其他代谢或内分泌原因后，将慢性无排卵及临床性或生化性高雄激素血症作为 PCOS 的诊断标准。2003 年，鹿特丹标准建议，将超声下卵巢的多囊形态（每侧卵巢的超声截断面上直径 2~9mm 的卵泡计数达到或超过 12 个，和／或卵巢体积增大）列为诊断标准，诊断时需满足三个标准其中的两个。而"雄激素过多和多囊卵巢综合征学会（Androgen Excess and Polycystic Ovary Syndrome Society, AE-PCOS）"则强调，高雄激素血症（生化性或临床性）与长期月经稀发或卵巢多囊形态存在相关性是主要诊断标准[1-2]。

PCOS 是女性无排卵不孕的主要原因。此综合征对女性健康的影响从妊娠延续至衰老，对女性生活质量产生负面影响，增加慢病发病率和死亡率，是潜在的疾病风险。

此综合征的病理生理机制尚不清楚，下丘脑 - 垂体 - 卵巢轴功能与代谢紊乱（如肥胖、胰岛素抵抗、代偿性高胰岛素血症等）之间复杂的相互作用可能是部分原因。

12.2.1 PCOS 与生育

不孕、多毛和月经紊乱是 PCOS 的主要临床问题。虽然已提出了很多关于不孕机制的假设，但仍难以明确无排卵的确切病因[3]。多囊卵巢中不育女性的卵巢功能主要表现为卵泡发育异常和甾体激素生成异常。两种异常互为因果，形成无排卵的恶性循环。多囊卵巢的特点是卵巢有多个被抑制的小卵泡，虽不能排卵但仍会产生甾体激素。已证实 PCOS 存在促性腺激素和胰岛素的分泌异常，还涉及旁分泌功能紊乱，表现为 LH 分泌过多、高雄激素血症和高胰岛素血症[4]。这些因素可能互相关联，共同导致卵巢功能受损。除卵巢及性激素的异常外，下丘脑 - 垂体 - 性腺轴的过度激活及肥胖等其他异常也可导致生殖功能衰竭。肥胖通过多种内分泌机制影响 PCOS 女性的生殖功能[5]。腹部肥胖提示内脏脂肪过多，与循环中胰岛素水平的升高有关。高胰岛素血症可减少 SHBG 的合成，并导致具有生物功能的游离雄激素水平升高。此外，在外周脂肪组织中，雄激素通过芳香化酶转变为雌激素,这是导致循环中雌激素水平长期偏高的原因。超重时,高瘦素血症表现明显,这对卵泡发育和甾体激素产生均有不利影响,可能是肥胖女性存在生殖困难的原因。

基于这些理论,近些年曾有人提出 PCOS "继发" 于肥胖的假设[5],这将在下文中进一步讨论。

12. 2. 2　PCOS 和 CVD 风险

胰岛素抵抗和高胰岛素血症是 PCOS 成年患者的共同特征,糖耐量受损(impaired glucose tolerance, IGT)和 T2DM 的患病率分别为 20% ~ 37% 和 7.5% ~ 15%,肥胖型 PCOS 的糖代谢紊乱可能更常见[6]。

与体重适宜的女性相比,PCOS 女性更容易发生肥胖,且内脏脂肪含量更高。50%~70% 的成年 PCOS 女性存在肥胖。此外,内脏与腹部脂肪增多也与胰岛素抵抗增加相关,是 T2DM 和代谢综合征的主要预测因子[7]。

PCOS 的心脏代谢损害出现得很早。几项研究表明,青春期 PCOS 女孩患代谢综合征的风险明显升高。除了肥胖和胰岛素抵抗,高雄激素血症是年轻 PCOS 患者出现代谢综合征的重要风险因素。游离睾酮每增加 1/4,罹患代谢综合征的概率就增加 4 倍,且独立于体重指数和胰岛素抵抗[8]。Hughan 团队的数据显示,肥胖型 PCOS 女孩的脉搏波传导速度(pulse wave velocity, PWV)和血管细胞黏附分子 -1(vascular cell adhesion molecule-1, VCAM-1)增加,可能是动脉粥样硬化最早的亚临床生物标志物[9]。同样,年轻 PCOS 患者也存在较高的高血压风险。多个研究显示,PCOS 可使高血压发病率升高至 2 倍。PCOS 患者血压升高的原因可能是由于存在胰岛素抵抗和高胰岛素血症。它们使血管平滑肌肥大,减少血管平滑肌细胞顺应性,并通过激活肾素 - 血管紧张素 - 醛固酮系统,干扰内皮相关的血管舒张。

一些研究指出,PCOS 患者高敏 C 反应蛋白(high sensitivity C-reactive protein, hsCRP)水平升高,这提示,PCOS 患者的心脏代谢损害可能与慢性炎症有关[10]。然而,也有人认为,血清 hsCRP 水平与肥胖的关联更为密切,而不是 PCOS 本身,但这至少说明,肥胖型 PCOS 是增加 CVD 风险的主要决定因素。

12. 2. 3　PCOS 和抑郁

研究表明 PCOS 对患者生活质量有负性影响。PCOS 女性的抑郁和焦虑发生率高于普通女性,且与体重指数无关。高雄激素血症的临床特征,即多毛、痤疮、外观形体，深刻影响着健康相关的生活质量。但是这种影响与感知、抑郁的关联尚未明确，雄激素水平升高或不孕等疾病表现与抑郁的相关性证据仍十分有限[11]。

12.2.4　PCOS 和癌症风险

众所周知，PCOS 是子宫内膜癌的危险因素。PCOS 患者子宫内膜癌风险增加的原因很多，包括肥胖、T2DM、高血压、不孕和家族史等。一项包括 4 000 多名女性的荟萃分析比较并评估了 PCOS 患者与正常对照人群的子宫内膜癌风险[12]。研究指出，PCOS 患者子宫内膜癌发病率较正常对照人群升高近 3 倍，PCOS 患者子宫内膜癌的终生风险为 9%，而正常对照人群为 3%。一项子宫内膜癌与 PCOS 的病例对照研究进一步显示，PCOS 的年轻患者（年龄＜50 岁）患子宫内膜癌的风险较同龄正常人高 4 倍。值得注意的是，在校正了体重指数后，PCOS 的子宫内膜癌风险降低了一半，这说明，肥胖是子宫内膜癌的主要混杂因素。PCOS 患者卵巢癌风险的证据目前尚存争议。一项对英国 PCOS 患者的长期随访显示，PCOS 与卵巢癌死亡率没有相关性[13]。另一项自报告 PCOS 的病例对照研究显示，与对照人群相比，PCOS 女性发生上皮性卵巢肿瘤的风险增加，但发病机制尚不清楚。

虽然 PCOS 与乳腺癌存在共同的主要危险因素（肥胖和 T2DM），但 PCOS 与乳腺癌之间并未发现相关性。因此，临床医生应更关注疾病的亚型，以提供正确的指导意见和预防策略。

12.3　代谢综合征和女性健康

成年代谢综合征的定义为以下五项标准中满足三项：高血糖（空腹血糖＞100mg/dL 或 5.6mmol/L），高甘油三酯血症（甘油三酯＞150mg/dL 或 1.7mmol/L），高血压（血压＞130/85mmHg），向心性肥胖（白人男性腰围＞94cm，白人女性腰围＞80cm）[14]。虽然代谢综合征在不同国家的发病率不同，但它在世界范围内的发病率正持续上升，是影响健康的主要问题。

虽然代谢综合征在男性和女性中的患病率相似，但女性中种族差异很大。在白人中，代谢综合征的女性患病率比男性略低。但在非裔和墨西哥裔美国人中，女性患病率却较男性高。此外，从 20 世纪 80 年代末到 21 世纪初，校正年龄后的代谢综合征患病率，在女性中增加了 23.5%，在男性中增加了 2.2%，这提示在不久的将来，代谢综合征的女性患病率将迅速超过男性[15]。血压、腰围和甘油三酯的升高是女性代谢综合征患病率升高的主要原因。

12.3.1 代谢综合征和生育

代谢综合征对生育的影响主要与下丘脑 - 垂体 - 卵巢轴功能的改变以及超重、肥胖有关。

研究显示，女性糖尿病患者继发性闭经的原因是性腺功能减退。与月经正常的对照组不同，糖尿病闭经患者下丘脑释放的 GnRH 的脉冲出现了紊乱，因此导致垂体释放的促性腺激素水平偏低，LH 脉冲的次数减少、宽度增宽、幅度降低[16]。高血糖对下丘脑神经元有毒性作用，其毒性与糖尿病病程、GnRH 异常程度正相关。在永生化的 GnRH 细胞系中，高血糖暴露可导致细胞凋亡增加[17]。除了高血糖的直接作用，中枢神经系统其他递质的异常，如阿片类物质激活、儿茶酚胺水平升高，也与糖尿病患者性腺功能减退的病理机制有关。

即使没有进展为糖尿病，高胰岛素血症和糖耐量异常对女性生殖系统也是有害的。胰岛素通过胰岛素受体作用于颗粒细胞，促进甾体激素的合成与分泌。此外，胰岛素还对卵泡的发育和形成具有促进作用，可促进卵泡的募集和生长。

除具有垂体中枢的效应，高血糖还可通过外周效应对女性生育能力产生负面影响。高血糖可增加外周组织的胰岛素抵抗，而胰岛素抵抗与 PCOS 的发病机制密切相关。

高血糖还可通过晚期糖基化产物直接影响卵巢功能。这些分子与卵泡膜细胞、颗粒细胞上的受体结合，可造成糖尿病患者排卵功能受损。

12.3.2 代谢综合征和CVD风险

代谢综合征是一系列复杂的疾病，其中的每一个疾病都是 CVD 的独立危险因素，这些危险因素的组合进一步增加了心功能障碍、心肌梗死、冠状动脉粥样硬化、内皮功能障碍和心力衰竭的患病风险，不仅导致了 CVD 发病率升高，还增加了疾病的严重程度，造成死亡率升高。代谢综合征患者发生 CVD 的决定因素包括腹型肥胖、甘油三酯升高、高密度脂蛋白胆固醇降低、糖耐量受损和 / 或高血压。此外，还有其他机制假说，如循环中促炎脂肪细胞因子水平增加、交感神经系统和肾素 - 血管紧张素系统的过度激活等。综上所述，可以认为，脂肪因子整合了代谢综合征患者的多个传统 CVD 风险因素，导致 CVD 发病率增加，是分子机制的关键。

这种机制在围绝经期和绝经期患者中更为显著。与正常体重者比较，体重超标的绝经过渡期代谢综合征患者的抵抗素、脂肪酶、肠抑胃肽、瘦素、白介素 6、成纤维细胞生长因子 21（fibroblast growth factor 21, FGF21）和纤溶酶原激活物抑制物（plasminogen activator inhibitor-1, PAI-1）水平升高[18]。相应的，绝经后代谢综合征患者，与无代谢综合征的对照人群比较，瘦素、抵抗素、脂肪素、胰岛素和胰岛素抵抗指数（HOMA-IR）显著升高，脂联素水平降低[19]。此外，绝经后代谢综合征患者的炎症和内皮功能障碍的标志物中，白介素 6 水平升高、尿激酶水平降低[20]。这些不利变化可导致临床无症状动脉粥样硬化的发生和进展（图 12.1，彩图见书末）。

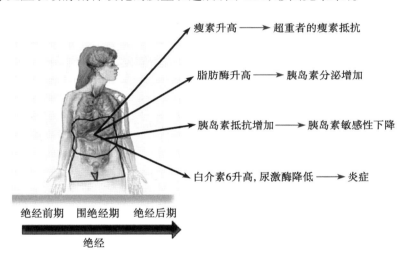

图 12.1　绝经过渡期脂肪因子和细胞因子对胰岛素代谢及肥胖的影响

12.3.3　代谢综合征和抑郁

抑郁症和代谢综合征的相关性研究非常广泛。数据表明，无论男性还是女性，曾经严重抑郁的病史可使代谢综合征患病风险增加近 2 倍。一项随访了 7 年的研究显示，基线时存在抑郁症状的女性在随访结束时出现代谢综合征的风险显著增加，是男性的 2.5 倍[21]。

然而，诊断抑郁症的人群代谢综合征风险增加的机制仍不清楚。在最近一个中年人的大样本研究中，抑郁症病史与外周动脉硬化风险增加有关，这种关联有一部分是由代谢综合征介导的。具体来说，抑郁与动脉粥样硬化指数的关联中,约 1/3 通过代谢综合征介导实现。与男性不同,在评估女性代谢综合征的某一独立疾病时,还应关注腰围异常,这是关联抑郁和动脉粥样硬化的主要因素 [22]。

12.4 肥胖:影响女性健康的总体关键特质

肥胖率上升是现代社会关注的主要问题之一。世界卫生组织估计,目前全世界超重人口已超过 10 亿,肥胖人口已达 3 亿。在 20~39 岁的非妊娠女性中,肥胖人群高达 30%,极度肥胖的育龄女性达 8%,这些人群不仅面临着严重心血管疾病和代谢紊乱的风险,还面临着妊娠并发症的风险。

肥胖对女性健康的负性影响表现在多个方面。超重或肥胖会增加女性患 T2DM 和冠状动脉疾病的风险。此外,肥胖在避孕和生殖方面也有负性影响。孕期肥胖还会增加妊娠并发症的发生率,如妊娠高血压、子痫前期、妊娠糖尿病,并增加剖宫产率。超重孕妇的胎儿发生畸形、早产、死胎、巨大胎儿和产伤的风险也增高。最终,肥胖女性的子代出现远期并发症(如成年肥胖和 T2DM)的风险也会增加 [23]。

12.4.1 肥胖和生育

肥胖会影响女性一生的生育能力。儿童时期的肥胖就可对生殖系统产生决定性的影响。肥胖的女孩通常比正常体重的同龄人更早进入青春期。这可能是近 40 年,发达国家初潮年龄中位数下降的主要原因之一。

肥胖也会对避孕产生负性影响。研究显示,肥胖女性采用激素类避孕方法时效果减低 [24]。一项回顾性队列研究显示,体重超过第 75 百分位数的女性避孕失败的风险高于体重轻的女性,尤其是采用极低剂量或低剂量口服避孕药时 [25]。但是,最近欧洲的一项大型队列研究却得出相反的结论,这项研究认为,体重指数并不影响口服避孕药的避孕效果 [26]。一项纳入了 1 000 多名女性的非口服避孕方式的研究结果显示,体重≥80kg 时,采用左炔诺孕酮阴道环 1 年后,避孕失败率增加。而宫内节育器,由于其避孕效果与体重指数没有相关性,可能是最可靠的避孕选择之一 [27]。

肥胖与月经紊乱存在很强的相关性。横断面研究报告,超重和肥胖的女性中,半数存在月经不规律,主要表现是月经少和闭经 [28]。众所周知,肥胖和 PCOS 的相关疾病存在紧密联系。肥胖对 PCOS 的进展有潜在作用,因此衍生了 "PCOS 继发于肥胖" 的观点 [5]。肥胖可从多个方面促进 PCOS

进展。儿童与青少年时期的肥胖可能有关键作用。研究表明,肥胖女童和女孩患 PCOS 的风险明显增高。此外,青春期月经不规律的肥胖女孩,即使已减重,其月经改变和无排卵现象仍会持续多年。这是因为超重会对青春期的下丘脑 - 垂体 - 性腺轴产生负性影响,导致 LH 水平升高和雄激素剩余。不论女孩还是男孩,儿童时期的肥胖均可提前激活性腺轴,造成中枢性性早熟。此外,无论是在女性幼年时,还是成年后,肥胖本身均可促使雄激素分泌增加,特别是内脏脂肪增加的人,这通常能在 PCOS 女性中得到证实。围青春期肥胖与高雄激素血症相关,表现为总睾酮和 / 或游离睾酮指数升高、LH 分泌异常和高胰岛素血症,体重指数是预测雄激素过高的最佳指标[29]。有趣的是,肥胖女童卵巢和肾上腺来源的雄激素水平均有升高,这意味着,超重女性在性成熟时,肾上腺和卵巢分泌的综合雄激素水平过高,这可能对 PCOS 的发生有促进作用。

肥胖促进 PCOS 的另一个原因是高胰岛素血症。胰岛素过剩可直接刺激肾上腺生成类固醇,升高胰岛素生长因子 1 水平。此外,有研究认为,在易感女孩中,青春期肥胖相关的高胰岛素血症可能会干扰下丘脑的负反馈,从而增强 GnRH 脉冲,增加 LH 分泌,导致高雄激素血症。另一方面,高雄激素血症还可能降低脂肪与肌肉的胰岛素敏感性。在皮下组织和肌肉中,雄激素可干扰胰岛素信号转导,抑制糖原合成,增加胰岛素抵抗[30]。

12. 4. 2　肥胖和妊娠

肥胖已成为全球疾病负担的主要原因,虽然数据差异较大,但各国和各大洲的孕妇肥胖率均在逐步上升。澳大利亚超重或肥胖的孕妇已占到了1/3。美国 1993 年到 2003 年,肥胖孕妇人数增加了 69%。而地中海国家的孕妇肥胖率则低得多[31-32]。

肥胖主要与生育力下降有关,但与无排卵并不一定相关。月经规律的肥胖女性也可能出现长时间不孕(＞12 个月)。肥胖女性采用辅助生殖技术时,肥胖可能会造成卵母细胞与胚胎质量下降,与正常体重的女性相比,活产率降低[33]。因此,超重和肥胖女性在备孕时,减重(包括饮食、运动及药物治疗)应成为不孕症管理的基本措施。

妊娠期肥胖可造成母亲、胎儿及新生儿的严重并发症,增加孕产期费用,延长住院时间,以及长时间占用医疗服务资源。

肥胖孕妇存在较高胎儿畸形风险,如神经管缺损、脊柱裂、心血管畸形和唇腭裂。孕前肥胖和孕期增重过快也是妊娠高血压、晚发子痫前期和妊娠糖尿病的主要诱因。另外，由于肥胖孕妇的剖宫产率增高、手术难度增大，其术后血栓和感染的风险也会增加[23]。

　　肥胖女性在备孕时可能会倾向于选择减重手术。研究显示，减重手术可增加妊娠概率、缩短备孕时间，可使大部分 PCOS 患者的激素水平恢复正常，并纠正紊乱的月经周期。此外，减重手术还可降低妊娠高血压、子痫前期、妊娠糖尿病和巨大胎儿的发生率[34]。

　　此外，孕期肥胖和母体高血糖可造成宫内营养过剩和胎儿高胰岛素血症，导致胎儿过度生长。巨大胎儿可增加围产儿发病率和死亡率。胎儿偏大会增加产时并发症风险，如产程延长和肩难产[35]。此外，宫内生存环境和代谢特征还会带来远期影响，可能会对儿童期及成年后产生不良代谢后果，易发生胰岛素抵抗和肥胖。在高血糖或高胰岛素的宫内环境中出生的婴儿，可视为高危人群的独特模型，其胎儿编程或肥胖早期起源有待进一步研究证实[36]（图 12.2）。

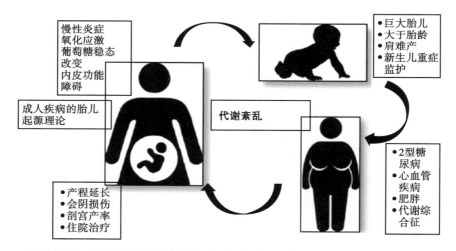

图 12.2　孕期代谢紊乱对母亲、胎儿和新生儿造成的近期和远期后果及相互关系

12.4.3　肥胖与癌症风险

　　无论是男性还是女性，肥胖都与多种癌症有关。女性患结肠癌、乳腺癌和子宫内膜癌的风险更大。肥胖增加癌症风险的生理机制包括：内源性活性氧增加并造成 DNA 氧化损伤、致癌代谢酶的变化以及内源性激素代谢障碍[37-38]。

　　在乳腺癌和子宫内膜癌中，腹部脂肪可改变性激素（主要是雄激素、雌激素和孕激素）的代谢。性激素参与细胞分化、增殖和凋亡的平衡，以及肿瘤前期和肿瘤细胞的选择性生长。

此外，肥胖，特别是内脏脂肪堆积，可导致胰腺分泌的胰岛素增多。胰岛素水平长期升高可导致 IGF 结合蛋白 1 和 IGF 结合蛋白 2 合成减少，从而增加 IGF1 的活性。胰岛素和 IGF1 促进细胞增殖，抑制细胞凋亡，并增加血管生成 [39]。胰岛素和 IGF1 均可抑制 SHBG（血循环中主要的性激素载体糖蛋白）合成，增加具有生物活性的游离性激素的数量，从而参与肿瘤的发生。

（徐澈 译　阮祥燕 校）

参考文献

1. Broekmans FJ, et al. PCOS according to the Rotterdam consensus criteria: change in prevalence among WHO-II anovulation and association with metabolic factors. BJOG. 2006;113(10):1210–7.
2. Azziz R, et al. The androgen excess and PCOS society criteria for the polycystic ovary syndrome: the complete task force report. Fertil Steril. 2009;91(2):456–88.
3. van der Spuy ZM, Dyer SJ. The pathogenesis of infertility and early pregnancy loss in polycystic ovary syndrome. Best Pract Res Clin Obstet Gynaecol. 2004;18(5):755–71.
4. Bellver J, et al. Polycystic ovary syndrome throughout a woman's life. J Assist Reprod Genet. 2018;35(1):25–39.
5. Pasquali R, Gambineri A. New perspectives on the definition and management of polycystic ovary syndrome. J Endocrinol Investig. 2018;41(10):1123–35.
6. Ehrmann DA, et al. Prevalence of impaired glucose tolerance and diabetes in women with polycystic ovary syndrome. Diabetes Care. 1999;22(1):141–6.
7. Legro RS. Obesity and PCOS: implications for diagnosis and treatment. Semin Reprod Med. 2012;30(6):496–506.
8. Coviello AD, Legro RS, Dunaif A. Adolescent girls with polycystic ovary syndrome have an increased risk of the metabolic syndrome associated with increasing androgen levels independent of obesity and insulin resistance. J Clin Endocrinol Metab. 2006;91(2):492–7.
9. Hughan KS, et al. Early biomarkers of subclinical atherosclerosis in obese adolescent girls with polycystic ovary syndrome. J Pediatr. 2016;168:104–11. e1
10. Oh JY, et al. Serum C-reactive protein levels in normal-weight polycystic ovary syndrome. Korean J Intern Med. 2009;24(4):350–5.
11. Dokras A. Mood and anxiety disorders in women with PCOS. Steroids. 2012;77(4):338–41.
12. Chittenden BG, et al. Polycystic ovary syndrome and the risk of gynaecological cancer: a systematic review. Reprod Biomed Online. 2009;19(3):398–405.
13. Pierpoint T, et al. Mortality of women with polycystic ovary syndrome at long-term follow-up. J Clin Epidemiol. 1998;51(7):581–6.
14. Expert Panel on Detection, E. and A. Treatment of high blood cholesterol in, executive summary of the third report of the National Cholesterol Education Program (NCEP) expert panel on detection, evaluation, and treatment of high blood cholesterol in adults (adult treatment panel III). JAMA, 2001. 285(19): p. 2486–2497.
15. Ford ES, Giles WH, Dietz WH. Prevalence of the metabolic syndrome among US adults: findings from the third National Health and nutrition examination survey. JAMA. 2002;287(3):356–9.
16. Codner E, Merino PM, Tena-Sempere M. Female reproduction and type 1 diabetes: from

mechanisms to clinical findings. Hum Reprod Update. 2012;18(5):568–85.
17. Pal L, et al. In vitro evidence of glucose-induced toxicity in GnRH secreting neurons: high glucose concentrations influence GnRH secretion, impair cell viability, and induce apoptosis in the GT1-1 neuronal cell line. Fertil Steril. 2007;88(4 Suppl):1143–9.
18. Palla G, et al. Perimenopause, body fat, metabolism and menopausal symptoms in relation to serum markers of adiposity, inflammation and digestive metabolism. J Endocrinol Investig. 2020;
19. Chedraui P, et al. Circulating leptin, resistin, adiponectin, visfatin, adipsin and ghrelin levels and insulin resistance in postmenopausal women with and without the metabolic syndrome. Maturitas. 2014;79(1):86–90.
20. Chedraui P, et al. Angiogenesis, inflammation and endothelial function in postmenopausal women screened for the metabolic syndrome. Maturitas. 2014;77(4):370–4.
21. Vanhala M, et al. Depressive symptoms predispose females to metabolic syndrome: a 7-year follow-up study. Acta Psychiatr Scand. 2009;119(2):137–42.
22. Dregan, A., et al., Associations between depression, arterial stiffness, and metabolic syndrome among adults in the UK biobank population study: a mediation analysis. JAMA Psychiatry, 2020.
23. ACOG. Practice bulletin no 156: obesity in pregnancy. Obstet Gynecol. 2015;126(6):e112–26.
24. Group, E.C.W. Nutrition and reproduction in women. Hum Reprod Update. 2006;12(3):193–207.
25. Holt VL, Cushing-Haugen KL, Daling JR. Body weight and risk of oral contraceptive failure. Obstet Gynecol. 2002;99(5 Pt 1):820–7.
26. Dinger JC, et al. Oral contraceptive effectiveness according to body mass index, weight, age, and other factors. Am J Obstet Gynecol. 2009;201(3):263.
27. Lash MM, Armstrong A. Impact of obesity on women's health. Fertil Steril. 2009;91(5):1712–6.
28. Practice Committee of American Society for Reproductive, M., Obesity and reproduction: an educational bulletin. Fertil Steril, 2008. 90(5 Suppl): p. S21–9.
29. McCartney CR, et al. Obesity and sex steroid changes across puberty: evidence for marked hyperandrogenemia in pre- and early pubertal obese girls. J Clin Endocrinol Metab. 2007;92(2):430–6.
30. Diamanti-Kandarakis E, Dunaif A. Insulin resistance and the polycystic ovary syndrome revisited: an update on mechanisms and implications. Endocr Rev. 2012;33(6):981–1030.
31. Callaway LK, et al. The prevalence and impact of overweight and obesity in an Australian obstetric population. Med J Aust. 2006;184(2):56–9.
32. Kim SY, et al. Trends in pre-pregnancy obesity in nine states, 1993-2003. Obesity (Silver Spring), 2007 15(4): 986–93.
33. Fedorcsak P, et al. Impact of overweight and underweight on assisted reproduction treatment. Hum Reprod. 2004;19(11):2523–8.
34. American College of, O. and Gynecologists, ACOG practice bulletin no. 105: bariatric surgery and pregnancy. Obstet Gynecol, 2009. 113(6): p. 1405–1413.
35. Committee on Practice, B.-O., Macrosomia: ACOG Practice Bulletin, Number 216. Obstet Gynecol, 2020. 135(1): p. e18-e35.
36. Parlee SD, MacDougald OA. Maternal nutrition and risk of obesity in offspring: the Trojan horse of developmental plasticity. Biochim Biophys Acta. 2014;1842(3):495–506.
37. Manjgaladze M, et al. Effects of caloric restriction on rodent drug and carcinogen metabolizing enzymes: implications for mutagenesis and cancer. Mutat Res. 1993;295(4–6):201–22.
38. Muskhelishvili L, et al. Age-related changes in the intrinsic rate of apoptosis in livers of diet-restricted and ad libitum-fed B6C3F1 mice. Am J Pathol. 1995;147(1):20–4.
39. Khandwala HM, et al. The effects of insulin-like growth factors on tumorigenesis and neoplastic growth. Endocr Rev. 2000;21(3):215–44.

第十三章　妊娠结局与代谢综合征

Serena Ottanelli　Serena Simeone　Caterina Serena
Marianna Pina Rambaldi　Sara Zullino　Federico Mecacci

13.1　引言

育龄期女性中肥胖与代谢紊乱性疾病是一个日益严重的健康问题。在美国,孕前肥胖的女性从 1993—1994 年的 13% 上升至 22%,而欧洲女性的肥胖率则在 6%~37% [1-2]。

最近的证据表明,10%~30% 的肥胖者没有描述代谢综合征的代谢异常,如糖耐量受损,胰岛素抵抗,血脂异常和高血压。因此,尽管她们体脂过多,但她们"代谢健康" [3]。

临床上,超重风险可能因身体脂肪组织分布而不同,因为向心性或"不健康"的肥胖导致脂肪分解增加、胰岛素抵抗和甘油三酯储存减少,而下肢分布的必需脂肪酸处于正常水平或"健康性肥胖" [4]。

异位脂肪堆积与脂质氧化的脂毒性有关:由此产生的氧化应激导致母体内皮 / 血管应激,炎症增加,滋养层浸润减少以及胎盘发育改变 [5]。因此,考虑到宫内发育的关键作用,母体向心性肥胖与母体和围产儿并发症的风险增加有关,并且还会影响后代的长期健康,从而导致儿童肥胖和代谢紊乱的风险增加 [6-7]。

13.2　代谢综合征,肥胖和妊娠期并发症

妊娠期 MS 检测是一个有争议的问题,因为识别 MS 的标准与妊娠期生理代谢变化重叠,这些变化在分娩后消失(胰岛素抵抗、脂肪量增加、高脂血症、促血栓形成和促炎状态),一些 MS 标志物(肥胖、高甘油三酯、总胆固醇和低密度脂蛋白胆固醇水平)在妊娠期间呈上升趋势,并且在妊娠期间没有明确的截断值 [8]。

因此,很少有研究关于妊娠期母体代谢综合征和及其与分娩结局的关

系，并将其作为一个整体表型进行检查。众所周知，肥胖作为 MS 的重要组成部分，是从妊娠到产后这一过程中妊娠期并发症的相关危险因素，且随着母亲 BMI 的升高，风险会被放大。据估算，1/4 的妊娠并发症可归因于母体超重 / 肥胖 [9]。

超重和肥胖的女性自发性流产 [10] 和先天性异常的风险增加 [11-12]，且风险随肥胖的严重程度而增加。

肥胖与妊娠糖尿病、早产（包括自发性和有医学指征的）和胎死宫内密切相关 [13]。

与孕前 BMI 正常的女性相比，肥胖孕妇患子痫前期（PE）和妊娠高血压的风险增加；子痫前期的风险随着孕前 BMI 的增加而增加，并与胰岛素敏感性受损密切相关 [14-15]。

许多研究证实母亲肥胖增加胎儿巨大胎儿的风险 [16]，其独立于糖尿病代谢状态 [17]。现已证明，肥胖母亲的后代体脂质量百分比显著较高，且代谢更不健康（脐血胰岛素、瘦素、胰岛素抵抗指数和 IL-6 较高）。

此外，肥胖与产时并发症风险增加有关。由于子痫前期、胎儿窘迫、头盆不称，以及产程进展失败，肥胖的母亲中剖宫产更为常见 [18-19]。

这些女性也有较高的伤口感染和伤口愈合异常发生率，且与手术相关的发病率也增加 [20]。

迄今为止，只有少数研究评估了妊娠期代谢综合征与生殖结局的关系，且大多数作者对成年人群采用了公认的 MS 定义。

有证据表明，妊娠期间或妊娠前不良的、致动脉粥样硬化的脂质分布谱与 GDM、PE、大于胎龄儿和自发性早产风险增加相关 [21-23]，在一项小型前瞻性研究中，孕早期合并 MS 的经产妇发生早产的风险增加 3 倍 [24]。

最近的一项研究评估了多中心、国际前瞻性妊娠终点筛查（Screening for Pregnancy Endpoints，SCOPE）研究中招募的低风险、未生育女性在妊娠 15 周时测量的 MS 与一系列妊娠并发症之间的关联。研究发现，根据国际糖尿病联盟成人标准，12.3% 的女性在妊娠早期患有代谢综合征。超过 50% 在妊娠早期患有 MS 的女性出现了妊娠期并发症，而没有 MS 的女性则为 1/3 [25]。

特别是在调整了一系列人口统计和生活方式变量后，患有 MS 的女性患 PE 的风险增加了 1.63 倍，患 GDM 的风险增加了 3.71 倍；BMI 的增加与 MS 相结合会增加 GDM 的风险并降低无并发症妊娠的可能性 [26]。

13.3 炎症，胰岛素抵抗与氧化应激

代谢综合征的特征是三个与妊娠并发症密切相关的代谢方面：炎症、胰岛素抵抗和血脂异常。

胎盘作为一种交换器官，依赖于母体健康，在这种代谢环境中起着至关重要的作用。

胎盘功能障碍涉及大多数与母亲肥胖相关的不良妊娠结局，如子痫前期或胎儿生长异常，也被认为与晚年疾病的进展有关。

炎症　众所周知，肥胖是一种低度炎症状态，可以干扰胎盘发育和改变炎症通路的功能；它与脂肪组织中巨噬细胞产生的促炎介质增加、TNF-α、IL-6 等炎症标志物的循环水平增加有关 [27-28]，并且肥胖孕妇的脂肪组织和胎盘中的巨噬细胞积累增加。

越来越多的实验和临床证据表明，促炎细胞因子刺激胎盘细胞（滋养细胞、内皮细胞和基质细胞）中的信号通路，导致细胞应激和功能障碍，并影响胎盘营养转运功能 [29-30]。特别是 IL-6 和 TNF-α 刺激氨基酸转运 [29, 31] 和脂肪酸吸收到初级滋养层 [30]。

胎盘中这种促炎环境导致整个胎盘发育和功能受损，并产生更多的游离脂肪酸（FFA）输送至胎儿循环，这有可能改变胎儿生长和发育 [32]，并与后代新陈代谢的远期改变有关 [33]。

有趣的研究表明，炎症在肥胖女性的脉管系统中也很活跃，并且与中性粒细胞浸润有关。具体来说，炎症标志物染色的血管百分比与 BMI 高度正相关。总之，肥胖女性的血管表型似乎与子痫前期女性的血管表型非常相似，这表明血管炎症可能是存在于肥胖与子痫前期之间的潜在联系 [34]。

胰岛素抵抗　胰岛素抵抗增加是妊娠期生理改变的一部分。这有助于促进胎儿生长的发育。整个妊娠期间胰岛素抵抗的生理性升高在孕中晚期缓慢增加并在分娩后迅速降低。妊娠期间进行性的胰岛素抵抗涉及母体脂肪增加和胎盘分泌激素的影响。孕前肥胖和代谢综合征以高胰岛素抵抗为特征，因此这些女性在自妊娠起即处于胰岛素低度敏感的状态。

众所周知，胰岛素抵抗和 β 细胞功能减退是 GDM 发病机制中最重要的特征，因此与胎儿营养过剩和巨大胎儿显著相关，这是胎儿营养物质可用性高和营养物质在胎盘转运的结果 [35-36]。孕晚期母体高胰岛素血症决定了胎盘中主要胰岛素信号通路（p-ERK 和 p-Akt）的激活，并增加了一些胎盘脂质载体，这可能会增强胎儿脂质转运和储存，导致胎儿肥胖增加，并可能有助于胎儿肥胖的编码 [37]。

　　母体胰岛素抵抗被认为导致妊娠合并肥胖和糖尿病患者的胎盘发育改变。事实上，最近的研究支持子痫前期和胰岛素抵抗增加之间的关联[38-40]，胰岛素敏感性降低也被认为是该疾病的病理生理学原因之一。

　　最近的研究证据表明，胰岛素抵抗增加对胎盘生长和效率有负面的影响。众所周知，胰岛素可促进绒毛增殖，增加胎盘大小，这是妊娠糖尿病的典型特征。然而，绒毛不成熟被定义为末端绒毛不足或缺失的胎盘，是胰岛素抵抗增加的妊娠中最常见的胎盘异常之一[41-42]。高比例的未成熟绒毛可能会降低胎盘运输效率，导致胎盘功能不全[43]，从而导致子痫前期、胎儿生长受限和胎儿死亡的发生率升高。

　　此外，胰岛素抵抗可以影响母体的内皮功能，一些数据表明血管生成和胰岛素依赖性途径可能互相影响[44-45]，众所周知，血管内皮功能障碍和血管生成失调被认为在子痫前期的病理生理中起核心作用。

　　氧化应激　氧化应激最近被认为是胰岛素抵抗的关键机制。许多研究表明，通过胰岛素信号抑制和脂肪因子失调，增加的氧化应激与胰岛素抵抗发病机制有关[46-47]。许多研究表明肥胖患者活性氧类物质（ROS）水平增加，特别是腹型肥胖，是代谢综合征的主要组成部分[48-49]。

　　妊娠本身的特点是氧化应激增加。事实上，ROS 调节许多细胞功能，包括自噬、分化和炎症。过量的 ROS 产生可能是有害的，会对 DNA、蛋白质和细胞膜造成氧化损伤。有证据表明，胎盘氧化应激增加是多种产科疾病的标志，包括妊娠合并糖尿病或肥胖的子痫前期和宫内发育迟缓（intrauterine growth restriction, IUGR）[50]。

　　近年来，人们发现慢性氧化应激和胎盘老化之间存在关联，这些方面似乎在胎盘功能不全和子痫前期的发病机制中具有重要的作用[51-52]。此外，内皮细胞中过量的 ROS 产生可通过抑制一氧化氮合酶的表达和功能来影响血管舒张[53]，甚至可能参与子痫前期的发病过程[54]。肥胖与循环中过量脂肪酸有关，可能影响胎盘线粒体功能。事实上，超重和肥胖妇女的胎盘绒毛组织在线粒体 ROS 产生方面分别增加了 6 倍和 14 倍[55]。

　　尽管数据有限，我们推测氧化应激和线粒体功能障碍可能在母体肥胖和胰岛素抵抗中介导胎盘功能障碍。

13.4　不良产科并发症的预防

　　生活方式（饮食和体育锻炼）和药物干预（二甲双胍，肌醇）都被认为用于预防代谢性并发症的发生。

大多数关于孕期饮食和生活方式干预的研究并没有显示出母婴结局的显著性获益。这些结果的潜在原因包括参与者特征、干预手段、环境、无法估计患者的依从性，以及妊娠期开始干预迟缓之间的显著异质性。

孕前和孕期应侧重于促进超重和肥胖女性体重减轻，即使是中度变化，也可能会降低妊娠糖尿病和 LGA 的潜在风险[56-57]。如果减重无法达成，那么至少避免两次妊娠间期体重增加也非常重要，因为在回顾性队列研究中，妊娠糖尿病的风险会随着 BMI 升高而增加[58]。

关于 PCOS，最近一项对 12 个随机对照试验（randomized controlled trial, RCT）进行的荟萃分析比较了 608 名女性，证实生活方式干预联合二甲双胍与生活方式干预联合安慰剂的有效性。这两种方式都与较低的 BMI，较低的皮下脂肪，以及 6 个月后月经周期数增加呈显著相关[59]。肌醇作用于影响胰岛素敏感性的通路，且随机对照试验报道了其降低 PCOS 患者胰岛素水平，睾酮浓度和 HOMA 指数的疗效[60]。根据有限研究的报道，肥胖女性妊娠期间饮食和体育锻炼与预防不良妊娠结局如妊娠糖尿病的相关性极低，这一观察结果强调了妊娠前阶段的重要性[61-62]。多中心和个体化干预性研究已将观察范围扩展至 FPG，母婴结局，CS 风险，以及 HOMA-IR，证实了孕期干预不会产生显著的预防效果[63-64]。根据对 23 项 RCT 的 Cochrane 评价，妊娠糖尿病的预防仅与 CS 减少潜在相关，与 PE，LGA 和围产期死亡率无关[65]。肥胖女性的孕期干预措施可能旨在预防体重增加过多而非降低 BMI，因为据报道，孕期体重增加超过 5kg 是巨大胎儿（灵敏度为 87.7%，特异度为 54.7%）和高血压（灵敏度为 70%，特异度为 48.4%）的危险因素[66]。

二甲双胍对妊娠结局的有利影响已在肥胖和 PCOS 女性中得到广泛研究。荟萃分析报道了 GDM 风险，复发性流产和早产的持续降低[67]，其他研究则提供了矛盾的数据[68-69]。二甲双胍对肥胖和高胰岛素血症患者最让人感兴趣的作用之一是预防子痫前期：炎症状态的降低和内皮细胞功能的改善能够减少血管细胞黏附分子的表达，并支持全血血管生成能够减少 sFlt-1 和可溶性内皮糖蛋白的产生，这与子痫前期的发病机制密切相关[35,70]。与胰岛素相比，二甲双胍被认为改善妊娠糖尿病患者的后代 2 岁的身体组成成分，降低中上臂围、肩胛下和二头肌皮褶，从而通过降低内脏脂肪沉积来调节脂肪分布[71]。然而，长期影响尚未得到研究。

肌醇是胰岛素的受体后介质。它在细胞膜上转移 GLUT-4 受体并以胆碱能方式参与胰岛素分泌[72]。RCT 报告认为产前补充肌醇与降低 GDM 率有关，但对妊娠高血压，LGA，围产期死亡，或复合严重新生儿结局没有影响[73-76]。

阿司匹林似乎也有望预防肥胖女性子痫前期的发生：体重指数＞30kg/m² 被 ACOG 归类为中风险因素，且有可能被认为预防性给药的临床指征[77]。

（李扬璐 译 阮祥燕 校）

参考文献

1. Kim SY, Dietz PM, England L, Morrow B, Callaghan WM. Trends in pre-pregnancy obesity in nine states, 1993–2003. Obesity (Silver Spring) 2007;15:986–993.

2. Berghofer A, Pischon T, Reinhold T, Apovian CM, Sharma AM, Willich SN. Obesity prevalence from a European perspective: a systematic review. BMC Public Health. 2008;8:200.

3. Velho S, Paccaud F, Waeber G, Vollenweider P, Marques-Vidal P. Metabolically healthy obesity: different prevalences using different criteria. Eur J Clin Nutr. 2010;64:1043–51.

4. Denis GV, Obin MS. 'Metabolically healthy obesity': origins and implications. Mol Asp Med. 2013;34:59–70.

5. Jarvie E, Hauguel-de-Mouzon S, Nelson SM, Sattar N, Catalano PM, Freeman DJ. Lipotoxicity in obese pregnancy and its potential role in adverse pregnancy outcome and obesity in the offspring. Clin Sci (Lond). 2010;119(3):123–9.

6. Moussa HN, Alrais MA, Leon MG, Abbas EL, Sibai BM. Obesity epidemic: impact from preconception to postpartum. Future Sci OA. 2016;2(3):FSO137.

7. Catalano PM, Shankar K. Obesity and pregnancy: mechanisms of short term and long term adverse consequences for mother and child. BMJ. 2017 Feb 8;356:j1.

8. Bartha JL, Bugatto FG, Macías RF, González NL, Delgado RC, Vivancos BH. Metabolic syndrome in Normal and complicated pregnancies. Eur J Obstet Gynecol Reprod Biol. 2008;137:178–84.

9. Santos S, Voerman E, Amiano P, Barros H, Beilin LJ, Bergström A. Impact of maternal body mass index and gestational weight gain on pregnancy complications: an individual participant data meta-analysis of European. N Am Aust Cohorts BJOG. 2019;126(8):984.

10. Boots CE, Bernardi LA, Stephenson MD. Frequency of euploid miscarriage is increased in obese women with recurrent early pregnancy loss. Fertil Steril. 2014;102:455–9.

11. Gilboa SM, Correa A, Botto LD, et al; National Birth Defects Prevention Study. Association between prepregnancy body mass index and congenital heart defects. Am J Obstet Gynecol 2010; 202(1):51, e1–e51, e10.

12. Werler MM, Louik C, Shapiro S, Mitchell AA. Prepregnant weight in relation to risk of neural tube defects. JAMA. 1996;275(14):1089–92.

13. Aune D, Saugstad OD, Henriksen T, Tonstad S. Maternal body mass index and the risk of fetal death, stillbirth, and infant death: a systematic review and meta-analysis. JAMA. 2014; 311(15):1536–46.)

14. O'Brien TE, Ray JG, Chan WS. Maternal body mass index and the risk of preeclampsia: a systematic overview. Epidemiology. 2003;14(3):368–74.

15. Bodnar LM, Catov JM, Klebanoff MA, Ness RB, Roberts JM. Prepregnancy body mass index and the occurrence of severe hypertensive disorders of pregnancy. Epidemiology. 2007;18(2):234–9.

16. Yu Z, Han S, Zhu J, Sun X, Ji C, Guo X. Pre-pregnancy body mass index in relation to infant birth weight and offspring overweight/obesity: a systematic review and meta-analysis. PLoS One. 2013;8(4):e61627.

17. Catalano PM, McIntyre HD, Cruickshank JK, McCance DR, Dyer AR, Metzger BE, Lowe LP, Trimble ER, Coustan DR, Hadden DR, Persson B, Hod M, Oats JJ, HAPO Study Cooperative Research Group. The hyperglycemia and adverse pregnancy outcome study: Associations of

GDM and obesity with pregnancy outcomes. Diabetes Care. 2012 Apr; 35(4):780–786.

18. Lisonkova S, Muraca GM, Potts J, et al. Association between prepregnancy body mass index and severe maternal morbidity. JAMA. 2017;318:1777–86.

19. Kawakita T, Reddy UM, Landy HJ, Iqbal SN, Huang CC, Grantz KL. Indications for primary cesarean delivery relative to body mass index. Am J Obstet Gynecol. 2016;215:515e1–9.

20. Kim SS, Zhu Y, Grantz KL, et al. Obstetric and neonatal risks among obese women without chronic disease. Obstet Gynecol. 2016;128:104–12.

21. Moayeri M, Heida KY, Franx A, Spiering W, de Laat MW, Oudijk MA. Maternal lipid profile and the relation with spontaneous preterm delivery: a systematic review. Arch Gynecol Obstet. 2017;295:313–23.

22. Ryckman KK, Spracklen CN, Smith CJ, Robinson JG, Saftlas AF. Maternal lipid levels during pregnancy and gestational diabetes: a systematic review and meta-analysis. BJOG. 2015;122:643–51.

23. Barrett HL, Dekker Nitert M, McIntyre HD, Callaway LK. Normalizing metabolism in diabetic pregnancy: is it time to target lipids? Diabetes Care. 2014;37:1484–93.

24. Chatzi L, Plana E, Daraki V, Karakosta P, Alegkakis D, Tsatsanis C, et al. Metabolic syndrome in early pregnancy and risk of preterm birth. Am J Epidemiol. 2009;170:829–36.

25. Grieger JA, Bianco-Miotto T, Grzeskowiak LE, Leemaqz SQ, Poston L, McCowan MLID.

26. Kenny LC, Myers JE, Walker JJ, Dekker GA, Roberts CT. Metabolic syndrome in pregnancy and risk for adverse pregnancy outcomes: A prospective cohort of nulliparous women PLoS Med. 2018:15(12).

27. Cancello R, Clément K. Is obesity an inflammatory illness? Role of low-grade inflammation and macrophage infiltration in human white adipose tissue. BJOG. 2006;113(10):1141–7.

28. Gregor MF, Hotamisligil GS. Inflammatory mechanisms in obesity. Annu Rev Immunol. 2011;29:415–45.

29. Jones HN, Jansson T, Powell TL. IL-6 stimulates system a amino acid transporter activity in trophoblast cells through STAT3 and increased expression of SNAT2. Am J Physiol Cell Physiol. 2009;297:C1228–35.

30. Lager S, Jansson N, Olsson AL, Wennergren M, Jansson T, Powell TL. Effect of IL-6 and TNF-alpha on fatty acid uptake in cultured human primary trophoblast cells. Placenta. 2011;32(2):121–7.

31. Aye IL, Ramirez VI, Gaccioli F, Lager S, Jansson T, Powell T. Activation of placental inflammasomes in pregnant women with high BMI. Reprod Sci. 2013;20(S3):73A–73.

32. Shekhawat P, Bennett MJ, Sadovsky Y, Nelson DM, Rakheja D, Strauss AW. Human placenta metabolizes fatty acids: implications for fetal fatty acid oxidation disorders and maternal liver diseases. Am J Physiol Endocrinol Metab. 2003;284(6):E1098–105.

33. Masuyama H, Hiramatsu Y. Effects of a high-fat diet exposure in utero on the metabolic syndrome-like phenomenon in mouse offspring through epigenetic changes in adipocytokine gene expression. Endocrinology. 2012;153:2823–30.

34. Shah TJ, Courtney EL, Walsh SW. Neutrophil infiltration and systemic vascular inflammation in obese women. Reprod Sci. 2010;17(2):116–24.

35. Romero R, Erez O, Hüttemann M, Maymon E, Panaitescu B, Conde-Agudelo A, Pacora P, Yoon BH, Grossman LI. Metformin, the aspirin of the 21st century: its role in gestational diabetes mellitus, prevention of preeclampsia and cancer, and the promotion of longevity. Am J Obstet Gynecol. 2017 Sep;217(3):282–302.

36. Brett KE, Ferraro ZM, Yockell-Lelievre J, Gruslin A, Adamo KB. Maternal-fetal nutrient transport in pregnancy pathologies: the role of the placenta. Int J Mol Sci. 2014 Sep 12;15(9):16153–85.

37. Ruiz-Palacios M, Ruiz-Alcaraz AJ, Sanchez-Campillo M, Larqué E. Role of insulin in placental transport of nutrients in gestational diabetes mellitus. Ann Nutr Metab. 2017;70:16–25.

38. Valdés E, Sepúlveda-Martínez A, Manukián B. Parra-Cordero M assessment of pregestational insulin resistance as a risk factor of preeclampsia. Gynecol Obstet Investig. 2014;77(2):111–6.

39. Hauth JC, Clifton RG, Roberts JM, Myatt L, Spong CY, Leveno KJ, Varner MW, Wapner RJ,

Thorp JM Jr, Mercer BM, Peaceman AM, Ramin SM, Carpenter MW, Samuels P, Sciscione A, Tolosa JE, Saade G, Sorokin Y, Anderson GD. Maternal insulin resistance and preeclampsia. Am J Obstet Gynecol. 2011; 204(4):327

40. Alsnes IV, Janszky I, Forman MR, Vatten LJ, Økland I A population-based study of associations between preeclampsia and later cardiovascular risk factors. Am J Obstet Gynecol. 2014; 211(6):657

41. Huang L, Liu J, Feng L, Chen Y, Zhang J, Wang W. Maternal pre-pregnancy obesity is associated with higher risk of placental pathological lesions. Placenta. 2014;35:563–9.

42. Huynh J, Dawson D, Roberts D, Bentley-Lewis R. A systematic review of placental pathology in maternal diabetes mellitus. Placenta. 2015;36:101–14.

43. Tanaka K, Yamada K, Matsushima M, Izawa T, Furukawa S, Kobayashi Y, Iwashita M. Increased maternal insulin resistance promotes placental growth and decreases placental efficiency in pregnancies with obesity and gestational diabetes mellitus. J Obstet Gynaecol Res. 2018 Jan;44(1):74–80.

44. Autiero M, Waltenberger J, Communi D, Kranz A, Moons L, Lambrechts D, et al. Role of PlGF in the intra-and intermolecular cross talk between the VEGF receptors Flt1 and Flk1. Nat Med. 2003;9:936–43.

45. Thadhani R, Ecker JL, Mutter WP, Wolf M, K. Smirnakis KV, Sukhatme VP. Insulin resistance and alterations in angiogenesis: additive insults that may lead to preeclampsia. Hypertension. 2004;43:988–92.

46. Furukawa S, Fujita T, Shimabukuro M, Iwaki M, Yamada Y, Nakajima Y, Nakayama O, Makishima M, Matsuda M, Shimomura I. J Clin Invest. 2004 Dec;114(12):1752–61.

47. Houstis N, Rosen ED, Lander ES. Reactive oxygen species have a causal role in multiple forms of insulin resistance. Nature. 2006 Apr 13;440(7086):944–8.

48. Vincent HK, Taylor AG. Biomarkers and potential mechanisms of obesity-induced oxidant stress in humans. Int J Obes. 2006;30:400–18.

49. Boden G. Obesity, insulin resistance, and free fatty acids. Curr Opin Endocrinol Diabetes Obes. 2011;18:139–43.

50. Gupta S, Agarwal A, Sharma RK. The role of placental oxidative stress and lipid peroxidation in preeclampsia. Obstet Gynecol Surv. 2005;60(12):807–16.

51. Sultana Z, Maiti K, Dedman L, Smith R. Is there a role for placental senescence in the genesis of obstetric complications and fetal growth restriction? Am J Obstet Gynecol. 2018 Feb;218(2S):S762–73.

52. Sultana Z, Maiti K, Aitken J, Morris J, Dedman L, Smith R Oxidative stress, placental ageing-related pathologies and adverse pregnancy outcomes. Am J Reprod Immunol. 2017;77(5).

53. Farrow KN, Lakshminrusimha S, Reda WJ, Wedgwood S, Czech L, Gugino SF, Davis JM, Russell JA, Steinhorn RH. Superoxide dismutase restores eNOS expression and function in resistance pulmonary arteries from neonatal lambs with persistent pulmonary hypertension. Am J Physiol Lung Cell Mol Physiol. 2008;295(6):L979–87.

54. Matsubara K, Higaki T, Matsubara Y, Nawa A. Nitric oxide and reactive oxygen species in the pathogenesis of preeclampsia. Int J Mol Sci. 2015;16(3):4600–14.

55. Mele J, Muralimanoharan S, Maloyan A, Myatt L. Impaired mitochondrial function in human placenta with increased maternal adiposity. Am J Physiol Endocrinol Metab. 2014;307(5):E419–25.

56. Weight change and the risk of gestational diabetes in obese women. Glazer NL, Hendrickson AF, Schellenbaum GD, Mueller BA. Epidemiology. 2004;15(6):733–7.

57. Villamor E, Cnattingius S. Interpregnancy weight change and risk of adverse pregnancy outcomes: a population-based study. Lancet. 2006;368(9542):1164–70. https://doi.org/10.1016/S0140-6736(06)69473-7.

58. Ehrlich SF, Hedderson MM, Feng J, Davenport ER, Gunderson EP, Ferrara A. Change in body mass index between pregnancies and the risk of gestational diabetes in a second pregnancy. Obstet Gynecol. 2011;117(6):1323–30.

59. Naderpoor N, Shorakae S, de Courten B, Misso ML, Moran LJ, Teede HJ. Metformin and life-

style modification in polycystic ovary syndrome: systematic review and meta-analysis. Hum Reprod Update. 2015;21(5):560–74.

60. Unfer V, Facchinetti F, Orrù B, Giordani B, Nestler J. Myo-inositol effects in women with PCOS: a meta-analysis of randomized controlled trials. Endocr Connect. 2017 Nov;6(8):647–58.

61. Poston L, Caleyachetty R, Cnattingius S, Corvalán C, Uauy R, Herring S, Gillman MW. Preconceptional and maternal obesity: epidemiology and health consequences. Lancet Diabetes Endocrinol. 2016 Dec;4(12):1025–36.

62. Dodd JM, Cramp C, Sui Z, Yelland LN, Deussen AR, Grivell RM, Moran LJ, Crowther CA, Turnbull D, McPhee AJ, Wittert G, Owens JA, Robinson JS; LIMIT Randomised Trial Group. The effects of antenatal dietary and lifestyle advice for women who are overweight or obese on maternal diet and physical activity: the LIMIT randomised trial. BMC Med 2014;12:161.

63. Simmons D, Devlieger R, van Assche A, Jans G, Galjaard S, Corcoy R, Adelantado JM, Dunne F, Desoye G, Harreiter J, Kautzky-Willer A, Damm P, Mathiesen ER, Jensen DM, Andersen L, Lapolla A, Dalfrà MG, Bertolotto A, Wender-Ozegowska E, Zawiejska A, Hill D, Snoek FJ. Jelsma JG, van Poppel MN effect of physical activity and/or healthy eating on GDM risk: the DALI lifestyle study. J Clin Endocrinol Metab. 2017 Mar 1;102(3):903–13.

64. Koivusalo SB, Rönö K, Klemetti MM, Roine RP, Lindström J, Erkkola M, Kaaja RJ, Pöyhönen-Alho M, Tiitinen A, Huvinen E, Andersson S, Laivuori H, Valkama A, Meinilä J, Kautiainen H, Eriksson JG, Stach-Lempinen B. Gestational diabetes mellitus can be prevented by lifestyle intervention: the Finnish gestational diabetes prevention study (RADIEL): a randomized controlled trial. Diabetes Care. 2016 Jan;39(1):24–30.

65. Shepherd E, Gomersall JC, Tieu J, Han S, Crowther CA, Middleton P. Combined diet and exercise interventions for preventing gestational diabetes mellitus. Cochrane Database Syst Rev. 2017 Nov 13;11(11):CD010443.

66. Barquiel B, Herranz L, Meneses D, Moreno Ó, Hillman N, Burgos MÁ, Bartha JL. Optimal gestational weight gain for women with gestational diabetes and morbid obesity. Matern Child Health J. 2018 Sep;22(9):1297–305.

67. Zeng XL, Zhang YF, Tian Q, Xue Y, An RF. Effects of metformin on pregnancy outcomes in women with polycystic ovary syndrome: a meta-analysis. Medicine (Baltimore). 2016 Sep;95(36):e4526.

68. Chiswick C, Reynolds RM, Denison F, Drake AJ, Forbes S, Newby DE, Walker BR, Quenby S, Wray S, Weeks A, Lashen H, Rodriguez A, Murray G, Whyte S, Norman JE. Effect of metformin on maternal and fetal outcomes in obese pregnant women (EMPOWaR): a randomised, double-blind, placebo-controlled trial. Lancet Diabetes Endocrinol. 2015 Oct;3(10):778–86.

69. Syngelaki A, Nicolaides KH, Balani J, Hyer S, Akolekar R, Kotecha R, Pastides A, Shehata H. Metformin versus placebo in obese pregnant women without diabetes mellitus. N Engl J Med. 2016;374(5):434–43. doi.

70. Brownfoot FC, Hastie R, Hannan NJ, Cannon P, Tuohey L, Parry LJ, Senadheera S, Illanes SE, Kaitu'u-Lino TJ, Tong S. Metformin as a prevention and treatment for preeclampsia: effects on soluble fms-like tyrosine kinase 1 and soluble endoglin secretion and endothelial dysfunction. Am J Obstet Gynecol. 2016;214(3):356.

71. Rowan JA, Rush EC, Plank LD, Lu J, Obolonkin V, Coat S, Hague WM. Metformin in gestational diabetes: the offspring follow-up (MiG TOFU): body composition and metabolic outcomes at 7-9 years of age. BMJ Open Diabetes Res Care. 2018;6(1):e000456.

72. Bizzarri M, Fuso A, Dinicola S, Cucina A, Bevilacqua A. Pharmacodynamics and pharmacokinetics of inositol(s) in health and disease. Expert Opin Drug Metab Toxicol. 2016;12(10):1181–96.

73. Martis R, Crowther CA, Shepherd E, Alsweiler J, Downie MR, Brown J. Treatments for women with gestational diabetes mellitus: an overview of Cochrane systematic reviews. Cochrane Database Syst Rev. 2018;8(8):CD012327.

74. D'Anna R, Scilipoti A, Giordano D, Caruso C, Cannata ML, Interdonato ML, et al. Myo-

inositol supplementation and onset of gestational diabetes mellitus in pregnant women with a family history of type 2 diabetes: a prospective, randomized, placebo-controlled study. Diabetes Care. 2013;36(4):854–8.

75. D'Anna R, Benedetto A, Scilipoti A, Santamaria A, Interdonato ML, Petrella E, et al. Myo-inositol supplementation for prevention of gestational diabetes in obese pregnant women. A randomized controlled trial. Obstetrics. 2015;126(2):310–5.

76. Facchinetti F, Pignatti L, Interdonato ML, Neri I, Bellei G, D'Anna R. Myoinositol supplementation in pregnancies at risk for gestational diabetes. Interim analysis of a randomized controlled trial. Am J Obstet Gynecol 2013;208(Suppl 1):S36.

77. ACOG Practice Bulletin No. 202: Gestational Hypertension and Preeclampsia Obstetrics & Gynecology 2019;133(1):e1-e25.

第十四章 胰岛素抵抗在良性乳腺疾病中的作用

Svetlana Vujovic Miomira Ivovic Milina Tancic Gajic
Ljiljana Marina Zorana Arizanovic Milena Brkic
Srdjan Popovic

14.1 乳腺内分泌学原理

乳房代谢的主要调节因子包括雌二醇、孕酮、催乳素、生长激素和胰岛素样生长因子 1（IGF-1）[1]。它们参与调控细胞功能、增殖和分化，激活乳腺组织细胞内信号级联（Erk、Akt、JNK 和 Ark/Stat）[2]。雌激素受体（estrogen receptor, ER）在乳腺中表达相对稳定，几乎不受生殖状态、月经周期或外源激素的影响[3]。雌激素具有顶浆分泌、旁分泌和自分泌的作用。雌二醇受体存在于成纤维细胞、上皮细胞、脂肪细胞和基质组织中，乳腺内雌二醇浓度是血液中的 20 倍。雌二醇可增加黄体期的孕激素受体数量，促进黄体期上皮细胞增殖，加速乳腺细胞分化，结缔组织发育和生长激素的分泌。孕酮通过调控孕酮受体、抗雌激素受体系统、酶效应和抗有丝分裂活性发挥作用。孕激素受体是甾体激素 / 甲状腺视黄酸受体超家族成员的一部分，该基因位于 11q22-23 染色体，PR 有两种不同的孕激素受体亚型 PR-A 和 PR-B，它们由同一基因编码，受不同启动子调控。乳腺对孕激素反应取决于 PR-A/PR-B 的比率，单核苷酸多态性可能对其比值产生影响。雌二醇和孕酮对乳房组织的主要作用，见表 14.1。乳腺上皮细胞受多种激素调节，在乳腺组织中见雌二醇、孕酮、催乳素、胰岛素、糖皮质激素和垂体激素等受体的表达[4]。

表 14.1 雌二醇和孕酮对乳房组织的主要作用

雌二醇作用	孕酮作用
促进乳腺导管系统产生	双向调节蛋白诱导导管发育和生长[5]
诱导球状结构渗入脂肪垫及其分支	促进乳腺小叶发育
促进间质增殖	促进导管腺泡系统完全成熟

雌二醇作用	孕酮作用
促进脂肪组织生长	促进雌激素硫转移酶增加
促进乳晕、乳头复合体增加	盐皮质激素活性降低
促进终末导管小叶伸长	有丝分裂数量减少
催乳素增加	雌激素受体、孕激素受体减少

乳房脂肪细胞中含有大量受体，包括雌激素、雄激素、胰岛素、生长激素、瘦素、血管紧张素Ⅱ、胰高血糖素样肽-1、胃泌素、TNF-α、IL-6、维生素D、糖皮质激素、甲状腺激素、促甲状腺激素和胰高血糖素等受体。

80% 的 IGF-1 来源于肝脏。尽管 IGF-1 在调节乳房发育过程中起到促进生长的主要作用，但与 IGF-1 相比，GH 本身在乳腺基质（结缔组织）中起到直接促进作用，并增加 ER 的表达。胰岛素、皮质醇和甲状腺素具有允许作用。雌二醇参与调节线粒体生物代谢的许多关键酶，包括葡萄糖转运蛋白酶、己糖激酶、丙酮酸脱氢酶等。

PCOS 胰岛素信号转导通路活性降低可使细胞色素 P450c17 血清激酶表达水平增加。因此，孕酮通过 17α- 羟化酶转化为 17α- 羟基孕酮，然后分别通过 17,20- 裂解酶转化为雄烯二酮、通过 17β- 还原酶转化为睾酮。排卵期高雄激素血症患者基础胰岛素反应和口服 $40g/m^2$ 葡萄糖后均会引起高胰岛素血症，胰岛素曲线下面积更大[6]。由于这种内分泌环境的改变，孕酮较低，雌二醇 / 孕酮比例增加，因此有利于雌激素诱导乳腺组织反应性发生变化。

脂联素作为胰岛素增敏剂，具有抗炎作用。不仅可以抑制内皮细胞增殖，并已被证明对乳腺组织具有抗增殖作用[7]。肥胖女性的脂联素水平较低，炎症水平较高，因此，肥胖被公认为是一种慢性低度炎症状态。肥胖被认为是慢性促炎状态。人体组织中外周血总 IL-6 的 30% 来自脂肪组织，IL-6 作为一种炎症细胞因子，可诱导肝脏合成 C 反应蛋白。

在正常乳腺组织中，雄激素和雄激素受体信号发挥拮抗雌激素生长作用，因此外周血循环中性激素水平的变化影响乳腺上皮细胞的增殖能力。雄激素主要通过降低 ER 的表达来抑制雌二醇的作用[8]。

瘦素可诱导乳腺上皮细胞增殖。骨化三醇则通过与维生素 D 受体结合，在乳腺导管发育中发挥负调控因子作用，在腺泡发育中发挥正调控因子作用[9]。补充维生素 D 可降低环氧化酶-2（COX2）的表达水平，降低前

列腺素 E_2 的表达水平,提高转化生长因子 β_2(TGF-β_2),即抑制因子的表达水平[10]。过表达 COX2 可导致乳腺腺体增生。

许多生长因子与乳房代谢调节有关,其中一些如表 14.2 所示。表皮生长因子受体(EGFR)是 EGF、TGF-α、双调蛋白和异调蛋白的分子靶点。雌二醇和孕酮通过诱导双调蛋白表达和下游 EGFR 的激活来介导乳腺导管发育。

表 14.2 调节乳房代谢的主要生长因子

胰岛素样生长因子 1(IGF-1)
胰岛素样生长因子 2(IGF-2)
双调蛋白
表皮生长因子(EGF)
成纤维细胞生长因子(FGF)
组织坏死因子 α(TNF-α)
组织坏死因子 β(TNF-β)
肝细胞生长因子
转化生长因子 α
转化生长因子 β
异种球蛋白
细胞外因子
细胞核因子
白血病抑制因子(LIF)

14.2 胰岛素

胰岛素抵抗是指各种原因使胰岛素在外周和肝脏内促进葡萄糖摄取和利用的效率下降,机体代偿性的分泌过多胰岛素产生高胰岛素血症,以维持血糖的稳定,胰岛素不能发挥其正常的生理作用。主要表现为葡萄糖摄取受损、肌肉或脂肪组织的脂解抑制、肝脏葡萄糖生产过剩和糖原合成抑制等几方面。与 IR 病因相关的机制包括血浆游离脂肪酸、细胞因子(TNF-α 和 IL-6)、瘦素、抵抗素和过氧化物酶体促生长素激活受体 γ(PPARγ)等表达水平升高[11]。富含肌醇磷酸聚糖(IPG)的 *D*-手性肌醇(DCI)的缺乏可能是发生 IR 的基础。DCI 由一种差向异构酶合成,该酶将肌醇转化为 DCI，近年来，人们研究发现 DCI 除了具有肌醇促进肝脏脂代谢功能，还具有胰岛素增敏作用[12]。

高胰岛素血症和随后发生的 IR 可增加雄烯二酮、生物可利用的雌激素和 IGF-1 的水平，降低性激素结合球蛋白（SHBG）、孕酮和胰岛素样生长激素结合蛋白 1（IGFBP-1）的表达水平。

应激源可增加胰岛素、皮质醇、氧化应激反应和细胞因子攻击适应机制的表达水平，并经常诱导不良反应及疾病的发生[13]。同时，可以缩短端粒酶的表达，减少预期寿命。在这种条件下，11β- 羟基类固醇脱氢酶增加了可的松向皮质醇的转化。

在这种情况下，二甲双胍提供了许多有益的作用，如通过抑制自然杀伤细胞来降低炎症反应，减少神经酰胺、DNA 损伤、细胞老化、肥胖和 CRP 的表达水平。

二甲双胍的主要作用部位是线粒体。抑制电子传递链中线粒体复合物 I 的表达可导致能量电荷下降，引起三磷酸腺苷（ATP）含量减少。腺苷一磷酸（AMP）增加 P 位点腺苷酸环化酶的结合，抑制胰高血糖素受体活性，导致受体上 cAMP 蛋白激酶 A（CAMPK）信号通路的表达。单磷酸腺苷激活的蛋白激酶（AMPK）是细胞中重要的能量感受器和调节器，可调控能量代谢，开启分解代谢途径，增加 ATP 的产生，同时关闭合成代谢途径，如多种脂类、蛋白质及糖原的合成，减少 ATP 的消耗。在调节脂质代谢、增加胰岛素敏感性等方面发挥重要的作用。二甲双胍可增加骨骼肌对葡萄糖的摄取，通过阻断增殖性子宫内膜组织中的胰岛素受体 /R/3K/Akt/mTOR 信号转导，诱导 GLUT-4 表达并抑制 AR 的表达[14]。

二甲双胍通过增加胰高血糖素样肽 -1 的水平以及改变脂肪酸代谢与生长素释放肽和瘦素对记忆 T 细胞的相互作用来抑制食物摄入[15]。绝经期 LH 升高，而伴随胰岛素抵抗在肾上腺肿瘤的发展中往往起到重要的作用，这表明早期发现和治疗胰岛素抵抗可以预防许多疾病的发生[16]。

高胰岛素血症在肿瘤中作为一种配体可诱导胰岛素抵抗发生，可降低 IGF-1 的表达和芳香化酶活性，因此导致预后不良的结局。肥胖可通过脂肪细胞释放的细胞因子诱导炎症微环境形成，从而促进癌细胞进展。瘦素作为一种脂肪因子，可以破坏 HIF1α，刺激乳腺肿瘤缺氧状态的形成[17]。

胰岛素抵抗通过以下机制诱发两种主要疾病：T2DM 和肿瘤（子宫内膜癌、乳腺癌）：

1. 当胰岛素抵抗是病理过程的主要病因时，反应性高胰岛素血症和高雄激素血症则成为其基本特征。随后，胰岛素抵抗进展导致 IGF-1 增加，胰岛素受体破坏、β细胞衰竭，最终导致 T2DM 的发生。

2. 芳香化酶抑制作用可导致雌激素缺乏和 ER 表达不足，易诱发乳腺癌。同时，芳香化酶受到抑制会引起雄激素前体堆积，导致高雄激素血症、EGF 和 IGF 过剩、ER 表达反应性降低、雌激素受体缺乏、孕激素水平降低和乳腺癌的发生。

14.3　乳腺良性疾病

乳腺良性疾病（benign breast disease，BBD）包含女性所有的乳腺良性病变。约 69% 的女性在黄体期经历与乳腺基质、导管和腺体组织变化有关的周期性乳房疼痛。

在生殖早期，腺体成分可能对周期性激素刺激产生反应，并诱发乳腺纤维腺瘤和囊肿的形成。生殖晚期乳腺腺体组织增生，会伴有硬化性腺病或乳腺小叶性增生。在绝经期，雌激素水平较低，乳腺腺体、间质和脂肪组织发生萎缩性改变。在更年期因激素补充治疗，乳腺小叶组织会持续发生改变。

乳腺纤维腺瘤是乳腺腺细胞和纤维细胞增生聚集的局限性团块，好发于 20~24 岁的年轻女性。根据形态可分为管内型、管周型和混合型三种病理类型，其形态多为无痛感、离散、圆形、橡胶状，边界清楚，活动度大。腺瘤常为单发，亦有多发者。肿块通常生长缓慢，每年约有 10% 的广泛性腺瘤缩小，腺瘤最大可增至 3~4cm。

乳腺囊肿是乳腺组织中生长的囊性病变，是一种直径大于 3mm 的扁平结构，由分泌上皮细胞排列、由扩张的末端导管发育而来。7%~8% 的女性可能发生乳腺大囊肿，这是由于黄体期雌激素、孕激素水平失调，胰岛素水平升高和黄体期孕激素水平相对不足所致，主要分为三组[18]：

1. 1 型囊肿　囊液表现为高钾、低钠、低氯（Na∶K＜3），血清褪黑激素增加（高于日间褪黑激素水平 5~23 倍）[19]，雌二醇、DHEAS、表皮源性生长因子水平增加，TGF-β_2 水平降低。

2. 2 型囊肿　囊液包含低钾、高钠、高氯（Na∶K＞3）。

3. 3 型囊肿　均质。

BBD 的病理生理学特征是血液灌注增加，毛细血管通透性增加，组织胺、前列腺素 E_1 和皮肤黏膜积聚。透明质化、肿胀和白蛋白堆积引起的组织增生，是导致上皮组织和小叶间结缔组织弥漫性同步增生的关键因素[20]。血管、神经和上皮因子也参与其中。

BBD 女性在排卵周期中,雌二醇与孕酮的比例也会发生变化。在生殖后期排卵周期下降导致孕激素水平更低。同时,由于生活方式、遗传和社会压力等因素导致高胰岛素血症发生率增加,可进一步降低孕激素水平。在绝经前,我们认识到更年期的三个阶段。第一阶段表现为孕激素水平降低,雌二醇水平保持不变,规律的月经周期可增加 BDD 的发生率。

孕酮可抑制雌激素诱导有丝分裂的增加和催乳素的产生。雌二醇增加了垂体中有丝分裂的数量和分泌活性,特别是催乳素分泌细胞的增殖。高催乳素水平可进一步抑制排卵。孕激素可防止良性乳腺疾病、癌症、焦虑等发生,同时有助于骨骼形成,提高更年期女性性欲。众所周知,孕激素缺乏是经前综合征、失眠、早产、乳房疼痛或肿块、不孕症、不明原因体重增加等最重要的病因。由于孕酮可抑制肾小管再吸收,增加肾小球滤过率,降低毛细血管通透性,防止水分在乳腺内滞留,减少乳腺组织水肿,因此具有排钠作用。

我们的研究证实,调整饮食和生活方式的同时,每日两次乳房局部应用孕酮凝胶(16 ~ 26 日),由于雌二醇 / 孕酮比例发生改变,乳房痛、乳腺囊肿的体积和数量均有不同程度减少。研究发现,雌二醇 / 孕酮比值(应用 21 日)在治疗前后分别为 12.2 ± 10.7 和 10.4 ± 5.5,在第 24 日分别为 18.9 ± 23.8 和 7.7 ± 6.1。同时,我们的最新研究发现 [21] 高胰岛素血症是降低孕酮水平的关键因素。雌二醇使乳腺细胞增殖增加 230%,而孕酮则使其减少 400%,孕酮抑制雌激素诱导的乳腺细胞增殖 [22]。

Nappi 等 [23] 证实,微粒化孕酮阴道凝胶可使乳房疼痛减轻 64.0%,而对照组仅为 22%。Chang 等研究发现,较高的孕酮水平显著减少了周期上皮细胞的数量 [24]。

14.4　良性乳腺疾病与乳腺癌

雌二醇本身既不致癌,也不诱发 DNA 突变。它可能是恶性转化后肿瘤生长的促进因子,雌二醇可增加有丝分裂,ER 和 PR 的数量和表达,促进血管化。乳腺癌患者乳腺癌象限内芳香化酶活性最高。而孕期孕激素水平最高,乳腺癌则零星发病。醋酸甲羟孕酮在部分乳腺癌治疗中取得了一定的疗效。在生殖过程中,黄体中期有丝分裂和细胞凋亡进程最明显。在富含雌二醇的培养基中加入孕酮可明显减少乳腺癌细胞增殖。在加入孕酮最初的 12h,处于 S 期的细胞数量增加,而 24h 后检测到 S 期细胞数量急剧下降,该作用一直持续到 96h。在体内,孕酮通过芳香化酶抑制剂抑制芳香化酶的活性,降低体内雌二醇水平,从而抑制雌二醇诱导乳腺癌增殖。

孕酮可诱导核因子 κB 配体受体致活剂(RANKL)。RANKL 高表达的乳腺癌中 Ki67 表达水平较低。孕激素治疗效果等同于三苯氧胺,可减低雌激素受体阳性乳腺癌增殖风险。荟萃分析显示,*MTHFR* 基因、C677T 轴突 4 中 C677T 的表达与乳腺癌之间存在相关性[25]。绝经期雌激素水平低、FSH 升高和胰岛素抵抗可诱发具有遗传基因突变妇女发生乳腺癌的风险[26]。

14.5 结论

在黄体期(不仅仅是指月经第 21 日)必须动态检测激素的变化以确认诊断。良性乳腺疾病并不代表乳腺处于正常状态,必须根据病因给予孕激素、胰岛素增敏剂、口服避孕药、多巴胺、抗焦虑药等治疗及饮食习惯的改变。对于不同时期,尤其在黄体期检测胰岛素抵抗至关重要。这种检测时机的选择更具有人性化,可避免不必要的乳房手术,减轻女性的心理障碍,为患者提供更好的生活质量。

(赵越 译 阮祥燕 校)

参考文献

1. Hynes NE, Watson CJ. Mammary gland growth factors: roles in normal development and in cancer. Cold Spring Herb Perspect Bio. 2010;2:8–11.
2. Rawlings JS, Rosler KM, Harrison DA. The JAK/STST signaling pathway. J Cell Sci. 2004;117:1281–3.
3. Haslam S, Osuch J. Hormones and breast cancer in postmenopausal women. Breast Dis. 2006;42:69.
4. Houdebine LM. Djiane J, Dusanter-Fourt et al.Hormonal action controlling mammary activity. J Daily Sci. 1985;68:489–560.
5. Aupperlee MD, Leipprandt JR, Bennet JM, et al. Amphiregulin mediates progesterone induced mammary ductal development during puberty. Breast Cancer Res. 2013;15:44–7.
6. Diamanti Kandarakis E, Dunaif A. The effects of old, new and emergency medicines on metabolic abberation in PCOS. Endocr Rev 2012; l33:981–1030.
7. Catsburg C, Gunter M, Chen C, et al. Insulin, estrogen, inflammatory markers and risk of benign proliferative breast disease. Cancer Res. 2014;74:3248–58.
8. Zhou J, Ng S, Adesanya-Famuiya O, et al. Testosterone inhibits estrogen-induced mammary epithelial proliferation and suppress estrogen receptor expression. FASEB J. 2000;14:1725–30.
9. Welsh J. Vitamin D metabolism in mammary gland and breast cancer. Mol Cell Enbdocrinol. 2011;347:55–60.
10. Qin W, Smith C, Jensen M, et al. Vitamin D favourably alters the cancer promoting prostaglandin cascade. Anticancer Res. 2013;33:4496–9.
11. Kahn BB, Flier JS. Obesity and insulin resistance. Clin Invest. 2000;106:473–81.
12. Genazzani AD, Ricchieri F, Prati A, et al. Differential insulin response to myoinositol admin-

istration in obese PCOS patients. Gynecol Endocrinol. 2012;28:969–73.
13. Slijepcevic D. Stres. Ur. Sekanic D, Kremen, Beograd, 1993.
14. Pernicova I, Korbonis M. Metforin – mode of action and clinical implications for diabetes and cancer. Nat Rev Endocrinol. 2014;10:577–86.
15. Pearce EL. Enhance CD-8 T-cell memory by modulating fatty acid metabolism. Nature. 2009;460:103–7.
16. Marina LJ, Ivovic M, Vujovic S, et al. Luteinizing hormone and insulin resistance in menopausal patients with adrenal incidentalomas. The cause-effect relationship? Clin Endocrinol. 2018;4:541–8.
17. Chu DT, Phuong TN. The effect of adipocytes on the regulation of breast in the tumor microinvorenment: an update. Cell. 2019;8:857–60.
18. Ness J, Sedghinasab M, Moe RE, et al. Identification of multiple proliferative growth factors in breast cyst fluid. Am J Surg. 2014;166:237–43.
19. Burch JB, Walling M, Rush A, et al. Melatonin and estrogen in breast cyst fluid. Breast Cancer Res Treat. 2007;103:331–41.
20. Vujovic S. Benign Breast disease during women;s life. In ISGE series: Pre-menopause, menopause and Beyond. Vol 5, Frontiers in Gynecological endocrinology. Editors: Birkhauser M, Genazzani AR, Springer, 2018: 215–221.
21. Brkic M, Vujovic S, Franic-Ivanisevic M, et al. The influence of progesterone gel therapy in the treatment of fibrocystic breats disease. Open J Obstet Gynecol. 2016;6:334–41.
22. Foidart JM, Cohn C, Denoo X. Estrogen and progesterone result the proliferation of human breast epithelial cells. Fertil Steril. 1998;69:963–9.
23. Nappi C, Affinitio PO, Carlo D, et al. Double blind control trial of progesterone vaginal cream treatment of cyclical mastalgia in women with benign breast disease. J Endocrinol Investig. 1992;15:801–6.
24. Chang KJ, Lee TT, Linares-Cruz G, et al. Et al. influences of percutaneous administration of estradiol and progesterone on human breast epithelial cell cycle in vivo. Fertil Steril. 1995;63:735–91.
25. Yan W, Zhang Y, Zhao E, et al. Association between the MTHFR C667T polymorphism and breast carcinoma risk: a meta analysis of 23 case control studies. The Breast J. 2016;22:593–4.
26. Carrol JS, Hickey TE, Tarulli GA, et al. Deciphering the divergent roles of progesterone in breast cancer. Nat Rev Cancer. 2017;17:54–64.

第十五章　炎症与多囊卵巢综合征

Peter Chedraui　Faustino R. Pérez-López

15.1　引言

PCOS 是青春期和年轻女性中最普遍的内分泌疾病，有四种临床和代谢表型。PCOS 女性的主要临床表现是高雄激素血症，其会影响颗粒细胞功能和卵泡发育（例如，没有优势卵泡的卵泡发育异常）。雄激素过多会导致体重增加、胰岛素抵抗、多毛症、痤疮和雄激素性脱发。与对照组相比，依据鹿特丹标准诊断为 PCOS 女性代谢综合征的患病率较高（15.8%～10.1%）[1]，而在控制 BMI 后两者差异不明显[2]。因此，认为 PCOS 和 BMI 之间存在相互作用。迄今为止，公认的四种 PCOS 表型是：①高雄激素血症＋稀发排卵＋多囊卵巢形态；②高雄激素血症＋稀发排卵；③高雄激素血症＋多囊卵巢形态；④稀发排卵＋多囊卵巢形态，每个表型对长期健康和代谢的影响均不同[3]。

15.2　肥胖与 PCOS

向心性脂肪堆积和雄激素代谢改变是 PCOS 临床进展及其代谢和炎症并发症的基础。Puder 等[4] 报道，与 BMI 匹配的非 PCOS 对照组相比，PCOS 女性可增加躯干脂肪量、加重胰岛素抵抗 [胰岛素抵抗的稳态模型评估（HOMA-IR）] 及促进炎症改变（CRP，TNF-α、降钙素原和白细胞计数均明显升高）。即使调整了全身脂肪分布后也发现了同样现象。内脏脂肪肥大和雄激素过多均与胰岛素抵抗、PCOS 表型的严重程度及心血管危险因素相关。许多脂肪细胞衍生产物（脂肪因子）的异常分泌会导致机体处于慢性弱强度炎症状态，并逐渐形成持续的恶性循环，进而影响每个器官和系统[5]。因此，PCOS 女性机体中 CRP、TNF-α 和 IL-6 以及 HOMA-IR 值均升高[6]。尽管如此，无论 BMI 如何，PCOS 女性机体中的炎症反应和胰岛素抵抗水平似乎都会加重。因此，旨在改善生活方式的早期干预对于预防心血管和其他器官和系统的并发症至关重要。

15.3 炎症与 PCOS

　　PCOS 与高雄激素血症有关，这会导致胰岛素加速体内许多内分泌和代谢改变[7]。这些甾体激素可能通过促进脂肪细胞肥大和刺激单核细胞释放 TNF-α 和 IL-6 来引起炎症反应[8]。此外，高雄激素血症会促进腹部脂肪堆积，进一步加剧胰岛素抵抗。脂肪量和 MS 的逐渐累积伴随脂肪肥大激活体内的慢性弱炎症系统，然后通过促进不同器官（例如胰腺、肝脏、肠道、骨骼、肌肉、脑）和系统（例如心血管系统、生殖系统）发生炎症状态来永久改变机体的免疫系统[9-10]。慢性炎症与 MS、胰岛素抵抗、T2DM、代谢障碍和肌肉减少症密切相关。PCOS 女性炎症状态加重的早期识别、预防和管理 / 治疗是一项主要任务（图 15.1）。这应该在机体 MS 完全形成前完成。

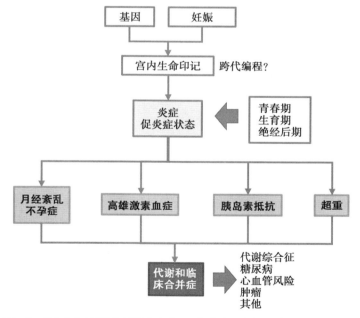

图 15.1　PCOS 可能由基因和妊娠因素决定，这些因素会导致促炎症状态或炎症反应。这种变化将在青春期开始表现出来，并在育龄期和绝经后持续存在。主要临床改变表现为月经失调、闭经和不孕、高雄激素血症、胰岛素抵抗和超重。该综合征与代谢和临床合并症有关，包括代谢综合征，胰岛素抵抗和糖尿病，心血管疾病，癌症以及其他临床意外发生的风险增加

15.3.1 育龄期的炎症

围绝经期女性表现出糖代谢受损、雄激素分泌增加和炎症反应，这些情况在绝经后仍将持续存在[11]。在年轻女性中，肥胖是影响心血管疾病风险相关炎症标志物的重要的决定因素[12]。目前，这些标志物还不在 PCOS 的诊断标准中。与瘦型 PCOS 女性相比，肥胖型 PCOS 女性机体表现出 CRP 和 IL-6 水平的升高，并且胰岛素敏感性与几种炎症标志物（CRP、IL-6、TNF-α 和可溶性细胞黏附分子 -1）之间存在负相关。在控制 BMI 后，胰岛素敏感性和 CRP 之间存在弱相关性[12]。考虑到肥胖和非肥胖型 PCOS 女性比非 PCOS 女性的内脏脂肪组织更多，并且这种脂肪组织与总游离雄激素水平成正相关[13]。因此，雄激素与 PCOS 女性的肥胖密切相关。

与非 PCOS 女性相比，肥胖与瘦型年轻 PCOS 女性的总睾酮、DHEA-S 和雄烯二酮水平较高。此外，所有 PCOS 患者的 SHBG 水平显著降低，而 CRP、TNF-α 和 α1- 酸性糖蛋白均升高[14]。这些特点与机体促炎状态相符。

PCOS 与慢性炎症联系起来的大多数证据都是基于禁食状态下研究发现的。Martínez-Garcia 等[15] 招募了 PCOS 女性（肥胖和非肥胖）、非 PCOS 女性（肥胖和非肥胖）和男性（肥胖和非肥胖），分析摄入不同营养素的餐后炎症状态（例如，口服等热量大量营养素）。作者发现口服葡萄糖和蛋白质后机体血清 IL-6 下降，而口服脂质后血清 IL-6 略有增加。然而，大量营养素并未改变白细胞 IL-6 的表达。大量营养素摄入后血清 TNF-α 水平以类似的模式下降，而 TNF-α 的表达却增加。口服葡萄糖后增加最明显。肥胖对 IL-6 或 TNF-α 的餐后分泌模式没有影响。口服所有营养素后，循环中的 IL-18 下降，而 IL-10（抗炎细胞因子）却增加；这可能是餐后炎症状态的一种补偿机制。这种情况在肥胖者身上似乎不明显。在这项研究中，作者得出结论，葡萄糖与蛋白质摄入是相反的，葡萄糖是炎症基因在餐后表达的主要触发因素[15]。

15.3.2 绝经后 PCOS 女性的炎症

绝经后尽管内分泌和代谢改变仍然存在，包括发生动脉粥样硬化的风险，但绝经后 PCOS 女性的临床表现通常会减少[16]。在绝经后的 PCOS 女性中，糖代谢受损会促进卵巢雄激素的分泌和绝经前女性慢性炎症的发生[11]。正常女性的基础雄激素在绝经前呈缓慢下降趋势，在绝经过渡期

保持稳定 [17]。与此相反，与正常女性相比，绝经后 PCOS 女性却保持较高的雄激素分泌能力。这种持续产生的雄激素主要来源于肾上腺。另一方面，正常女性绝经后 SHBG 下降，低于 PCOS 女性中观察到的水平 [11]。绝经后 PCOS 女性的地塞米松抑制试验表明 DHEAS 和总睾酮部分来源于肾上腺 [18]。

15.4 饮食和运动对炎症的影响

饮食、体重管理和体育锻炼对 PCOS 女性至关重要 [19]。生酮饮食可能会使患者受益，因为它不仅可能减轻炎症和胰岛素抵抗 [20-21]，还可以避免了药物的应用。减少碳水化合物的摄入可能会提高胰岛素敏感性，其次是降低循环中胰岛素水平和因刺激雄激素产生的炎症反应 [22]。生酮还具有抗氧化特性，并可能会下调控制炎症主要基因的活性 [23]。

已采用数周的地中海生酮饮食，是基于植物提取物，其与体重变化、内分泌和代谢改善有关。Paoli 等 [24] 研究发现经过 12 周的生酮饮食后，超重 PCOS 女性体重（–9.43kg）、BMI（–3.35kg/m^2）、内脏脂肪组织、血糖和胰岛素水平以及 HOMA-IR 值均下降。他们还观察到甘油三酯、总胆固醇和 LDL-C 水平显著降低，同时 HDL-C 水平升高。LH/FSH 比率、LH、睾酮（总和游离）和 DHEAS 均显著降低，而雌二醇和 SHBG 均增加。因此，适当的营养补充是维持内分泌和代谢健康的干预措施。

身体锻炼和有计划性的锻炼可能会改善绝经前和绝经后健康的女性、PCOS 女性和机体有炎症女性的代谢和内分泌功能障碍以及临床结果。这些干预措施已得到预防心血管疾病的 PCOS 学会的认可 [25]。Benham 等的荟萃分析 [26] 报道发现，运动可以改善腰围、收缩压、空腹胰岛素和血脂。

Dantas 等报道了有氧运动对体重过重（超重和肥胖）的年轻 PCOS 女性的影响 [27]。他们排除了 T2DM 患者、吸烟者或口服避孕药应用者。纳入的受试者在参加研究前至少 48h 内禁止饮酒和剧烈运动。在运动之前和之后分别检测了大量血清和肌肉细胞因子。他们还测量了骨骼肌蛋白炎症信号通路 [c-Jun N 末端激酶（JNK）α/β 和 IκB 激酶 β（IKKβ）]，这些信号会减弱胰岛素对肌肉的影响。有趣的是，与对照组相比，PCOS 女性肌肉组织中的 TNF-α（+62%）和血清 IL-1β（+76%）均显著升高。运动会降低 PCOS 女性血清和肌肉中的 TNF-α（分别为 –14% 和 –46%），增加血清和肌肉中 IL-4（分别为 +147% 和 + 62%）和 IL-10（+38%，$P = 0.002\ 9$）。运动能降低骨骼肌 IKKβ 和 JNKα/β 水平，这与对照组相近。这项研究表明，PCOS 女性可以降低其机体内的炎症状态，这种作用（抗炎症）可能是降低 PCOS 女性心脏代谢发生风险的一种干预措施。

15.5　益生菌和合生元对炎症的影响

研究报道说益生菌可以改善 PCOS 女性的葡萄糖动态平衡。Ahmadi 等 [28] 进行了一项随机对照试验分析益生菌补充剂或安慰剂对 PCOS 女性体重、血糖和血脂的影响。与安慰剂相比，PCOS 女性服用益生菌补充剂可显著降低体重和 BMI。此外，除了显著增加胰岛素敏感性，补充益生菌可显著降低空腹血糖、胰岛素、甘油三酯和 HOMA-IR 值。

在另一项 RCT 中，Karimi 等 [29] 评估了 PCOS 女性（19～37 岁）补充合生元或安慰剂 12 周后对葡萄糖和胰岛素相关结果的影响。合生元补充剂显著降低了血清艾帕素 36 和 CRP 水平，但对血清葡萄糖、糖化血红蛋白、HOMA-IR 值和 QUICKI 没有影响。

一项关于补充益生菌对 PCOS 女性血糖控制、血脂、体重减轻和 CRP 水平影响 [30] 的荟萃分析（包含 6 项 RCT 研究），发现空腹血胰岛素、甘油三酯和极低密度脂蛋白 - 胆固醇（VLDL-C）水平随着 QUICKI 的增加而降低。在最近的另一项荟萃分析中，Hadi 等 [31] 报道益生菌和合生元显著降低 PCOS 女性的血糖、胰岛素、CRP 和总睾酮水平以及 HOMA-IR 值。PCOS 女性的体重变化与葡萄糖动态平衡、胰岛素敏感性以及炎症的改善无关。

15.6　大豆对炎症的影响

有一些研究探讨了大豆对 PCOS 女性的影响。Jamilia 等 [32] 对 PCOS 女性（18～40 岁）开展了一项随机对照试验，每日每人分配 50mg 的大豆异黄酮或安慰剂为期 12 周。研究结束后，接受大豆异黄酮治疗的 PCOS 女性胰岛素和 HOMA-IR 值显著降低，胰岛素敏感性指数增加。此外，与安慰剂相比，PCOS 女性给予异黄酮干预后会降低游离雄激素指数和血清甘油三酯，对其他脂质指标没有显著影响。

Karamali 等 [33] 研究了大豆摄入对 PCOS 女性体重减轻、血糖控制、血脂、炎症和氧化应激生物标志物水平的影响。他们纳入了 60 名 PCOS 女性开展了随机对照试验，研究组（$n = 30$）或对照组（$n = 30$）均接受为期 8 周的饮食。研究组受试者食用每千克体重含有 0.8g 蛋白质的饮食（35% 的动物蛋白、35% 的大豆蛋白和 30% 的植物蛋白），而对照组则食用相当量的含有70% 的动物蛋白和 30% 的植物蛋白的饮食。与对照组饮食相比，坚持研究组饮食可显著降低 BMI、血糖控制、总睾酮、甘油三酯和丙二醛，同时增加一氧化氮和谷胱甘肽水平。

15.7　维生素 D 补充

很少有研究报道维生素 D 的补充对 PCOS 女性的影响。Maktabi 等 [34]开展的 RCT 研究了维生素 D 补充剂（50 000IU，每周两次，持续 12 周）或安慰剂对 18～40 岁维生素 D 缺乏的 PCOS 女性（血清水平<20ng/mL）的影响。与安慰剂组相比，PCOS 女性补充维生素 D 后可以降低空腹血糖、胰岛素和 CRP 水平，而 HOMA-IR 值和血清丙二醛水平[（-0.1 ± 0.5）μmol/L vs.（0.9 ± 2.1）μmol/L，$P = 0.01$]也均降低。

Akbari 等 [35] 报道的荟萃分析（基于 7 项 RCT）发现 PCOS 女性补充维生素 D 后可以降低超敏 CRP 和丙二醛水平，而丙二醛水平的降低与机体总抗氧化能力的显著增加有关。PCOS 女性补充维生素 D 对一氧化氮和总谷胱甘肽水平没有显著影响。

尽管如此，关于补充维生素 D 对 PCOS 女性影响的研究结果仍有一些争议。最近的一项 RCT [36] 分析了欧洲 180 名 25（OH）D <75nmol/L PCOS女性的研究结果，每位受试者随机接受每周 20 000IU 的维生素 D_3 或安慰剂 24 周。本研究主要观察结果是干预结束后各组葡萄糖的组间差异曲线下面积（AUC），并根据已完成研究的 123 名参与者的基线水平进行调整 [年龄为（25.9 ± 4.7）岁；BMI 为（27.5 ± 7.3）kg/m² ；基线 25（OH）D 为（48.8 ± 16.9）nmol/L，基线空腹血糖为（84 ± 8）mg/dL]。尽管补充维生素 D 显著增加了 25（OH）D 水平（平均治疗效果 33.4 nmol/L，增加到 42.2 nmol/L；$P <0.001$），但对葡萄糖 AUC 没有显著影响（平均治疗效果为 -9.19；95% CI 为 -21.40～3.02；$P = 0.139$）。口服维生素 D_3 治疗可显著降低血清葡萄糖水平，但是因为没有限定混杂因素，不同人群和不同地域的研究结果有争议。

15.8　矿物质补充对炎症的影响

各种各样的矿物质，独立的或与维生素联合的，已被提倡用于减少

PCOS 患者的炎症。Jamilian 等 [37] 在一项双盲 RCT 中比较了补充硒（每日 200mg）与安慰剂 8 周对 PCOS 女性（18～40 岁）葡萄糖和脂质代谢的影响。在干预结束后，与接受安慰剂治疗的女性相比，接受硒的 PCOS 女性显示出更高的 QUICKI 以及更低的血清胰岛素、HOMA-IR 值和稳态模型评估 β 细胞功能（HOMA-B）值。此外，补充硒会导致血清甘油三酯和 VLDL-C 浓度显著降低。

一项 RCT 在 PCOS 女性（18～40 岁）中评估了锌补充剂（50mg/d，持续 8 周）或安慰剂对胰岛素抵抗和血脂的影响 [38]。与接受安慰剂的女性相比，接受锌补充剂的女性显著提高了她们机体内的血锌水平和 QUICKI，同时降低了血糖、胰岛素、甘油三酯、VLDL-C 和 HOMA-IR 值。

Jamilian 等 [39] 比较了在 PCOS 女性中同时补充镁和维生素 E（分别为 250mg/d 和 400mg/d）或安慰剂 12 周的效果。结果显示联合补充显著降低了血清胰岛素和 HOMA-IR 值并且显著增加了 QUICKI。此外，与安慰剂组相比，服用联合补充剂组显著降低了血清甘油三酯和 VLDL-C 水平。与安慰剂组相比，联合补充剂组中总胆固醇水平呈下降的大致趋势（$P = 0.05$）。

15.9　辅酶 Q10 补充

一项 RCT 研究了给予 PCOS 女性辅酶 Q10（泛癸利酮）补充（100mg/d）或安慰剂持续 12 周对胰岛素和代谢结果的影响 [40]。研究结果显示给予辅酶 Q10 治疗显著增加 QUICKI，降低血糖、胰岛素、胆固醇（总胆固醇和低密度脂蛋白胆固醇）、HOMA-IR 和 HOMA-B 值。当对生化参数和基线 BMI 值进行调整后，对血清 LDL-C 的影响不明显，而其他结果没有改变。辅酶 Q10 补充后上调了过氧化物酶体活化受体 γ 基因的表达，并下调了 PCOS 女性外周血单核细胞中氧化低密度脂蛋白受体 1、IL-1、IL-8 和 TNF-α 的基因表达 [41]。

15.10　结语

与许多综合征一样，PCOS 是一个复杂的过程，具有界限不明确、异质性的临床表现和不断演变的特点。炎症是其最初的特点之一，并且持续变化。抗感染治疗可能是延缓综合征进展和预防不可逆临床并发症发生的一种方法。不同的补充剂可能有助于管理 PCOS 的一些代谢改变。尽管如此，抗炎且没有副作用的治疗方案的选择仍然是目前迫切的需求。

（王虎生 译　阮祥燕 校）

参考文献

1. Rotterdam ESHRE/ASRM-Sponsored PCOS Consensus Workshop Group. Revised 2003 consensus on diagnostic criteria and long-term health risks related to polycystic ovary syndrome. Fertil Steril. 2004;81(1):19–25.
2. Panidis D, Macut D, Tziomalos K, Papadakis E, Mikhailidis K, Kandaraki EA, Tsourdi EA, Tantanasis T, Mavromatidis G, Katsikis I. Prevalence of metabolic syndrome in women with polycystic ovary syndrome. Clin Endocrinol. 2013;78(4):586–92.
3. Aziz M, Sidelmann JJ, Faber J, Wissing ML, Naver KV, Mikkelsen AL, Nilas L, Skouby SO. Polycystic ovary syndrome: cardiovascular risk factors according to specific phenotypes. Acta Obstet Gynecol Scand. 2015;94(10):1082–9.
4. Puder JJ, Varga S, Kraenzlin M, De Geyter C, Keller U, Muller B. Central fat excess in polycystic ovary syndrome: relation to low-grade inflammation and insulin resistance. J Clin Endocrinol Metab. 2005;90(11):6014–21.
5. Delitala AP, Capobianco G, Delitala G, Cherchi PL, Dessole S. Polycystic ovary syndrome, adipose tissue and metabolic syndrome. Arch Gynecol Obstet. 2017;296:405–19.
6. Souza Dos Santos AC, Soares NP, Costa EC, de Sá JC, Azevedo GD, Lemos TM. The impact of body mass on inflammatory markers and insulin resistance in polycystic ovary syndrome. Gynecol Endocrinol. 2015;31(3):225–8.
7. Legro R. Obesity and PCOS: implications for diagnosis and treatment. Semin Reprod Med. 2012;30(6):496–506.
8. Ebejer K, Calleja-Agius J. The role of cytokines in polycystic ovarian syndrome. Gynecol Endocrinol. 2013;29(6):536–40.
9. O'Neill S, O'Driscoll L. Metabolic syndrome: a closer look at the growing epidemic and its associated pathologies. Obes Rev. 2015;16(1):1–12.
10. Saltiel AR, Olefsky JM. Inflammatory mechanisms linking obesity and metabolic disease. J Clin Invest. 2017;127(1):1–4.
11. Puurunen J, Piltonen T, Morin-Papunen L, Perheentupa A, Järvelä I, Ruokonen A, Tapanainen JS. Unfavorable hormonal, metabolic, and inflammatory alterations persist after menopause in women with PCOS. J Clin Endocrinol Metab. 2011;96(6):1827–34.
12. Escobar-Morreale HF, Villuendas G, Botella-Carretero JI, Sancho J, San Millán JL. Obesity, and not insulin resistance, is the major determinant of serum inflammatory cardiovascular risk markers in pre-menopausal women. Diabetologia. 2003;46(5):625–33.
13. Jena D, Choudhury AK, Mangaraj S, Singh M, Mohanty BK, Baliarsinha AK. Study of visceral and subcutaneous abdominal fat thickness and its correlation with Cardiometabolic risk factors and hormonal parameters in polycystic ovary syndrome. Indian J Endocrinol Metab. 2018;22(3):321–7.
14. Nehir Aytan A, Bastu E, Demiral I, Bulut H, Dogan M, Buyru F. Relationship between hyperandrogenism, obesity, inflammation and polycystic ovary syndrome. Gynecol Endocrinol. 2016;32(9):709–13.
15. Martínez-García MÁ, Moncayo S, Insenser M, Montes-Nieto R, Fernández-Durán E, Álvarez-Blasco F, Luque-Ramírez M, Escobar-Morreale HF. Postprandial inflammatory responses after oral glucose, lipid and protein challenges: influence of obesity, sex and polycystic ovary syndrome. Clin Nutr. 2020;39(3):876–85.
16. Anagnostis P, Paschou SA, Lambrinoudaki I, Goulis DG. Polycystic ovary syndrome-related risks in postmenopausal women. In: Pérez-López FR, editor. Postmenopausal diseases and disorders. Cham: Springer; 2019. p. 249–59.

17. Spencer JB, Klein M, Kumar A, Azziz R. The age-associated decline of androgens in reproductive age and menopausal black and white women. J Clin Endocrinol Metab. 2007;92(12):4730–3.

18. Markopoulos MC, Rizos D, Valsamakis G, Deligeoroglou E, Grigoriou O, Chrousos GP, Creatsas G, Mastorakos G. Hyperandrogenism in women with polycystic ovary syndrome persists after menopause. J Clin Endocrinol Metab. 2011;96(3):623–31.

19. Moran LJ, Brown WJ, McNaughton SA, Joham AE, Teede HJ. Weight management practices associated with PCOS and their relationships with diet and physical activity. Hum Reprod. 2017;32(3):669–78.

20. Boden G, Sargrad K, Homko C, Mozzoli M, Stein TP. Effect of a low-carbohydrate diet on appetite, blood glucose levels, and insulin resistance in obese patients with type 2 diabetes. Ann Intern Med. 2005;142(6):403–11.

21. Forsythe CE, Phinney SD, Fernandez ML, Quann EE, Wood RJ, Bibus DM, Kraemer WJ, Feinman RD, Volek JS. Comparison of low fat and low carbohydrate diets on circulating fatty acid composition and markers of inflammation. Lipids. 2008;43(1):65–77.

22. McGrice M, Porter J. The effect of low carbohydrate diets on fertility hormones and outcomes in overweight and obese women: a systematic review. Nutrients. 2017;9(3):204.

23. Youm YH, Nguyen KY, Grant RW, Goldberg EL, Bodogai M, Kim D, D'Agostino D, Planavsky N, Lupfer C, Kanneganti TD, Kang S, Horvath TL, Fahmy TM, Crawford PA, Biragyn A, Alnemri E, Dixit VD. The ketone metabolite β-hydroxybutyrate blocks NLRP3 inflammasome-mediated inflammatory disease. Nat Med. 2015;21(3):263–9.

24. Paoli A, Mancin L, Giacona MC, Bianco A, Caprio M. Effects of a ketogenic diet in overweight women with polycystic ovary syndrome. J Transl Med. 2020;18(1):104.

25. Wild RA, Carmina E, Diamanti-Kandarakis E, Dokras A, Escobar-Morreale HF, Futterweit W, et al. Assessment of cardiovascular risk and prevention of cardiovascular disease in women with the polycystic ovary syndrome: a consensus statement by the androgen excess and polycystic ovary syndrome (AE-PCOS) society. J Clin Endocrinol Metab. 2010;95(5):2038–49.

26. Benham JL, Yamamoto JM, Friedenreich CM, Rabi DM, Sigal RJ. Role of exercise training in polycystic ovary syndrome: a systematic review and meta-analysis. Clin Obes. 2018;8(4):275–84.

27. Dantas WS, Neves WD, Gil S, Barcellos CRG, Rocha MP, de Sá-Pinto AL, Roschel H, Gualano B. Exercise-induced anti-inflammatory effects in overweight/obese women with polycystic ovary syndrome. Cytokine. 2019;120:66–70.

28. Ahmadi S, Jamilian M, Karamali M, Tajabadi-Ebrahimi M, Jafari P, Taghizadeh M, Memarzadeh MR, Asemi Z. Probiotic supplementation and the effects on weight loss, glycaemia and lipid profiles in women with polycystic ovary syndrome: a randomized, double-blind, placebo-controlled trial. Hum Fertil (Camb). 2017;20(4):254–61.

29. Karimi E, Moini A, Yaseri M, Shirzad N, Sepidarkish M, Hossein-Boroujerdi M, Hosseinzadeh-Attar MJ. Effects of synbiotic supplementation on metabolic parameters and apelin in women with polycystic ovary syndrome: a randomised double-blind placebo-controlled trial. Br J Nutr. 2018;119(4):398–406.

30. Hadi A, Moradi S, Ghavami A, Khalesi S, Kafeshani M. Effect of probiotics and synbiotics on selected anthropometric and biochemical measures in women with polycystic ovary syndrome: a systematic review and meta-analysis. Eur J Clin Nutr. 2020;74(4):543-547.

31. Liao D, Zhong C, Li C, Mo L, Liu Y. Meta-analysis of the effects of probiotic supplementation on glycemia, lipidic profiles, weight loss and C-reactive protein in women with polycystic ovarian syndrome. Minerva Med. 2018;109(6):479–487.

32. Jamilian M, Asemi Z. The effects of soy isoflavones on metabolic status of patients with polycystic ovary syndrome. J Clin Endocrinol Metab. 2016;101(9):3386–94.

33. Karamali M, Kashanian M, Alaeinasab S, Asemi Z. The effect of dietary soy intake on weight loss, glycaemic control, lipid profiles and biomarkers of inflammation and oxidative stress in women with polycystic ovary syndrome: a randomised clinical trial. Hum Nutr Diet. 2018;31(4):533–43.

34. Maktabi M, Chamani M, Asemi Z. The effects of vitamin D supplementation on metabolic status of patients with polycystic ovary syndrome: a randomized, double-blind, placebocontrolled trial. Horm Metab Res. 2017;49(7):493–8.
35. Akbari M, Ostadmohammadi V, Lankarani KB, Tabrizi R, Kolahdooz F, Heydari ST, Kavari SH, Mirhosseini N, Mafi A, Dastorani M, Asemi Z. The effects of vitamin D supplementation on biomarkers of inflammation and oxidative stress among women with polycystic ovary syndrome: a systematic review and meta-analysis of randomized controlled trials. Horm Metab Res. 2018;50(4):271–9.
36. Trummer C, Schwetz V, Kollmann M, Wölfler M, Münzker J, Pieber TR, Pilz S, Heijboer AC, Obermayer-Pietsch B, Lerchbaum E. Effects of vitamin D supplementation on metabolic and endocrine parameters in PCOS: a randomized-controlled trial. Eur J Nutr. 2019; 58(5):2019–28.
37. Jamilian M, Razavi M, Fakhrie Kashan Z, Ghandi Y, Bagherian T, Asemi Z. Metabolic response to selenium supplementation in women with polycystic ovary syndrome: a randomized, double-blind, placebo-controlled trial. Clin Endocrinol. 2015;82(6):885–91.
38. Foroozanfard F, Jamilian M, Jafari Z, Khassaf A, Hosseini A, Khorammian H, Asemi Z. Effects of zinc supplementation on markers of insulin resistance and lipid profiles in women with polycystic ovary syndrome: a randomized, double-blind, placebo-controlled trial. Exp Clin Endocrinol Diabetes. 2015;123(4):215–20.
39. Jamilian M, Sabzevar NK, Asemi Z. The effect of magnesium and vitamin E co-supplementation on glycemic control and markers of cardio-metabolic risk in women with polycystic ovary syndrome: a randomized, double-blind. Placebo-Controlled Trial Horm Metab Res. 2019;51(2):100–5.
40. Samimi M, Zarezade Mehrizi M, Foroozanfard F, Akbari H, Jamilian M, Ahmadi S, Asemi Z. The effects of coenzyme Q10 supplementation on glucose metabolism and lipid profiles in women with polycystic ovary syndrome: a randomized, double-blind, placebo-controlled trial. Clin Endocrinol. 2017;86(4):560–6.
41. Rahmani E, Jamilian M, Samimi M, Zarezade Mehrizi M, Aghadavod E, Akbari E, Tamtaji OR, Asemi Z. The effects of coenzyme Q10 supplementation on gene expression related to insulin, lipid and inflammation in patients with polycystic ovary syndrome. Gynecol Endocrinol. 2018;34(3):217–22.

第十六章　绝经过渡期的代谢变化

Marta Caretto　Andrea Giannini　Giulia Palla
Tommaso Simoncini

16.1　引言

　　发达国家女性的自然绝经年龄是 50 ~ 52 岁[1-2]，而在欠发达国家，自然绝经年龄会提前 3 ~ 4 年[3]。正常衰老和性腺功能衰竭都会导致性激素缺乏，可能会增加激素敏感组织（包括大脑、骨骼和心血管系统）的疾病易感性。绝经过渡期也会发生能量代谢的变化，这非常重要，但目前对此重视不足。临床调查发现绝经过渡期有体重增加、食物摄入增加、腹部脂肪堆积、低密度脂蛋白胆固醇（LDL-C）和甘油三酯增加、胰岛素抵抗和能量消耗减少的趋势。肥胖是一个日益严重的世界性问题，它加剧了几种慢性疾病：绝经后可能会出现几种慢性疾病，其中包括代谢性疾病、心血管疾病（cardiovascular disease，CVD）、骨质疏松症和癌症[4]。绝经女性的胰岛素和糖尿病的发生率呈指数增长，这意味着心血管疾病和死亡的风险增加。雌激素缺乏可以导致脂肪分布改变，通过评估糖化血红蛋白浓度发现，绝经后激素治疗（menopausal hormone therapy，MHT）似乎可降低糖尿病发病率并改善糖尿病控制情况[5]。CVD 是 50 岁以上女性最常见的死亡原因：既往研究调查了绝经与 CVD 之间的关系[6]。主要的一级预防措施是戒烟、减肥、控制血压、规律进行有氧锻炼和控制血脂和血糖。绝经期激素变化如何导致脂代谢、糖代谢、脂肪分布和食物摄入的改变？回顾 MHT 的最新进展及其对脂肪再分布的影响是非常有趣的，MHT 的代谢通过其对血管功能、脂质水平和糖代谢的有益影响，改善心血管的健康状况。

16.2　脂肪分布、肥胖和代谢综合征

　　WHO 将肥胖定义为由于脂肪大量堆积而导致体重过度增加的一种慢性状态，对健康和生活质量（quality of life，QoL）有极大影响。25% ~ 30%

的女性符合超重或肥胖[7]。肥胖可以分为两种类型：内脏性或向心性肥胖
（男性型）和周围性肥胖（女性型）。向心性肥胖，一般见于男性和绝经后女
性，特征是腰围增加，而正常腰臀比（waist/hip ratio, WHR）应小于0.8。周
围性肥胖，一般见于育龄期女性，脂肪主要集中在大腿和臀部，脂肪分布的
不同反映了男性和女性身体结构的不同，这是由于在物种遗传中男女两性
的角色不同：腹型肥胖支持狩猎、奔跑和逃跑，而女性的周围性脂肪分布从
机械和代谢的角度提供了孕期保护[8]。此外，绝经过渡期前后，很多女性
体重增加，变成向心性肥胖。向心性肥胖与血脂、血糖、胰岛素抵抗和/或
糖尿病的重要变化有关，并增加代谢和心血管风险。向心性和周围性脂肪
的脂肪细胞结构不同，周围性肥胖的脂肪细胞体积更小，胰岛素敏感性更
高，雌激素受体密度更高，因此比向心性脂肪细胞造成更多的脂肪团块堆
积。相反，向心性脂肪细胞对雄激素更敏感，在门脉循环中产生和释放更
多促炎性脂肪细胞因子。脂肪细胞对雌激素或雄激素的不同反应，与脂肪
沉积部位有关，可以解释在两性和女性一生中肥胖部位不同的原因[9]。在
体重正常的人群中，尤其是女性中，腰围增加与心血管状况恶化之间存在
正相关的关系[10]。事实上，腹部脂肪堆积比起BMI更能预测肥胖对健康的
负面影响。根据国际糖尿病联盟（International Diabetes Federation, IDF）的
标准，腰围是MS的主要诊断因素，它将内脏性肥胖与代谢状况恶化联系起
来（图16.1）。

WHO代谢综合征的临床诊断标准

胰岛素抵抗，确诊符合以下情况之一：

- 2型糖尿病
- 空腹血糖受损
- 糖耐量受损
- 空腹血糖水平正常(<6.1mmol/L)，在正常血糖情况下，
  高胰岛素血症背景人群的葡萄糖摄取低于最低四分位数

加上以下任意两项：

- 使用降压药或高血压(收缩压≥140mmHg或舒张压≥90mmHg)
- 血甘油三酯高：≥1.7mmol/L
- HDL-C低：男性<1.03mmol/L, 女性<1.29mmol/L
- BMI>30kg/m²和/或腰臀比高：男性>0.9, 女性>0.85
- 尿白蛋白排泄率≥20μg/min或白蛋白肌酐比≥3.4mg/mmol

图16.1 代谢综合征的诊断标准（国际糖尿病联盟）

MS 代表着一组异质性的疾病，发病率、死亡率都很高，造成严重的社会经济负担。一般人群中有 20%～25% 患有 MS，随着年龄的增长发病率增加，尤其在 50～60 岁容易发病。MS 的特征是内脏性肥胖、血脂和血糖异常以及高血压。MS 的病理生理学特征可以用胰岛素抵抗来代表，因为它可以解释每一种代谢损伤，胰岛素抵抗促进内脏水平脂肪堆积，其对胰岛素作用的敏感性降低，脂解速率增加，更多的非酯化脂肪酸（non-esterified fatty acids，NEFA），又称游离脂肪酸，向肝循环释放。NEFA 导致葡萄糖和甘油三酯合成异常，进而损害肝脏的胰岛素清除过程。此外，脂肪团块不是一个简单的能量堆积团块，而是一个活跃的内分泌组织，能够释放大量脂肪酶，其中一些有促炎性和促动脉粥样硬化作用（比如 TNF-α、IL-6、瘦素、脂联素、网膜素）[11]，对胰岛素敏感性调节有积极作用，事实上，脂联素分泌的减少对诱导胰岛素抵抗和决定甘油三酯与小而密的 LDL 颗粒增加有关键作用。

其他问题也可以引起胰岛素抵抗：由受体或受体后功能缺陷引起的内在性/结构性细胞紊乱，或后天性紊乱，如体重过重（超重或肥胖），脂肪量增加并引起激素受体结合能力的改变。它也可能取决于家族易感性，尤其是糖尿病家族史。一般来说胰岛素抵抗取决于上述多种因素的组合。此外，胰岛素抵抗会促进肾脏水平的水钠潴留，从而影响血压稳态[12]。

16.3　肥胖、代谢综合征和绝经过渡期的关系

绝经过渡期的特点是早期（绝经前大约 10 年）FSH 水平进行性升高，与卵巢抑制素分泌减少有关；同时，无排卵周期频发会导致黄体期孕酮水平下降，从而导致雌激素水平相对高，最终绝经时雌激素水平依然降低。体重变化一般取决于能量摄入增加和能量消耗减少，能量消耗主要是体力活动和静息能量消耗。一般来说，45~50 岁后的女性，即使生活方式（饮食和体力活动）没有明显改变，体重也会逐渐增加。虽然体重增加本身不能归因于绝经过渡期，但是绝经的激素环境变化与全身脂肪，尤其是腹部脂肪的增加有关[13]。Lovejoy 等[14]发现，在整个围绝经期，腹部脂肪量增加，同时伴有绝经期低雌激素症，尽管总热量摄入略有减少，但体重缓慢增加。性激素在围绝经期具有特定的代谢作用[14]。如前所述，绝经过渡期的特点是低雌激素和/或与黄体期孕酮水平低相关的相对高的雌激素。这与无排卵月经周期频发密切相关。在正常月经周期的黄体期，孕酮与雌激素之比的增加会使体温升高 0.4℃ [15]；体温升高导致基础代谢每日增加约

200kJ（50kcal）[16]。相反，在绝经过渡期，孕酮没有增加，这决定了黄体期静息状态下没有这种能量消耗（每日约 50kcal，持续 12～14 日：每月 600~700kcal）。这种黄体期脂肪生理性燃烧的减少，是围绝经期脂肪量增多的基础[17]。这种能量消耗的减少似乎不仅由于孕酮缺乏，还取决于其他因素，如瘦体重、交感神经系统（sympathetic nervous system，SNS）活动、内分泌状态和衰老介导的生理变化。事实上，绝经后女性基础代谢的下降也可能取决于年龄[18]。雌激素缺乏可能会加速绝经过渡期基础代谢的下降[19]。

随着围绝经期变为绝经期，雌激素水平的进行性下降会导致胰岛素抵抗的进一步恶化，同时，皮质醇升高（衰老和绝经的一般表现）也会诱导胰岛素抵抗。后者会诱导生理性糖异生，这是一种典型的代偿机制，在 55～60 岁时开始出现，后来会加重胰岛素抵抗。此外，低雌激素也在一定程度上导致 GH 水平下降，这有助于腹部脂肪的储存，同时降低脂质代谢[20-21]。此外，绝经过渡期雌激素的缺乏促进了不同类型的脂肪堆积：脂肪主要储存在腹部，而不是臀部和大腿[22]，因此雌激素缺乏将会导致外周脂肪量减少[23]。基础代谢的降低会导致脂肪量增加，这反过来会提高肥胖相关疾病的发病率，比如心血管情况恶化和 T2DM 风险升高。内脏性肥胖进一步降低了胰岛素的敏感性，尤其是在肝脏水平，因此为了在组织水平控制葡萄糖摄入，需要更高浓度的胰岛素。这些变化共同导致了绝经过渡期超重/肥胖女性代谢综合征发病率的增加。

最近，有人提出，绝经期低雌激素、食欲控制和体重增加之间的另一个可能的联系是血浆食欲素-A 水平的增加[23]。这种下丘脑神经肽参与调节进食行为、睡眠-觉醒节律和神经内分泌稳态[24-25]。在绝经后女性中，虽然雌激素水平较低，但血浆食欲素-A 水平显著升高，可能与心血管风险因素增多有关（如高血糖、血脂异常、血压升高和高 BMI）[26]。

16.3.1　脂质代谢与绝经过渡期

雌激素对调节脂质代谢有重要的作用。大量研究表明，围绝经期女性的总胆固醇（total cholesterol，TC）、甘油三酯（triglyceride，TG）、LDL-C 和载脂蛋白 B（Apo B）增加，而绝经相关的 HDL-C 变化并不一致[27-29]。有些研究发现绝经过渡期 HDL-C 显著降低，有些研究发现其增加，而有些研究发现其没有变化[30]。

雌激素和脂质在分子水平上交互导致 CVD 风险的潜在机制尚不清楚。有文献报道雌激素相关受体 γ（estrogen-related receptor γ，ERRγ）通过活化磷脂酶 A2G12B 来调节肝脏 TG 代谢[31]，而多态性肝脏脂肪酶与雌激素调节 TG 脂解有关[32]。Della 等发现，肝脏 ERα 活动对平衡脂质和 TC 代谢至关重要，ERα 缺乏可能导致肝脏脂肪堆积和非酒精性脂肪肝。PCSK9 是在人类和动物中都存在的 LDL 受体的抑制剂，研究发现，雌激素可以通过下调肝脏和血浆 PCSK9，来降低循环中的 LDL-C 水平，而不影响胆固醇的合成[33-34]。

最新证据强调性别差异和年龄独立于末次月经前后的脂质变化，并发现卵巢激素可能影响肝脏脂质合成，减少脂质循环，上调脂肪分解，并有保护性心血管代谢效应。越来越多的文献发现，一些相关的功能蛋白可能在性激素调节脂质代谢的过程中发挥关键作用。因此，绝经、卵巢激素（尤其是雌激素）和脂质代谢之间的复杂联系需要进一步研究。

预防体重增加和脂质代谢紊乱是绝经后女性保健的重要组成部分。尽管国际绝经学会（International Menopause Society，IMS）的最新指南表明，MHT 可能会改善围绝经期腹部脂肪堆积，但并未提及 MHT 是否会在绝经过渡期维持脂质水平[35]。许多研究试图探索 MHT 的代谢影响以及不同 MHT 方案的影响。主要研究一致发现 MHT 降低 LDL-C、TC 和脂蛋白 a 水平，然而，MHT 对 TG 和 HDL-C 水平影响的研究结果并不一致[32]。Godsland 回顾了不同的 MHT 方案（单用雌激素、雌激素联合孕激素、雷洛昔芬或替勃龙）对血脂和脂蛋白水平的影响，发现单用雌激素可提高 HDL-C，降低 LDL-C 和 TC 水平。口服和经皮雌激素对 TG 的影响相反。单用雌激素时 HDL-C 和 TG 的增高与联合孕激素时不同，具体来说，效果从最小到最大依次为地屈孕酮、甲孕酮、孕酮、醋酸环丙孕酮、醋酸甲羟孕酮、醋酸炔诺酮透皮贴剂、炔诺孕酮和口服炔诺孕酮[36]。Stevens 等提出，MHT 相关的代谢通路与多种细胞过程有关，不同的 MHT 方案可能会导致不同的胞内信号转导，从而导致接受 MHT 的绝经期女性患某些疾病（如 CVD 和癌症）的风险不同[37]。总之，不同的 MHT 方案对脂代谢影响不同，各有利弊。特定方案的选择应个体化，考虑个体需求、适应证、并发症和血脂谱。

16.3.2　围绝经期肥胖和代谢综合征的管理

管理超重 / 肥胖的绝经前女性，首先必须仔细调查开始肥胖的年龄和最近几个月的体重变化，尤其家族中有无成员患有糖尿病、任何其他内分泌疾病和 / 或肥胖。这项检查的目的是排除任何可能需要特殊疗法的临床疾病，例如由于遗传、神经或精神疾病导致的罕见的继发性肥胖。

　　了解患者有无 PCOS 病史和 / 或经前期综合征（premenstrual syndrome, PMS）和经前期焦虑症（premenstrual dysphoric disease, PMDD）很重要。胰岛素抵抗是 PCOS 的常见特征，有 50% ~ 60% 的 PCOS 患者患有超重 / 肥胖[38]。最近一份手稿发现[39]同时患有 PCOS 和胰岛素抵抗的患者，在育龄期罹患 PMS/PMDD 和情绪障碍乃至抑郁的概率翻倍，在绝经过渡期更频发。这种情况似乎是由于神经甾体分泌减少，尤其是别孕烷醇酮的分泌减少，别孕烷醇酮被认为是孕酮代谢过程中产生的最高效的内源性抗焦虑和抗抑郁药。绝经过渡期的 PCOS 和高胰岛素血症患者，如果不降低胰岛素抵抗和控制体重，会有更高的风险患上更严重的绝经期症状，尤其是由于神经甾体缺乏（即别孕烷醇酮）引起的症状，如情绪障碍、抑郁和焦虑[40]。

　　对于超重 / 肥胖甚至不胖的围绝经期女性，有必要评估是否存在胰岛素抵抗。事实上，有些围绝经期女性即使患有胰岛素抵抗，由于生活方式，她们的体重可能也正常，只能通过口服葡萄糖耐量试验（oral glucose tolerance test, OGTT）来检测。这项检查通常超过 4h，但也可以用两个时间点的血样：0min（即口服葡萄糖前）和口服含 75g 葡萄糖的水溶液后 60min 或 90min 后的血样，当胰岛素高于 60μU/mL 时，诊断为高胰岛素血症[41]。有 PCOS 病史的女性，经常会在绝经前后证实有胰岛素抵抗[42]。

　　治疗绝经过渡期女性必须考虑围绝经期的体重：正常体重女性和超重 / 肥胖女性应区别对待。对于正常体重的女性，治疗旨在预防体重增加；对于超重 / 肥胖的女性，重要的是避免体重进一步增加和 / 或治疗代谢异常。对这两种女性，首先推荐改变生活方式，比如低热量饮食、合理摄入营养素和适当进行体育活动。

　　研究发现耐力训练（每日进行 45min 有氧运动，每周 3 次）可以帮助超重 / 肥胖女性减肥，降低脂肪含量，缩小腰围和控制血压。此外，这些干预措施降低了血浆 TG、TC 和 LDL 水平，并增加了血浆 HDL 浓度[43]。有两种及以上 MS 因素但无冠状动脉粥样硬化性心脏病（冠心病）的女性，代谢风险状况的改善最佳[44]。此外，体育锻炼会放大厌食反应的触发因素，从而限制食物的摄入[45]。不幸的是，饮食和体育活动的关联在短期内有效，依从性越来越低，很难长期维持减肥。在这些情况下，往往需要心理支持。

　　在有绝经期症状的正常体重女性中，激素替代疗法（hormonal replacement therapy, HRT）可以防治围绝经期的体成分变化[46-47]。接受 HRT 的围绝经期女性，并未发现体重、脂肪含量和分布有显著变化。特别是经皮雌激素似乎对脂肪含量和脂肪分布更具保护作用。口服雌激素与脂肪量的少量增加和瘦体重的减少有关[48]。观察到服用替勃龙和雷洛昔芬对身体成分和脂肪组织也有类似影响。

　　绝经过渡期的女性想要实现长期的体重控制，行为疗法至关重要。此外，也有一些可以帮助控制体重和减肥的药物，比如二甲双胍、奥利司他和肌醇。二甲双胍是一种著名的抗糖尿病药物，通过增加葡萄糖细胞摄取来降低胰岛素水平，提高胰岛素的敏感性。二甲双胍常用于育龄期高胰岛素血症的 PCOS 女性。此外，单用 MYO 或与手性肌醇或 α- 硫辛酸联合使用，可以通过改善受体后通路的功能来提高胰岛素敏感性。相反，奥利司他是另外一种特殊的减肥疗法，它减少膳食脂肪的吸收，促进其排泄。

　　总之，超重、肥胖和代谢综合征与绝经过渡期激素模式的变化密切相关。如前所述，血浆雌激素和血浆孕酮水平的进行性下降诱发了一些代谢损伤，例如胰岛素抵抗的恶化或向心性脂肪储存量的增加。同时，肥胖是影响绝经过渡期激素水平变化的一个重要因素，因为与 BMI 较低的女性相比，BMI 较高的女性更可能提前开始围绝经期，并缓慢进入绝经期[49]。在育龄期患有 PCOS 的超重 / 肥胖女性，胰岛素抵抗不仅导致她们易患 MS，而且可能诱发情绪障碍，这些情绪障碍到了绝经过渡期也许会更加严重。最近的研究结果支持了这一假设，因为有报道称，与没有 PCOS 病史的绝经期女性相比，有 PCOS 病史的绝经期女性脂联素更高，瘦素更低[50]，并且进行 OGTT 后胰岛素更高。

16.3.3　如何预防体重增加

　　预防体重增加，合理的方案包括体育活动、低热量饮食，还有特定的减肥药物或减肥手术。如前所述，体力活动能够对抗体重的增长，独立于年龄和绝经状态。体力活动不能阻止或预防与衰老相关的体重增加，但它可以防止肥胖的发展。一周至少进行 3 次 45min 的体力活动，可以帮助控制体重，并在脂肪减少的情况下保持身体柔韧性和维持瘦体重[13]。

　　与体力活动类似，限制热量摄入也会减轻体重，减少脂肪含量。如果体重降低 5% 及以上，就会降低 CVD 的风险因素，即高血压、血脂异常和糖尿病[51]。如果在绝经期体重增加，应低热量饮食，但不能低于 800kcal/d[52]。坚持平衡饮食是成功控制体重的最重要因素，且独立于食物营养成分。理想的平衡饮食能避免蛋白质丢失，促进脂肪供能。如果饮食中碳水化合物含量较低，建议食用鱼类、坚果、豆类中的单不饱和脂肪、多不饱和脂肪和蛋白质。

减肥药物能够抑制食欲、产生饱腹感、增加新陈代谢但主要影响食物营养素的吸收。代表药物有奥利司他、西布曲明和利莫那班,这些药物都能帮助减肥,但是目前仅有奥利司他可用,西布曲明和利莫那班因严重的不良反应而被禁用。有些天然成分的药物也有效,比如草药制剂,可以作为减肥的辅助药物 [13]。二甲双胍也很重要。该药物已被批准用于治疗糖尿病,并广泛地用于患有 PCOS 的年轻肥胖女性患者控制体重 [38],但是只有胰岛素代偿性升高,二甲双胍的代谢作用才高效 [53]。尽管二甲双胍不能作为减肥药物,但是它能够降低糖尿病风险,维持胰岛素在较低水平 [13]。

减肥手术是减肥的最后尝试,它是有代价的,只适用于非常肥胖的女性。有各种各样的外科术式,如胃旁路术、垂直束带胃成形术、可调节胃束带术和腹腔镜袖状胃切除术。据报道胃旁路术比其他术式更有效。

16.4　心血管疾病和绝经

绝经后定期筛查 CVD 非常重要。这包括测量血压、血脂、BMI,可能还有炎症标志物,以及评估生活方式因素,如体力活动水平和吸烟状况。此外,心脏病和卒中的家族史也很重要。风险评估工具以 40~79 岁个体的性别和种族为基础计算 10 年内发生心肌梗死的风险 [54]。采用的风险计算工具主要是 Framingham 模型 [55] 和美国心脏学会(American Heart Association, AHA)的一个新模型 [56]。后者也用于决定是否启动他汀类药物治疗的流程的一部分。这些风险模型的主要因素是年龄、性别、种族、TC、HDL-C、收缩压、高血压治疗、糖尿病和吸烟状况。降低绝经后 CVD 风险的干预措施包括戒烟、通过饮食和运动控制体重、积极治疗高血压,以及针对胆固醇升高和血栓形成风险的治疗。AHA 给出了减少 CVD 的饮食和生活方式建议以改善公众健康。在一级和二级预防条件下,普遍认为他汀类药物可以减少冠心病(coronary heart disease, CHD)事件,降低全因死亡率。然而,对随机对照试验(randomized controlled trial, RCT)数据的仔细检查和荟萃分析显示,没有证据表明他汀类药物可以减少一级预防条件下女性的 CHD 事件或降低全因死亡率。阿司匹林也有这种性别特异性,对 CHD 一级预防试验的荟萃分析显示,对于男性,阿司匹林能够显著减少心肌梗死风险(约 32%),但对卒中无效;对于女性,阿司匹林对心肌梗死无效,但能显著降低缺血性卒中的风险(约 17%)[57]。CHD 的一级预防试验和对 CHD 一级预防试验的性别特异性荟萃分析显示,没有证据表明阿司匹林比安慰剂更能减少女性 CHD 事件或降低全因死亡率。有证据表明绝经与心血管风险增加相关。雌激素缺乏导致绝经女性出现血管舒缩症状、泌尿生殖道症状和骨质疏松症，还能引发代谢变化，使身体脂肪分布向向心性转变。欧洲高血压学会 - 欧洲心脏病学会指南推荐增加体力活动、戒烟和适量饮酒。首选的干预措施是改变生活方式，例如改变饮食，也可以对血脂产生有利影响。许多女性需要药物干预，应用抗高血压药来控制血压，应用他汀类药物来改善 LDL-C 水平，但他汀类药物对 HDL-C 的益处有限。根据国际绝经学会的最新指南，在开始 MHT 之前，应考虑个人或家人的 CVD、卒中和 VTE 风险。对于年龄小于 60 岁或绝经开始后 10 年内有症状的健康女性，MHT 对 CHD 和全因死亡率的有利影响，超过罕见潜在风险增加的乳腺癌、VTE 和卒中。然而，FDA 并未批准 MHT 用于心血管的一级或二级预防。比起在绝经早期进行 MHT 的女性，在 60 岁以上或者绝经开始后 10～20 年的女性，CHD、VTE 和卒中风险更高。

16.5 结论

预防体重增加和脂质代谢紊乱是绝经后女性保健的重要组成部分。许多研究试图探索 MHT 的代谢影响以及不同 MHT 方案的影响。随着世界人口老龄化，绝经后女性的健康问题空前重要。肥胖与寿命缩短有关。尤其是在绝经过渡期，体重增加、脂肪向内脏堆积和能量代谢紊乱的风险增加，导致 CVD 风险增加，女性整体死亡率升高。建议对围绝经期女性进行早期 MHT 干预，这可能会维持能量代谢稳态，增加平均预期寿命（图 16.2）。卵巢激素对能量代谢的复杂影响涉及多个器官和系统，

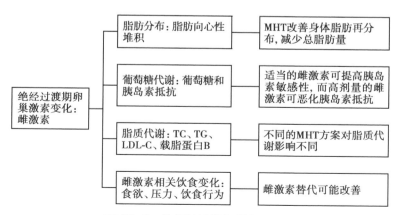

图 16.2 绝经过渡期代谢变化概况

尚需要进一步研究。

（王志坤 译　阮祥燕 校）

参考文献

1. Gold EB, Bromberger J, Crawford S, Samuels S, Greendale GA, Harlow SD, Skurnick J. Factors associated with age at natural menopause in a multiethnic sample of midlife women. Am J Epidemiol. 2001;153(9):865–74.
2. Dratva J, Gómez Real F, Schindler C, Ackermann-Liebrich U, Gerbase MW, Probst-Hensch NM, Svanes C, Omenaas ER, Neukirch F, Wjst M, Morabia A, Jarvis D, Leynaert B, Zemp E. Is age at menopause increasing across Europe? Results on age at menopause and determinants from two population-based studies. Menopause. 2009;16(2):385–94.
3. Kriplani A, Banerjee K. An overview of age of onset of menopause in northern India. Maturitas. 2005;52(3–4):199–204.
4. Lobo RA, Davis SR, De Villiers TJ, Gompel A, Henderson VW, Hodis HN, Lumsden MA, Mack WJ, Shapiro S, Baber RJ. Prevention of diseases after menopause. Climacteric. 2014;17(5):540–56.
5. Manson JE, Chlebowski RT, Stefanick ML, Aragaki AK, Rossouw JE, Prentice RL, Anderson G, Howard BV, Thomson CA, LaCroix AZ, Wactawski-Wende J, Jackson RD, Limacher M, Margolis KL, Wassertheil-Smoller S, Beresford SA, Cauley JA, Eaton CB, Gass M, Hsia J, Johnson KC, Kooperberg C, Kuller LH, Lewis CE, Liu S, Martin LW, Ockene JK, O'Sullivan MJ, Powell LH, Simon MS, Van Horn L, Vitolins MZ, Wallace RB. Menopausal hormone therapy and health outcomes during the intervention and extended poststopping phases of the Women's Health Initiative randomized trials. JAMA. 2013;310(13):1353–68.
6. Wellons M, Ouyang P, Schreiner PJ, Herrington DM, Vaidya D. Early menopause predicts future coronary heart disease and stroke: the multi-ethnic study of atherosclerosis. Menopause. 2012;19(10):1081–7.
7. Flegal KM, Carroll MD, Ogden CL, Curtin LR. Prevalence and trends in obesity among US adults, 1999–2008. JAMA. 2010;303(3):235–41.
8. Genazzani AD, Vito G, Lanzoni C, Strucchi C, Mehmeti H, Ricchieri F, Mbusnum MN. La Sindrome Metabolica menopausale. Giorn It Ost Gin. 2005;11(12):487–93.
9. Ibrahim M. Subcutaneous and visceral adipose tissue: structural and functional differences. Obes Rev. 2010;11:11–8.
10. Balkau B, Deanfield JE, Després JP, Bassand JP, Fox KA, Smith SC Jr, Barter P, Tan CE, Van Gaal L, Wittchen HU, Massien C, Haffner SM. International day for the evaluation of abdominal obesity (IDEA): a study of waist circumference, cardiovascular disease, and diabetes mellitus in 168,000 primary care patients in 63 countries. Circulation. 2007;116(17):1942–51.
11. Sites CK, Toth MJ, Cushman M, L'Hommedieu GD, Tchernof A, Tracy RP, Poehlman ET. Menopause-related differences in in ammation markers and their relationship to body fat distribution and insulin-stimulated glucose disposal. Fertil Steril. 2002;77:128–35.
12. Genazzani AD, Prati A, Despini G. Metabolic changes and metabolic syndrome during the menopausal transition. In: Birkhaeuser M, Genazzani A, editors. Pre-menopause, menopause and beyond. Cham: ISGE Series. Springer; 2018.
13. Davis SR, Castelo-Branco C, Chedraui P, Lumsden MA, Nappi RE, Shah D, Villaseca P. Writing Group of the International Menopause Society for World Menopause Day 2012. Understanding weight gain at menopause. Climacteric. 2012;15(5):419–29.
14. Lovejoy JC, Champagne CM, De Longe L, Xie H, Smith SR. Increased visceral fat and decreased energy expenditure during the menopausal transition. Int J Obes. 2008;32(6):949–58.
15. Cagnacci A, Volpe A, Paoletti AM, Melis GB. Regulation of the 24-hour rhythm of body tem-

perature in menstrual cycles with spontaneous and gonadotropin-induced ovulation. Fertil Steril. 1997;68(3):421.

16. Webb P. 24-hour energy expenditure and the menstrual cycle. Am J Clin Nutr. 1986;44:14.

17. Gambacciani M, Ciaponi M, Cappagli B, Benussi C, DeSimone L, Genazzani AR. Climacteric modifications in body weight and fat tissue distribution. Climateric. 1999;2(1):37–44.

18. Roubenoff R, Hughes VA, Dallal GE, Nelson ME, Morganti C, Kehayias JJ, Singh MA, Roberts S. The effect of gender and body composition method on the apparent decline in lean mass-adjusted resting metabolic rate with age. J Gerontol A Biol Sci Med Sci. 2000;55(12):M757–60.

19. Ravussin E, Lillioja S, Knowler WC, Christin L, Freymond D, Abbott WG, Boyce V, Howard BV, Bogardus C. Reduced rate of energy expenditure as a risk factor for body-weight gain. N Engl J Med. 1988;318(8):467–72.

20. Veldhuis JD, Bowers CY. Sex-steroid modulation of growth hormone (GH) secretory control: three-peptide ensemble regulation under dual feedback restraint by GH and IGF- I. Endocrine. 2003;22(1):25–40.

21. Walenkamp JD, Wit JM. Genetic disorders in the growth hormone-insulin-like growth factor-I axis. Horm Res. 2006;66(5):221–30.

22. Peppa M, Koliacki C, Dimitriadis G. Body composition as an important determinant of metabolic syndrome in postmenopausal women. Endocrinol Metabol Syndr. 2012;2:1.

23. Messina G, Viggiano A, DeLuca V, Messina A, Chief S, Monda M. Hormonal changes in menopause and orexin-a action. Obst Gynecol Int. 2013;2013:1–5.

24. Willie JT, Chemelli RM, Sinton CM, Yanagisawa M. To eat or to sleep? Orexin in the regulation of feeding and wakefulness. Ann Rev Neurosci. 2001;24:429–58.

25. Kukkonen JP, Holmqvist T, Ammoun S, Akerman KEO. Functions of the orexinergic/hypocretinergic system. Am J Phys. 2002;283(6):C1567–91.

26. El-Sedeek M, Korish AA, Deef MM. Plasma orexin-a levels in postmenopausal women: possible interaction with estrogen and correlation with cardiovascular risk status. BJOG. 2010;117(4):488–92.

27. Derby CA, Crawford SL, Pasternak RC, Sowers M, Sternfeld B, Matthews KA. Lipid changes during the menopause transition in relation to age and weight: the study of Women's health across the nation. Am J Epidemiol. 2009;169(11):1352–61.

28. Carr MC, Kim KH, Zambon A, Mitchell ES, Woods NF, Casazza CP, Purnell JQ, Hokanson JE, Brunzell JD, Schwartz RS. Changes in LDL density across the menopausal transition. J Investig Med. 2000;48(4):245–50.

29. Matthews KA, Crawford SL, Chae CU, Everson-Rose SA, Sowers MF, Sternfeld B, Sutton-Tyrrell K. Are changes in cardiovascular disease risk factors in midlife women due to chronological aging or to the menopausal transition? J Am Coll Cardiol. 2009;54(25):2366–73.

30. El Khoudary SR. HDL and the menopause. Curr Opin Lipidol. 2017;28(4):328–36.

31. Chen L, Wu M, Zhang S, Tan W, Guan M, Feng L, Chen C, Tao J, Chen L, Qu L. Estrogen-related receptor γ regulates hepatic triglyceride metabolism through phospholipase A2 G12B. FASEB J. 2019;33(7):7942–52.

32. Pulchinelli A Jr, Costa AM, de Carvalho CV, de Souza NC, Haidar MA, Andriolo A, da Silva ID. Positive association of the hepatic lipase gene polymorphism c.514C > T with estrogen replacement therapy response. Lipids Health Dis. 2011;10:197.

33. Ghosh M, Gälman C, Rudling M, Angelin B. Influence of physiological changes in endogenous estrogen on circulating PCSK9 and LDL cholesterol. J Lipid Res. 2015;56(2):463–9. https://doi.org/10.1194/jlr.M055780. Epub 2014 Dec 22. Erratum in: J Lipid Res. 2018;59(11):2253.

34. Persson L, Henriksson P, Westerlund E, Hovatta O, Angelin B, Rudling M. Endogenous estrogens lower plasma PCSK9 and LDL cholesterol but not Lp(a) or bile acid synthesis in women. Arterioscler Thromb Vasc Biol. 2012;32(3):810–4.

35. Baber RJ, Panay N. Fenton a; IMS writing group. 2016 IMS recommendations on women's midlife health and menopause hormone therapy. Climacteric. 2016;19(2):109–50.

36. Godsland IF. Effects of postmenopausal hormone replacement therapy on lipid, lipoprotein,

and apolipoprotein (a) concentrations: analysis of studies published from 1974-2000. Fertil Steril. 2001;75(5):898–915.

37. Stevens VL, Wang Y, Carter BD, Gaudet MM, Gapstur SM. Serum metabolomic profiles associated with postmenopausal hormone use. Metabolomics. 2018;14(7):97.

38. Genazzani AD, Ricchieri F, Lanzoni C. Use of metformin in the treatment of polycystic ovary syndrome. Womens Health. 2010;6(4):577–93.

39. Monteleone P, Luisi S, Tonetti A, Bernardi F, Genazzani AD, Luisi M, Petraglia F, Genazzani AR. Allopregnanolone concentrations and premenstrual syndrome. Eur J Endocrinol. 2000;142(3):269–73.

40. Kerchner A, Lester W, Stuart SP, Dokras A. Risk of depression and other mental health disorders in women with polycystic ovary syndrome: a longitudinal study. Fertil Steril. 2009;91:207–12.

41. Genazzani AD, Lanzoni C, Ricchieri F, Jasonni VM. Myo-inositol administration positively affects hyperinsulinemia and hormonal parameters in overweight patients with polycystic ovary syndrome. Gynecol Endocrinol. 2008;24(3):139–44.

42. Puurunen J, Piltonen T, Morin-Papunen L, Perheentupa A, Järvelä I, Ruokonen A, Tapanainen JS. Unfavorable hormonal, metabolic, and inflammatory alterations persist after menopause in women with PCOS. J Clin Endocrinol Metab. 2011;96(6):1827–34.

43. Roussel M, Garnier S, Lemoine S, Gaubert I, Charbonnier L, Auneau G, Mauriège P. Influence of a walking program on the metabolic risk pro le of obese postmenopausal women. Menopause. 2009;16(3):566–75.

44. Martins C, Kulseng B, King NA, Holst JJ, Blundell JE. The effects of exercise-induced weight loss on appetite-related peptides and motivation to eat. J Clin Endocrinol Metab. 2010;95:1609–16.

45. Genazzani AR, Gambacciani M. Effect of climacteric transition and hormone replacement therapy on body weight and body fat distribution. Gynecol Endocrinol. 2006;22(3):145–50.

46. Tommaselli GA, DiCarlo C, Di Spiezio SA, Bifulco CG, Cirillo D, Guida M, Papasso R, Nappi C. Serum leptin levels and body composition in postmenopausal women treated with tibolone and raloxifene. Menopause. 2006;13:660–8.

47. Di Carlo C, Tommaselli GA, Sammartino A, Bifulco G, Nasti A, Nappi C. Serum leptin levels and body composition in postmenopausal women: effects of hormone therapy. Menopause. 2004;11:466–73.

48. dos Reis CM, de Melo NR, Meirelles ES, Vezozzo DP, Halpern A. Body composition, visceral fat distribution and fat oxidation in postmenopausal women using oral or transdermal oestrogen. Maturitas. 2003;46:59–68.

49. Morris DH, Jones ME, Schoemaker MJ, McFadden E, Ashworth A, Swerdlow AJ. Body mass index, exercise, and other lifestyle factors in relation to age at natural menopause: analyses from the breakthrough generations study. Am J Epidemiol. 2012;175:998–1005.

50. Krents AJ, von Muhlen D, Barret-Connor E. Adipocytokine pro les in a putative novel postmenopausal polycystic ovary syndrome (PCOS) phenotype parallel those in premenopausal PCOS: the rancho Bernardo study. Metabolism. 2012;61:1238–41.

51. Douketis JD, Macie C, Thabane L, Williamson DF. Systematic review of long-term weight loss studies in obese adults: clinical significance and applicability to clinical practice. Int J Obes. 2005;29:1153–67.

52. Freedman MR, King J, Kennedy E. Popular diets: a scientific review. Obes Rev. 2001;9(Suppl 1):1–40S.

53. Genazzani AD, Lanzoni C, Ricchieri F, Baraldi E, Casarosa E, Jasonni VM. Metformin administration is more effective when non-obese patients with polycystic ovary syndrome show both hyperandrogenism and hyperinsulinemia. Gynecol Endocrinol. 2007;23:146–52.

54. Collins P, Rosano G, Casey C, Daly C, Gambacciani M, Hadji P, Kaaja R, Mikkola T, Palacios S, Preston R, Simon T, Stevenson J, Stramba-Badiale M. Management of cardiovascular risk in the perimenopausal women: a consensus statement of European cardiologists and gynecolo-

gists. Climacteric. 2007;10(6):508–26.

55. Lerner DJ, Kannel WB. Patterns of coronary heart disease morbidity and mortality in the sexes: a 26-year follow-up of the Framingham population. Am Heart J. 1986;111:383–90.

56. Grundy SM, Brewer HB Jr, Cleeman JI, Smith SC Jr, Lenfant C. Definition of metabolic syndrome: report of the National Heart, lung, and BloodInstitute/ American Heart Association conference on scientific issues related to definition. Circulation. 2004;109:433–8.

57. Hodis HN, Mack WJ. The timing hypothesis: a paradigm shift in the primary prevention of coronary heart disease in women: part 1, comparison of therapeutic efficacy. J Am Geriatr Soc. 2013;61(6):1005–10.

第十七章 代谢异常对心血管的影响

Sophia Tsiligiannis John C. Stevenson

17.1 引言

女性有许多心血管危险因素,这些因素可能是遗传性的,包括家族史或与种族相关。它们也可能是代谢相关的,包括糖尿病、血脂异常和高血压。生活方式因素包括饮食(水果、蔬菜和酒精的摄入量)、吸烟、体脂分布的变化、肥胖和运动(或缺乏运动),也与已知的社会经济地位相关。这些风险占全世界所有年龄组女性和男性心肌梗死(myocardial infarction,MI)风险的大部分[1]。

传统的代谢综合征是心血管疾病和 T2DM 的一组危险因素,这些疾病发生的频率高于偶然事件[2]。以下五个危险因素中的任何三个都可构成代谢综合征的诊断——腰围增大(因人群和国家而异)、空腹甘油三酯升高≥1.7mmol/L(或对甘油三酯升高进行药物治疗)、女性高密度脂蛋白胆固醇(high-density lipoprotein cholesterol,HDL-C)降低<1.3mmol/L(或对 HDL-C 降低进行药物治疗)、收缩压升高≥130mmHg 或舒张压升高≥80mmHg(或进行降压治疗)、空腹血糖升高或≥5.6mmol/L(或对血糖升高进行药物治疗)[2]。三个或更多危险因素的出现已被证明与 48% 的女性冠心病事件相关[3]。

然而,如表 17.1 所示,绝经期有其特殊的代谢效应。

表 17.1 与绝经影响相关的文献综述为出现绝经或绝经后发生的以下代谢变化提供了证据[4]

血脂	胰岛素	脂肪分布	血管功能	凝血变化	激素变化
↑总胆固醇↑甘油三酯	↑胰岛素抵抗	↑男性脂肪分布	血管功能受损	↑Ⅶ因子和纤维蛋白原	↓性激素结合球蛋白
↓ HDL-C					
↓ HDL-2C	↓胰岛素分泌				

续表

血脂	胰岛素	脂肪分布	血管功能	凝血变化	激素变化
↑LDL-C，尤其是在小的致密亚组分中	↓胰岛素清除				
↑脂蛋白（a）					

其中许多变化本身会影响其他不利的代谢危险因素，识别更年期特有的代谢综合征可能有助于指导临床实践[4]。

来自女性健康倡议（Women's Health Initiative，WHI）试验的初步数据显示，接受雌激素和孕激素联合治疗的女性可能在早期受到冠心病的危害[5]。随后，2013 年发表的来自 WHI 的随访数据显示，联合激素替代疗法对冠心病没有不利影响，60 岁以下开始单用雌激素激素替代疗法，冠心病事件显著减少[6]。因此，有证据表明，如果在绝经前后开始，雌激素治疗可能具有心脏保护作用（通常称为"机会窗"）[7]。更具体地说，为了降低冠心病和总死亡率，开始激素替代疗法应在 60 岁之前和 / 或绝经后 10 年内[8]。

激素替代疗法对应用者心血管疾病风险的潜在改善可部分归因于其对脂质、血管功能和葡萄糖代谢的有益影响[9]。

17.2　脂质和脂蛋白：绝经期会发生什么

围绝经期 / 绝经期性激素的降低与直接增加冠心病风险的脂质和脂蛋白的变化相关[10-11]。

低密度脂蛋白胆固醇（low-density lipoprotein cholesterol，LDL-C）是动脉粥样硬化的关键原因，因此也是冠心病的关键原因[12]。绝经与 LDL-C 成正相关[13]，绝经后密度较高的 LDL-C 增加[13-14]。

然而，HDL-C 与 CHD 成负相关[15]。甘油三酯是 CHD 的另一个独立危险因素，特别是在女性中[16]，随着卵巢功能的丧失，这种危险因素会增加。动脉粥样硬化和脂蛋白 a 升高之间成正相关[17]。脂蛋白 a，尤其是与 LDL 水平升高相关的脂蛋白 a 是 CHD 的另一个独立危险因素[18]，绝经导致脂蛋白 a 水平升高[19]。

Stevenson 等的一项研究检测了 542 名 18~70 岁健康非肥胖绝经前后女性的脂蛋白浓度和空腹血脂。绝经后女性的总胆固醇、甘油三酯、LDL-C 和高密度脂蛋白亚组分 3 胆固醇（high-density lipoprotein subfraction

3 cholesterol，HDL-3C）的浓度明显较高，而 HDL-C 和高密度脂蛋白亚组分 2 胆固醇（high-density lipoprotein subfraction 2 cholesterol，HDL-2C）的浓度明显较低。最重要的是，这些潜在的不利变化与年龄和 BMI 无关[10]。此外，一项对 515 名绝经前女性和 518 名绝经后女性的横断面数据库分析再次显示，HDL-2C 较低，但 HDL-3C 无差异[11]。

瑞典一项对 1 372 名既往无心血管疾病的女性进行 19 年随访研究显示，胆固醇升高 1mmol 与心肌梗死和 / 或血运重建风险增加 51% 相关[20]，甘油三酯升高 1mmol 与心肌梗死风险增加 49% 相关[1]。

17.3　脂质和脂蛋白：激素替代疗法的效果

所有结合雌激素（conjugated equine estrogen，CEE）和 CEE/ 醋酸甲羟孕酮（medroxyprogesterone acetate，MPA）方案显示出对血脂的有利作用，包括 LDL-C 降低，HDL-C 升高，但也观察到口服 HRT 治疗时，甘油三酯升高[21]。Godsland 分析了从 1974—2000 年发表的 HRT 对血脂影响的研究。分析 248 项研究表明，所有单用雌激素的方案都会提高 HDL-C 并降低 LDL-C[22]。这项分析还显示口服雌激素升高甘油三酯，但透皮雌二醇降低甘油三酯水平。此外，研究表明，添加孕激素对雌激素诱导的总胆固醇和 LDL-C 降低几乎没有影响；有雄激素活性的孕激素减弱了雌激素诱导的 HDL-C 增加，但没有雄激素活性的地屈孕酮未能观察到这种效果[22]。

进一步的研究表明 1mg 或 2mg 17β- 雌二醇序贯联合地屈孕酮与血脂谱长期有利的变化有关，同样没有证据表明地屈孕酮会损害雌二醇引起的改善[23]。

SMART 试验是一系列的 3 期试验。研究药物为将选择性雌激素受体调节剂与雌激素结合的组织选择性雌激素复合物（tissue-selective estrogen complex，TSEC）配伍。CEE 0.45mg/ 巴多昔芬（bazedoxifene，BZA）20mg 和 CEE 0.625mg/BZA 20mg 在长达 2 年的时间里，对大多数血脂参数有普遍的积极影响，尽管雌激素引起的 HDL-C 升高有些减弱[24]。

一项对 96 名女性的横断面研究显示，与服用 HRT 的绝经后女性和绝经前女性相比，未服用 HRT 的绝经后女性的胆固醇、LDL-C 和脂蛋白 a 显著升高[25]。

一项超过 4 年的研究证实了绝经后女性普遍发现，总胆固醇、LDL-C

和脂蛋白 a 显著升高,而高密度脂蛋白显著降低,同时也证实了服用 CEE 和 MPA 的女性血清脂蛋白 a 浓度显著降低,而透皮雌二醇贴剂和 MPA 则无明显变化[17]。

有几项研究评估了透皮雌二醇 HRT 治疗对血清脂蛋白 a 浓度的影响,但缺乏一致的结果[17]。有研究表明,口服雌激素在降低脂蛋白 a 浓度方面更有效[17]。脂蛋白 a 的降幅最大的是周期 CEE(0.625mg/d)和 MPA(5mg/d 或 10mg/d)[22],还有周期或连续联合口服雌二醇(2mg/d)和炔诺酮(1mg/d)[22]。

17.4 葡萄糖:绝经后会发生什么改变

随着绝经后女性胰岛素抵抗和高胰岛素血症出现,葡萄糖和胰岛素代谢受到性激素缺乏的影响。激素的缺乏会减少胰岛素的分泌和清除,但胰岛素抵抗会增加,导致循环胰岛素浓度的净升高。患有冠心病的女性和男性经常发现胰岛素浓度升高[26-27]。高胰岛素血症可能通过刺激动脉粥样硬化的形成而增加冠心病的风险[28],胰岛素前肽可能在这一过程中发挥作用[29]。绝经时间(绝经后的月数)与血浆胰岛素浓度成正相关(曲线下的空腹胰岛素和葡萄糖激发后区域),这种关系与年龄无关,也不受饮酒、体育锻炼、体重指数或吸烟的干扰[30]。这可能是由于循环胰岛素从血浆中清除的变化[30]。

胰岛素抵抗和随后的高胰岛素血症也会导致脂质和脂蛋白的不良变化,包括甘油三酯的增加和 HDL-C 和 HDL-2C 减少[27]。

胰岛素抵抗也与高血压相关[27],因为高胰岛素血症与高血压相关[31],Ferrannini 等显示高胰岛素血症与高血压的严重程度直接相关[31]。

女性受糖尿病的负面影响更大,糖尿病女性的冠心病发病率高于男性患者[32],绝经会增加患 T2DM 病的风险。早绝经会增加女性患 T2DM 病的风险[33-34],此外,围绝经期女性血清雌二醇水平降低会增加患 T2DM 病的风险[35]。

17.5 葡萄糖:激素替代治疗对血糖的影响

总体而言,透皮制剂、CEE 或口服酯化雌激素,单独或与孕激素联合应用的 HRT,可降低胰岛素抵抗[36]。雄激素样 MPA[37] 和醋酸炔诺酮[38] 等孕激素已被证明对葡萄糖和胰岛素代谢有不利影响。然而,地屈孕酮似乎不影响雌二醇对胰岛素的潜在有益作用[39]。

17.5.1 高血压:绝经期改变

在所有年龄组中,血压升高和冠心病死亡之间都有直接的相关性[40],尽管女性和男性的血压都随着年龄增长而升高[41],但卵巢激素丢失导致的血压升高,与年龄和体重指数无关[42]。早期绝经与高血压风险增加相关[43]。最近一项涉及273 994名患有76 853例动脉高血压的女性的系统回顾和荟萃分析证实,年龄<45岁的早期绝经女性患动脉高血压的风险高于年龄>45岁的绝经女性。这一发现没有受到吸烟状况、年龄、体重指数或应用激素替代疗法或口服避孕药的干扰[43]。

关于这种关系的发病机制有多种理论。它可能是由于内皮功能障碍引起的氧化应激受血管收缩剂内皮素1(一种有效的血管收缩剂和促有丝分裂剂,用于血管平滑肌细胞)升高和一种血管扩张剂一氧化氮(NO)减少[44]。雌激素浓度和雌激素与雄激素比例的降低也被认为会导致血管紧张素原的产生增加[36]。这些因素从而可能导致肾血管收缩[36,44]。

17.5.2 高血压:HRT对高血压的影响

大多数研究表明HRT对血压的影响很小。然而,已有研究证明含有雌二醇和屈螺酮的激素替代疗法可以降低基线血压升高女性的血压[45],包括平均收缩压和舒张压。

17.5.3 肥胖:绝经会发生什么

中心或腹部脂肪组织被称为男性脂肪,而下半身脂肪组织被称为女性脂肪。身体脂肪分布随着绝经而改变,男性脂肪相对增加,而女性脂肪相对减少[46]。已知冠心病高风险和男性脂肪之间存在联系,但与女性脂肪则没有这种关系[47]。因此,随着卵巢激素的减少,观察到的体脂分布变化会增加冠心病的风险。脂肪分布与冠心病风险相关,与肥胖本身无关。这可能是因为男性脂肪分布代表内脏脂肪的增加,而内脏脂肪的增加与进入门静脉的游离脂肪酸流量增加有关,这会导致不利的代谢结果。例如,HDL-C和HDL-2C与男性脂肪量之间存在负相关,但与甘油三酯成正相关[48]。

17.5.4　肥胖：HRT 对体重的影响

大多数研究表明，总体上 HRT 不会显著增加体重，但对身体脂肪分布有有益影响，可使男性脂肪显著减少[49]。

17.5.5　炎症标志物：绝经会发生什么

在普通人群中，血浆高敏 CRP 和缺血性心脏病风险之间存在线性关系[50]。然而，CRP 似乎与绝经无独立关联，其中在临床常规中检测这一指标似乎没有价值[51]。

17.5.6　炎症标志物：HRT 对炎症标志物的影响

有人提出 HRT 与炎症反应增强有关，因为口服 HRT 与 CRP 升高有关。Silvestri 等研究了其中关联；结果表明，与基线相比，HRT 增加 CRP，但降低了所有其他炎症标志物的血浆水平（可溶性细胞黏附分子 -1，可溶性血管细胞黏附分子 -1，白细胞介素 -6、血浆 E- 选择素、s- 血栓调节蛋白）。因此得出结论，HRT 与血管炎症的总体降低有关[52]。

17.5.7　血管功能 / 静脉血栓：绝经会发生什么

随着血管老化，相关的动脉粥样硬化和内皮功能障碍是冠心病的主要危险因素。在绝经后的最初几年，颈动脉波形搏动指数增加，反映动脉刚度增强 / 顺应性降低[53]。

一项研究表明，通过测量乙酰胆碱诱导的前臂血流反应可发现内源性雌激素对内皮细胞具有保护作用[54]。Moreau 等通过超声测量肱动脉血流介导的扩张，来测量内皮依赖性血管舒张（内皮功能标志物）。绝经前女性血管功能最好，而在围绝经期女性（17% 受损）和绝经后女性（35% 受损）明显进行性降低。对现有危险因素和血管舒缩症状的调整没有改变这种关联[55]。

雌激素被认为具有心血管保护作用。通过对血管壁的直接影响来介导对脉管壁的保护作用被认为是雌激素的一个重要的作用方式。雌激素直接作用于血管内皮细胞，增加一氧化氮合酶（NOS）水平，从而增加 NO 的产生[56]，另外还减少了内皮素 -1 的释放[57]。因此，雌激素的降低将与内皮

素 -1 的增加和内皮 NO 减少导致内皮功能受损和血管收缩相关。

潮红引起的血管、神经内分泌和生理变化也似乎与冠心病风险有关，很可能是由于有症状的女性血管和代谢参数发生更大的不良改变[58]。

17.6　血管功能 / 静脉血栓：HRT 对血管功能的影响

HRT 已被证明可以恢复 NO 依赖的内皮功能，增加内皮 NOS 的产生，并减少内皮细胞内皮素 -1 的释放。HRT 抑制钙通道并增强钾依赖性通道，从而促进血管舒张，降低 ACE 活性，减少平滑肌细胞增生[59]。

相对于基线人群风险，口服 HRT 增加静脉血栓栓塞的风险[6]。相反，流行病学研究尚未发现应用透皮 HRT 制剂的 VTE 风险高于基线人群风险[60-62]。这可能是由于透皮给药避免了肝脏首过效应中雌酮代谢引起的凝血酶生成增加[63]。然而，ESTHER 研究表明 VTE 和口服微粒化孕酮之间没有显著的关联[64]。观察性研究也证实了在确认雌二醇的 VTE 风险时孕激素类型的重要性[64]。MPA 联合口服雌激素可能与 VTE 风险增加有关，而且连续联合方案可能比序贯方案风险更高[7]。

最近的一项病例对照研究证实，经皮 HRT 制剂与 VTE 风险不相关。CEE 的 VTE 风险最高是与 MPA 联用。相比之下，唯一的口服联合 HRT 方案，雌二醇加地屈孕酮没有显示 VTE 风险明显增高[65]。

17.7　结论

RCT、荟萃分析和观察性研究都支持将 HRT 作为一种有价值的绝经期间和绝经后冠心病增加的一级预防。因此，绝经女性的危险因素评估是整体保健的关键部分，以确保最大限度地减少代谢因素，继而减少 CVD[66]。这应该通过多学科合作来完成（全科医生、妇科医生、心脏病专家、代谢科医生）。

（许新 译　阮祥燕 校）

参考文献

1. Yusuf S, Hawken S, Ounpuu S, Dans T, Avezum A, Lanas F, et al. Effect of potentially modi-fiable risk factors associated with myocardial infarction in 52 countries (the INTERHEART study): case-control study. Lancet (London, England). 2004;364(9438):937–52.
2. Alberti KGMM, Eckel RH, Grundy SM, Zimmet PZ, Cleeman JI, Donato KA, et al. Harmonizing

the metabolic syndrome: a joint interim statement of the International Diabetes Federation Task Force on Epidemiology and Prevention; National Heart, Lung, and Blood Institute; American Heart Association; World Heart Federation. Int Circulation. 2009;120(16):1640–5.

3. Wilson PWF, Kannel WB, Silbershatz H, D'Agostino RB. Clustering of metabolic factors and coronary heart disease. Arch Intern Med. 1999;159(10):1104.

4. Spencer CP, Godsland IF, Stevenson JC. Is there a menopausal metabolic syndrome? Gynecol Endocrinol. 1997;11(5):341–55.

5. Rossouw JE, Anderson GL, Prentice RL, et al. Risks and benefits of estrogen plus progestin in healthy postmenopausal women: principal results from the Women's health initiative randomized controlled trial. JAMA. 2002;288:321–33.

6. Manson JE, Chlebowski RT, Stefanick ML, Aragaki AK, Rossouw JE, Prentice RL, et al. Menopausal hormone therapy and health outcomes during the intervention and extended post-stopping phases of the Women's health initiative randomized trials. JAMA. 2013;310:1353–68.

7. Baber RJ, Panay N, Fenton A. 2016 IMS recommendations on women's midlife health and menopause hormone therapy. Climacteric. 2016;19:109–50.

8. Hodis HN, Collins P, Mack WJ, Schierbeck LL. The timing hypothesis for coronary heart disease prevention with hormone therapy: past, present and future in perspective. Climacteric. 2012;15(3):217–28.

9. Lobo RA, Davis SR, De Villiers TJ, Gompel A, Henderson VW, Hodis HN, et al. Prevention of diseases after menopause. Climacteric. 2014;17(5):540–56.

10. Stevenson JC, Crook D, Godsland IF. Influence of age and menopause on serum lipids and lipoproteins in healthy women. Atherosclerosis. 1993;98(1):83–90.

11. Anagnostis P, Stevenson JC, Crook D, Johnston DG, Godsland IF. Effects of menopause, gender and age on lipids and high-density lipoprotein cholesterol subfractions. Maturitas. 2015;81(1):62–8.

12. Ference BA, Ginsberg HN, Graham I, Ray KK, Packard CJ, Bruckert E, et al. Low-density lipoproteins cause atherosclerotic cardiovascular disease. 1. Evidence from genetic, epidemiologic, and clinical studies. A consensus statement from the European atherosclerosis society consensus panel. Eur Heart J. 2017;38(32):2459–72.

13. Campos H, McNamara JR, Wilson PW, Ordovas JM, Schaefer EJ. Differences in low density lipoprotein subfractions and apolipoproteins in premenopausal and postmenopausal women. J Clin Endocrinol Metab. 1988;67(1):30–5.

14. Carr MC, Kim KH, Zambon A, et al. Changes in LDL density across the menopausal transition. J Investig Med. 2000;48:245–50.

15. Emerging Risk Factors Collaboration DA, Di Angelantonio E, Sarwar N, Perry P, Kaptoge S, Ray KK, et al. Major lipids, apolipoproteins, and risk of vascular disease. JAMA. 2009;302(18):1993–2000.

16. McBride P. Triglycerides and risk for coronary artery disease. Curr Atheroscler Rep. 2008;10(5):386–90.

17. Ushioda M, Makita K, Takamatsu K, Horiguchi F, Aoki D. Serum lipoprotein(a) dynamics before/after menopause and long-term effects of hormone replacement therapy on lipoprotein(a) levels in middle-aged and older Japanese women. Horm Metab Res. 2006;38(09):581–6.

18. Danesh J, Collins R, Peto R. Lipoprotein(a) and coronary heart disease. Meta-analysis of prospective studies. Circulation. 2000;102(10):1082–5.

19. Anagnostis P, Karras S, Lambrinoudaki I, Stevenson JC, Goulis DG. Lipoprotein(a) in postmenopausal women: assessment of cardiovascular risk and therapeutic options. Int J Clin Pract. 2016;70(12):967–77.

20. Johansson S, Wilhelmsen L, Lappas G, Rosengren A. High lipid levels and coronary disease in women in Göteborg--outcome and secular trends: a prospective 19 year follow-up in the BEDA*study. Eur Heart J. 2003;24(8):704–16.

21. Lobo RA, Bush T, Carr BR, Pickar JH. Effects of lower doses of conjugated equine estrogens and medroxyprogesterone acetate on plasma lipids and lipoproteins, coagulation factors, and carbohydrate metabolism. Fertil Steril. 2001;76(1):13–24.

22. Godsland IF. Effects of postmenopausal hormone replacement therapy on lipid, lipoprotein, and apolipoprotein (a) concentrations: analysis of studies published from 1974-2000. Fertil Steril. 2001;75(5):898–915.

23. Stevenson JC, Rioux JE, Komer L, Gelfand M. 1 and 2 mg 17beta-estradiol combined with sequential dydrogesterone have similar effects on the serum lipid profile of postmenopausal women. Climacteric. 2005;8(4):352–9.

24. Stevenson JC, Chines A, Pan K, Ryan KA, Mirkin S. A pooled analysis of the effects of conjugated estrogens/Bazedoxifene on lipid parameters in postmenopausal women from the selective estrogens, menopause, and response to therapy (SMART) trials. J Clin Endocrinol Metab. 2015;100(6):2329–38.

25. Abbey M, Owen A, Suzakawa M, Roach P, Nestel PJ. Effects of menopause and hormone replacement therapy on plasma lipids, lipoproteins and LDL-receptor activity. Maturitas. 1999;33(3):259–69.

26. Rönnemaa T, Laakso M, Pyörälä K, Kallio V, Puukka P. High fasting plasma insulin is an indicator of coronary heart disease in non-insulin-dependent diabetic patients and nondiabetic subjects. Arterioscler Thromb a J Vasc Biol. 1991;11(1):80–90.

27. Ley CJ, Swan J, Godsland IF, Walton C, Crook D, Stevenson JC. Insulin resistance, lipoproteins, body fat and hemostasis in nonobese men with angina and a normal or abnormal coronary angiogram. J Am Coll Cardiol. 1994;23(2):377–83.

28. Stout RW. Insulin and atheroma. 20-yr perspective. Diabetes Care. 1990;13(6):631–54.

29. Båvenholm P, Proudler A, Tornvall P, Godsland I, Landou C, de Faire U, et al. Insulin, intact and split proinsulin, and coronary artery disease in young men. Circulation. 1995;92(6):1422–9.

30. Proudler AJ, Felton C V, Stevenson JC. Ageing and the response of plasma insulin, glucose and C-peptide concentrations to intravenous glucose in postmenopausal women. Vol. 83, Clinical Science. 1992.

31. Ferrannini E, Buzzigoli G, Bonadonna R, Giorico MA, Oleggini M, Graziadei L, et al. Insulin resistance in essential hypertension. N Engl J Med. 1987;317(6):350–7.

32. Abbott WG, Lillioja S, Young AA, Zawadzki JK, Yki-Järvinen H, Christin L, et al. Relationships between plasma lipoprotein concentrations and insulin action in an obese hyperinsulinemic population. Diabetes. 1987;36(8):897–904.

33. Shen L, Song L, Li H, Liu B, Zheng X, Zhang L, et al. Association between earlier age at natural menopause and risk of diabetes in middle-aged and older Chinese women: the Dongfeng-Tongji cohort study. Diabetes Metab. 2017;43(4):345–50.

34. Brand JS, van der Schouw YT, Onland-Moret NC, Sharp SJ, Ong KK, Khaw K-T, et al. Age at menopause, reproductive life span, and type 2 diabetes risk: results from the EPIC-InterAct study. Diabetes Care. 2013;36(4):1012–9.

35. Park SK, Harlow SD, Zheng H, Karvonen-Gutierrez C, Thurston RC, Ruppert K, et al. Association between changes in oestradiol and follicle-stimulating hormone levels during the menopausal transition and risk of diabetes. Diabet Med. 2017;34(4):531–8.

36. Salpeter SR, Walsh JME, Ormiston TM, Greyber E, Buckley NS, Salpeter EE. Meta-analysis: effect of hormone-replacement therapy on components of the metabolic syndrome in post-menopausal women. Diabetes Obes Metab. 2006;8(5):538–54.

37. Lindheim SR, Presser SC, Ditkoff EC, Vijod MA, Stanczyk FZ, Lobo RA. A possible bimodal effect of estrogen on insulin sensitivity in postmenopausal women and the attenuating effect of added progestin. Fertil Steril. 1993;60(4):664–7.

38. Spencer C, Godsland I, Cooper A, Ross D, Whitehead M, Stevenson J. Effects of oral and transdermal 17beta-estradiol with cyclical oral norethindrone acetate on insulin sensitivity, secretion, and elimination in postmenopausal women. Metabolism. 2000;49(6).

39. Crook D, Godsland IF, Hull J, Stevenson JC. Hormone replacement therapy with dydrogesterone and 17 beta-oestradiol: effects on serum lipoproteins and glucose tolerance during 24 month follow up. Br J Obstet Gynaecol. 1997;104(3):298–304.

40. Lewington S, Clarke R, Qizilbash N, Peto R, Collins R. Prospective studies collaboration. Age-specific relevance of usual blood pressure to vascular mortality: a meta-analysis of indi-

vidual data for one million adults in 61 prospective studies. Lancet. 2002;360(9349):1903–13.

41. Wiinberg N, Høegholm A, Christensen HR, Bang LE, Mikkelsen KL, Nielsen PE, et al. 24-h ambulatory blood pressure in 352 normal Danish subjects, related to age and gender. Am J Hypertens. 1995;8(10 Pt 1):978–86.

42. Staessen J, Bulpitt CJ, Fagard R, Lijnen PAA. The influence of menopause on blood pressure. J Hum Hypertens. 1989;3:427–33.

43. Anagnostis P, Theocharis P, Lallas K, Konstantis G, Mastrogiannis K, Bosdou J, et al. Early menopause is associated with increased risk of arterial hypertension: a systematic review and meta-analysis. Maturitas. 2020;135

44. Coylewright M, Reckelhoff JF, Ouyang P. Menopause and hypertension: an age-old debate. Hypertension. 2008;51(4):952–9.

45. Archer DF, Thorneycroft IH, Foegh M, Hanes V, Glant MD, Bitterman P, et al. Long-term safety of drospirenone-estradiol for hormone therapy: a randomized, double-blind, multicenter trial. Menopause. 2005;12(6):716–27.

46. Ley CJ, Lees B, Stevenson JC. Sex- and menopause-associated changes in body-fat distribution. Am J Clin Nutr. 1992;55(5):950–4.

47. McCarty MF. A paradox resolved: the postprandial model of insulin resistance explains why gynoid adiposity appears to be protective. Med Hypotheses. 2003;61(2):173–6.

48. Stevenson JC, Lees B, Bruce R, Ley C CD. Influence of body composition on lipid metabolism in postmenopausal women. Christ C, Overgaard K Eds Osteoporos 1990, Osteopress ApS Copenhagen. 1990;pp 1837–8.

49. Gambacciani M, Ciaponi M, Cappagli B, Piaggesi L, De Simone L, Orlandi R, et al. Body weight, body fat distribution, and hormonal replacement therapy in early postmenopausal women. J Clin Endocrinol Metab. 1997;82(2):414–7.

50. Zacho J, Tybjaerg-Hansen A, Jensen JS, Grande P, Sillesen H, Nordestgaard BG. Genetically elevated C-reactive protein and ischemic vascular disease. N Engl J Med. 2008;359(18):1897–908.

51. Kim HC, Greenland P, Rossouw JE, Manson JE, Cochrane BB, Lasser NL, et al. Multimarker prediction of coronary heart disease risk: the Women's health initiative. J Am Coll Cardiol. 2010;55(19):2080–91.

52. Silvestri A, Gebara O, Vitale C, Wajngarten M, Leonardo F, Ramires JAF, et al. Increased levels of C-reactive protein after oral hormone replacement therapy may not be related to an increased inflammatory response. Circulation. 2003;107(25):3165–9.

53. Gangar KF, Vyas S, Whitehead M, Crook D, Meire H, Campbell S. Pulsatility index in internal carotid artery in relation to transdermal oestradiol and time since menopause. Lancet (London, England). 1991;338(8771):839–42.

54. Taddei S, Virdis A, Ghiadoni L, Mattei P, Sudano I, Bernini G, et al. Menopause is associated with endothelial dysfunction in women. Hypertens (Dallas, Tex 1979). 1996;28(4):576–82.

55. Moreau KL, Hildreth KL, Meditz AL, Deane KD, Kohrt WM. Endothelial function is impaired across the stages of the menopause transition in healthy women. J Clin Endocrinol Metab. 2012;97(12):4692–700.

56. Wingrove CS, Garr E, Pickar JH, Dey M, Stevenson JC. Effects of equine oestrogens on markers of vasoactive function in human coronary artery endothelial cells. Mol Cell Endocrinol. 1999;150(1–2):33–7.

57. Wingrove CS, Stevenson JC. 17 beta-Oestradiol inhibits stimulated endothelin release in human vascular endothelial cells. Eur J Endocrinol. 1997;137(2):205–8.

58. Sturdee DW, Hunter MS, Maki PM, Gupta P, Sassarini J, Stevenson JC, et al. The menopausal hot flush: a review. Climacteric. 2017;20(4):296–305.

59. Stevenson JC. HRT for the primary prevention of coronary heart disease. In: Brinton R, Genazzani A, Simoncini T, Stevenson J, editors. Sex steroids' effects on brain. Heart and Vessels ISGE Series Cham: Springer; 2019. p. 257–64.

60. Canonico M. Hormone therapy and risk of venous thromboembolism among postmenopausal women. Maturitas. 2015;82:304–7.

61. Canonico M, Fournier A, Carcaillon L, Olié V, Plu-Bureau G, Oger E, et al. Postmenopausal

hormone therapy and risk of idiopathic venous thromboembolism. Arterioscler Thromb Vasc Biol. 2010;30(2):340–5.

62. Renoux C, Dell'Aniello S, Suissa S. Hormone replacement therapy and the risk of venous thromboembolism: a population-based study. J Thromb Haemost. 2010;8(5):979–86.

63. Mueck AO. Postmenopausal hormone replacement therapy and cardiovascular disease: the value of transdermal estradiol and micronized progesterone. Climacteric. 2012;15(Suppl 1):11–7.

64. Canonico M, Oger E, Plu-Bureau G, Conard J, Meyer G, Lévesque H, et al. Hormone therapy and venous thromboembolism among postmenopausal women. Circulation. 2007;115(7):840–5.

65. Vinogradova Y, Coupland C, Hippisley-Cox J. Use of hormone replacement therapy and risk of venous thromboembolism: nested case-control studies using the QResearch and CPRD databases. BMJ. 2019;364:k4810.

66. Collins P, Webb C, de Villiers T, Stevenson J, Panay N, Baber R. Cardiovascular risk assessment in women - an update. Climacteric. 2016;19(4).

第十八章　如何预防、诊断和治疗多囊卵巢综合征相关的妇科肿瘤

Catherine Galopin　Geraldine Brichant　Linda Tebache
Michelle Nisolle

18.1　引言

　　1935 年, Stein 和 Leventhal 首次描述了 PCOS。14 年后, Speert 发表了 PCOS 与年轻女性子宫内膜癌(endometrial cancer, EC)之间的关系 [1]。在分析 PCOS 患者的癌症风险时, 最常见的是子宫内膜癌。Haoula 等 [2] 的荟萃分析包括五项研究, 共有 4 605 名患者。88 名女性患有 PCOS, 其中 47 名患有子宫内膜癌, 4 517 名未患 PCOS, 其中 773 名患有子宫内膜癌。根据这些结果, PCOS 患者患子宫内膜癌的风险大约是前者的 3 倍(OR 为 2.89)。如果根据年龄来分析结果, 50 岁以下的患者患子宫内膜癌的风险更大。这意味着白种人 PCOS 患者一生中有 9% 的子宫内膜癌风险, 而无 PCOS 的女性有 3% 的子宫内膜癌风险。尽管大多数 PCOS 患者(91%)不会发展成子宫内膜癌, 但这项研究表明, PCOS 患子宫内膜癌的风险更高。同年, Fauser 等 [3] 证实, 有中等质量的数据支持 PCOS 患者发生子宫内膜癌的风险增加 2.7 倍(95% CI 为 1.0 ~ 7.3)(B 级)。大多数子宫内膜癌分化良好, 预后良好。有限的数据表明, PCOS 患者患卵巢癌或乳腺癌的风险并不会增加(B 级)。

　　Barry 等 [4] 分析了 5 项比较 PCOS 和非 PCOS 女性的研究, 结果表明, PCOS 患者出现 EC 的风险更高(OR 为 2.79), 如果年龄在 54 岁以下发生风险则更高(OR 为 4.05)。汇总 3 个比较研究的结果, 没有发现 PCOS 患者患卵巢癌的风险增加(OR 为 1.41)。随后的分析显示, 54 岁以下女性的 OR 值增加了 2.52。然而, 这种差异是在一项单一的研究中发现的, 作者得出的结论是, 没有显著的证据表明 PCOS 患者患卵巢癌的风险增加。

　　关于乳腺癌的发病风险, 通过 3 个比较性研究进行评估, 无论是分析全组人群(OR 为 0.95)还是分析 54 岁以下患者组(OR 为 0.78), 均无显著差异。

关于其他妇科癌症，没有足够的证据表明 PCOS 与阴道癌、外阴癌、宫颈癌和子宫平滑肌肉瘤之间存在关联性。

18.2 子宫内膜癌概述

子宫内膜癌是北美和欧洲女性最常见的妇科癌症。它是女性第四大常见癌症，全球每年报告有 31.95 万例病例和 7.6 万例死亡。自 20 世纪 90 年代初以来，欧洲的发病率增加了约 50%。EC 在绝经后妇女中占主导地位，观察到高峰发病率在 50 ~ 60 岁。关于 EC 的组织学分类，我们描述了两种类型的 EC，Ⅰ型子宫内膜样癌占所有 EC 的 80% ~ 90%。Ⅰ型 EC 为雌激素诱导，预后良好，与 PCOS 相关。常描述为伴非典型增生的侵袭前状态。相反，Ⅱ型 EC（浆液性、透明细胞性、黏液性）不依赖于雌激素，预后差。

EC 的临床表现为异常子宫出血（abnormal uterine bleeding，AUB），使得在早期阶段就能诊断。预后与组织学和分期有关。定位良好的子宫内膜样 EC 患者的 5 年总体生存率为 81.5% ~ 97.6%[5]。发生 EC 的危险因素包括 PCOS、肥胖、胎死腹中、T2DM、胰岛素抵抗、他莫西芬的应用和暴露于无对抗的雌激素治疗。

18.3 病因和分子机制

通过了解分子机制以期制定临床策略来预防 PCOS 患者发生 EC。Ⅰ型 EC 可以理解为雌激素和孕激素之间的失衡。在初潮早、绝经晚或胎死腹中的情况下，雌激素的累积暴露量更高。雌激素随着绝经后肥胖年龄的增长而增加。PCOS 患者由于慢性无排卵导致子宫内膜长期暴露于无对抗的雌激素，孕激素分泌不足，促进子宫内膜生长和增殖，使致癌基因和抑癌基因随机突变的可能性增加。

WHO 和国际妇科病理学家学会（International Society of Gynecological Pathologists，ISGP）建立了不典型子宫内膜增生（endometrial hyperplasia，EH）的病理分类。子宫内膜单纯性增生类似于正常的增生性子宫内膜伴腺体生长异常，尽管存在正常的腺体 - 间质比。子宫内膜复杂性增生的特征是腺结构的复杂性增加，伴随腺体增生，并导致腺体与基质的比例失调。细胞非典型性的存在确定了第三类和第四类简单非典型性 EH 和复杂非典型性 EH。

Yang 等 [6] 开发了一种有趣的动物模型来了解 EH、子宫内膜癌和激素刺激之间的联系。他们用皮下雌二醇缓释丸诱导小鼠 EH 模型。作者能够证明雌激素刺激后 2 周、4 周、6 周、8 周和 10 周后局部和全身激素效应的评估以及向 EC 的进化。

应用雌二醇片 4 周后，观察到增生紊乱的子宫内膜，6 周后出现非不典型增生，8 周后出现局部非典型子宫内膜增生，10 周后出现弥漫性非典型增生。激素受体的表达随着 EH 进展为非典型增生而改变。E_2 表达后，细胞核 PR 表达增加，但当观察到子宫内膜单纯性增生时，一些子宫内膜腺体 PR 表达完全丧失。细胞核 ER 的表达在子宫内膜增生紊乱时减少，但在 EH 进展为非典型 EH 时增加。该动物模型易于复制，可用于测试治疗药物，以调查和改善 EH 的管理，EH 仍然是一个严重的健康问题。

胰岛素抵抗降低受体结合，减少胰岛素受体介导的转导。这会导致高胰岛素血症，从而抑制肝脏 SHBG 分泌。降低的 SHBG 减少了胰岛素生长因子结合蛋白（IGFBP）的产生，从而导致胰岛素生长因子（IGF）的生物活性增强。所有这些机制都促进卵巢笛体激素生成和卵泡膜细胞中雄激素的产生。

PCOS 患者通常肥胖，并且已经证明肥胖与子宫内膜癌风险密切相关[7]。在所有发生在女性中的肥胖相关癌症中，较高的 BMI 与 EC 风险的关系最为密切。肥胖女性患 EC 的风险增加了 2 ~ 5 倍。这适用于绝经期和绝经前患者。BMI 每增加 $5kg/m^2$，EC 的相对风险就高出 1.59 倍[8]。在未应用绝经激素的人群中，成人体重每增加 5kg，绝经后 EC 风险就会增加 39%。

人们提出了不同的假设。首先，绝经后肥胖与脂肪组织中雄激素芳构化导致的循环雌激素率升高以及 SHBG 水平降低导致的生物可利用雌激素水平升高有关。与高雌激素水平相比，绝经前肥胖可能导致更高频率的无排卵周期和相对孕酮缺乏。其次，肥胖会导致胰岛素抵抗，反之亦然。最后，肥胖还会导致非激素性改变，如炎症、免疫功能障碍和细胞信号通路错误，从而增加 EC 风险[5]。

18.4　预防子宫内膜癌

子宫内膜增生和子宫内膜癌的最佳预防方法尚不清楚。2018 年《多囊卵巢综合征评估和管理国际循证指南》指出："卫生专业人员应认识到 PCOS 患者患子宫内膜癌的风险增加 2~6 倍，这通常在绝经前出现；然而，EC 的绝对风险仍然相对较低。卫生专业人员需要对 PCOS 患者或 PCOS

家族史的女性严密检查经阴道超声和 / 或对子宫内膜增厚和或子宫内膜癌高因素如长期闭经、异常阴道出血或体重超标的患者进行子宫内膜活检。然而, 不建议对 PCOS 患者进行子宫内膜厚度常规超声筛查。"

18.5 激素预防的地位

对于月经周期超过 90 日的患者, 可采用的方法可能包括 COC 或孕激素治疗[9]。

孕激素通过调节子宫内膜腺分泌分化、抑制雌激素受体功能和子宫内膜细胞有丝分裂来抑制增殖途径。由于基质 IGFBP-1 的刺激, 孕激素具有促凋亡和抗血管生成的作用, IGFBP-1 会抑制 IGF-1 的表达和活性。这一点很重要, 因为 IGF-1 具有增殖性和抗凋亡性, 在 EH 中的表达增加[10]。

根据 ESHRE 的建议, 在 PCOS 的成人和青少年中, 不建议应用特定类型或剂量的孕激素、雌激素或口服避孕药。35μg EE+CPA 制剂不应被视为 PCOS 的一线治疗, 因为有静脉血栓栓塞风险等不良反应(尤其是超重女性)。

然而, 众所周知, PCOS 患者每月连续服用 COC 21 日, 与未服用者相比, 减少 50% 的 EC 风险。应用至少 1 年后, 风险降低。COC 应用持续时间越长, 获益越大, 停用后的风险降低可持续 20 年[5]。此外, COC 可以降低所有女性患卵巢癌的风险[11]。每用 5 年 COC, 风险降低约 20%。应用 15 年后风险减低 50%。在应用 1 年后已经观察到这种益处, 停用后效果仍然显著。其他避孕方法, 如注射避孕药、皮下埋植避孕或透皮贴剂, 需要进行更多的研究。

在 2002 年 WHI 报告[13]之后, 美国绝经后妇女联合激素治疗减少[12], 子宫内膜癌增加, 这归因于是这种联合激素治疗减少导致的。Chlebowski 等[14]在 WHI 随机试验中评估了连续联合雌激素和孕激素对 EC 的影响。子宫内膜活检正常的 50 ~ 79 岁女性被随机分配到每日 1 片 0.625mg 结合雌激素联合 2.5mg 醋酸甲羟孕酮(n=8 506), 或每日 1 片匹配的安慰剂(n=8 102)。

他们观察到, 对于绝经后子宫内膜活检正常的女性, 在连续联合应用雌激素和孕激素治疗 5.6 年, 可以显著降低子宫内膜癌的发病率[15]。事实上, 与不应用雌激素和孕激素的人相比, 持续应用雌激素和孕激素可以降低 35% 的子宫内膜癌风险。最大的风险降低发生在肥胖女性中。

在预防 EC 时, 必须考虑孕激素的剂量、用药计划和用药时间。事实上，在孕激素用药时间短的周期序贯方案降低子宫内膜癌风险效果较差。2014 年，Briton 和 Felix [16] 研究了各种激素疗法对 EC 风险的影响。数据显示，在雌激素加孕激素周期序贯中，每月少于 10 日的孕激素应用与较高的 EC 风险相关(OR 为 1.32, 95% CI 为 1.06 ~ 1.65)，而在周期序贯中孕激素应用 10 ~ 14 日对 EC 的发生风险没有影响，无论是正面的还是负面的(OR 为 1.32, 95% CI 为 0.84 ~ 1.3)。在一些研究中，在雌激素联合微粒化孕酮与乳腺癌无明显相关性。然而，后一种联合对 EC 的保护作用很小，甚至几乎没有保护作用(HR 为 2.42, 95% CI 为 1.53 ~ 3.83)。

考虑到孕激素的作用效果，去甲睾酮衍生物对子宫内膜的效力比孕甾烷和微粒化孕酮更有效，Gompel [17] 发布了最佳子宫内膜保护规则如下：

1. 根据雌激素治疗的剂量 / 用药时间调整孕激素的剂量。
2. 告知女性服用孕激素的重要性。
3. 定期检查女性对孕激素的依从性。
4. 根据体重指数调整孕激素用量。
5. 联合治疗优于序贯治疗。

18.5.1　体重控制的地位

已经清楚地证明，肥胖与所有癌症类型都有线性相关关系 [7]。由于肥胖和体重指数增加与 EC 的发病率和死亡率密切相关，因此控制体重对预防 EC 非常重要。适度的体育锻炼可以降低 20% ~ 30% 的 EC 风险。每周体育活动增加 1h 与 EC 风险降低 5% 有关。体育锻炼的好处是多方面的：控制体重，提高 SHBG 水平，导致生物活性的雌激素减少，减少炎症，减少脂肪储存，提高胰岛素敏感性，以及提高免疫功能。

18.5.2　二甲双胍的地位

代谢综合征是一种包括肥胖、高胰岛素血症和糖尿病的三联征，在 PCOS 患者中较为常见，似乎是 EC 发病的关键机制。二甲双胍是一种胰岛素增敏剂，具有化学保护、抗增殖作用，还可以增加孕酮受体的表达。

二甲双胍通过氧化磷酸化直接激活一磷酸腺苷(AMP)- 活化蛋白激酶(AMPK)，从而降低三磷酸腺苷(ATP)。二甲双胍还通过肝激酶 B1(LBKI)促进 AMPK 的激活，小鼠模型表明，这种 AMPK 激活抑制了癌症的发生 [18]。

二甲双胍是安全的，可广泛应用，并被许可用于 T2DM，可能有助于减肥。在动物和人类研究中,它被证明在逆转子宫内膜增生方面有价值,因此可用于预防 PCOS 中 EC 的发生。Shafiee 等[19] 总结了文献,仅确定了三项人类研究,包括五名非典型子宫内膜增生消退的患者。根据 Cochrane 系统评价数据库[20],没有证据支持或不支持二甲双胍单独应用或与孕激素联合应用治疗 EH。

18.6 子宫内膜增生和癌症的诊断

诊断时的平均年龄为 62 岁,发病高峰为 50~60 岁。AUB 是围绝经期或绝经后妇女的主要症状。诊断也可以通过宫颈细胞学或影像学(经阴道超声,transvaginal ultrasound, TVUS)偶然发现。

TVUS 是用于检查可疑子宫内膜增生的临床病例的一线成像方式。在扫描的纵向平面上测量子宫内膜厚度有较高的灵敏度。采用的阈值如下:绝经后女性为 4mm,育龄期女性为 12mm。事实上,在绝经后女性中,子宫内膜厚度超过 4mm 对子宫内膜异常的阳性预测值为 85%,特异度为 96%,灵敏度为 100%[5]。

Park 等[21] 建立了 PCOS 患者子宫内膜疾病的临床上可预测因素。如前所述,子宫内膜疾病包括几个发展阶段:单纯性增生、复杂性增生(有或无非典型细胞)和腺癌。该研究对 117 例 PCOS 患者进行了一系列研究来预测子宫内膜疾病,结果表明子宫内膜厚度>8.5mm 预测子宫内膜疾病的灵敏度为 77.8%,特异度为 56.7%。此外,年龄>25.5 岁的预测子宫内膜疾病的灵敏度为 70.4%,特异度为 55.6%。值得注意的是,在他们的研究中,子宫内膜疾病的发病率高达 23.1%,其中 EH 为 21.4%,EC 为 1.7%。

门诊宫腔镜是一种很好的方法通过直视下评估子宫内膜和是否需要进行子宫内膜活检的可能性。无触点操作让患者的检查更加舒适。宫腔镜下子宫内膜增生主要形态学指标(78% 的灵敏度)是不均匀的息肉状或乳头状子宫内膜增厚(局灶性或弥漫性),异型血管,以及显示异常结构特征的腺囊肿或腺出口(增厚,不规则腺体密度,扩张)。需要指出的是,这些标准并不是根据对照随机临床试验得出的科学证据来定义的,而是源于 1987—1996 年发表的回顾性试验[22]。以下每一项宫腔镜检查标准都可以合理地与子宫内膜增生的背景联系起来。然而,单独来看,每一个都是完全不特定的。一些特殊的宫腔镜特征也被描述为子宫内膜恶性肿瘤:白色或绿灰色,坏死、出血和微钙化,异型血管,表面不规则或溃疡,质地柔软(图 18.1 和图 18.2,彩图见书末)。

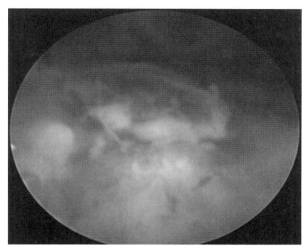

图 18.1　门诊宫腔镜检查：子宫内膜单纯性增生

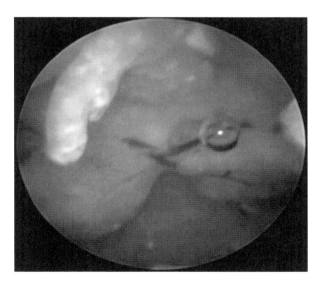

图 18.2　宫腔镜检查：子宫内膜肿瘤Ⅲ级

如果女性有持续性绝经后出血或异常月经，无论子宫内膜厚度如何，在门诊宫腔镜检查或宫腔镜手术时需要进行子宫内膜活检。

具体来说，对于发生 EC 的高危女性，如 Lynch 综合征或 Cowden 病，建议在 30 岁时通过 TVUS 评估子宫内膜厚度，并进行子宫内膜活检 [5]。

最近，青少年和 25 岁及以下女性发生 EC 或 EH 的危险因素被报道，表明 PCOS 常与子宫内膜病理有关，如子宫内膜复杂性增生，伴或不伴子宫内膜非典型增生及子宫内膜癌。本研究提示对异常子宫出血的年轻患者进行子宫内膜评估的重要性[23]。

18.7 子宫内膜增生进展的风险

子宫内膜单纯性增生进展的风险较低,80% 的病例会自行消退。单纯 EH 与 3% 复杂 EH 和 8% 不典型 EH 相关。非典型性 EH 发展为 EC 的风险估计为 52%[24]。

18.8 子宫内膜增生与肿瘤的治疗

18.8.1 子宫内膜增生

EH 的治疗方案取决于患者的年龄、是否存在细胞异型性以及是否希望妊娠。不伴非典的内膜增生对几种孕酮有良好的反应,如醋酸甲羟孕酮、醋酸甲地孕酮、左炔诺孕酮和醋酸炔诺酮。一项对口服孕酮和左炔诺孕酮宫内释放系统治疗不伴非典的内膜增生的系统回顾和荟萃分析表明左炔诺孕酮宫内释放系统在治疗 3 个月、6 个月、12 个月、24 个月治疗的疗效更好[25]。

手术治疗在非典型性 EH 的病例中是很受欢迎的,特别是在无生育意愿的情况下。子宫内膜切除术的保守治疗仅适用于简单和复杂的不伴非典型性 EH。如果绝经后女性诊断为不典型性 EH,建议行子宫切除术并双侧输卵管 + 卵巢切除术。

18.8.2 子宫内膜癌

目前,子宫内膜癌的标准治疗方法是行全子宫切除术,伴或不伴卵巢切除术。根据疾病的阶段,将进行根治性子宫切除术(全子宫切除术和盆腔及腹主动脉旁淋巴结切除术)。如果是晚期病理阶段,则需要辅助治疗,包括放射治疗、阴道近距离放射治疗和 / 或化疗。

年轻育龄期女性 EC 的不断增加,意味着非手术治疗的必要。口服孕酮或左炔诺孕酮释放宫内系统可能是保留生育力的治疗。保留生育力治疗的 34 项观察研究涉及 408 例早期临床分期和分化良好型的 EC(第 1 组)和 141 例非典型复杂性 EH(第 2 组)[26]。第 1 组总体转归率为 76.2%,第 2 组为 85.6%。第 1 组复发率为 40.6%，第 2 组复发率为 26%。第 1 组的活产率为 28%，第 2 组为 26.3%。在随访期间，第 1 组，诊断出 3%~4% 的卵巢恶性肿瘤（并发或转移）。2% 的患者病情进展到 1 级以上，已报道 2 例死亡。对于第 2 组，应用 LNG-IUS 的转归优于口服孕激素。这个系统回顾和荟萃分析明确了成功完成治疗的必要条件。治疗时间必须至少为 3~12 个月 [27-28]。妊娠前需要重复活检以确认是否内膜有病变。若要妊娠，建议进行辅助生殖治疗，以最大限度地增加机会，避免无对抗性雌激素期的延长，尽量减少子宫切除术的延误。一旦不再有生育打算，建议进行分期子宫切除术和双侧输卵管 + 卵巢切除术。随访必须持续至少 5 年，复发的风险不应被低估。

18.9　结论

PCOS 患者患 EC 的可能性是正常人的 3 倍，50 岁以下的患者患 EC 的风险更大。PCOS 的影响很难从肥胖和胰岛素抵抗等组成因素中分离出来。预防包括 COC，孕激素或宫内节育器，以及绝经后的激素治疗。减肥和二甲双胍也有很重要的作用。面对 PCOS 患者，即使是一个年轻的患者，卫生专业人员应该毫不犹豫地通过阴道超声和活检来评估子宫内膜，尤其是对于有异常子宫出血的主诉。

（李婧　译　阮祥燕　校）

参考文献

1. Speert H. Carcinoma of the endometrial in young women. Surg Gynec Obst. 1949;88:332.
2. Haoula Z, Salman M, Atiomo W. Evaluating the association between endometrial cancer and polycystic ovary syndrome. Hum Reprod. 2012;27(5):327–1331.
3. Fauser B, Tarlatzis BC, Rebar RW, et al. Consensus on women's health aspects of polycystic ovary syndrome (PCOS): the Amsterdam ESHRE/ASRM-sponsored 3rd PCOS consensus workshop group. Hum Reprod. 2012;27(1):14–24.
4. Barry JA, Azizia MM, Hardiman PJ. Risk of endometrial, ovarian and breast cancer in women with polycystic ovary syndrome: a systematic review and meta-analysis. Hum Reprod. 2014;20(5):748–58.
5. Ellenson LH, editor. Molecular genetics of endometrial carcinoma, Advances in experimental medicine and biology, vol. 943. Heidelberg: Springer; 2017.
6. Yang CH, Almomen A, Wee YS, et al. An estrogen-induced endometrial hyperplasia mouse model recapitulating human disease progression and genetic aberrations. Cancer Med. 2015;4(7):1039–50.
7. Reeves GK, Pirie K, Beral V, et al. Cancer incidence and mortality in relation to body mass index in the Million Women Study: cohort study. BMJ. 2007;335:1134.
8. Renehan AG, Tyson M, Egger M, et al. Body-mass index and incidence of cancer: a systematic

review and meta-analysis of prospective observational studies. Lancet. 2008;371(9612):569–78. https://doi.org/10.1016/S0140-6736(08)60269-X.

9. Teede HJ, Misso ML, Costello MF, et al. Recommendations from the international evidence-based guideline for the assessment and management of polycystic ovary syndrome. Hum Reprod. 2018;33(9):1602–18.

10. Kim ML, Seong SJ. Clinical applications of levonorgestrel-releasing intrauterine system to gynecologic diseases. Obstet Gynecol Sci. 2013;56:67–75.

11. Beral V, Doll R, Hermon C, et al. Ovarian cancer and oral contraceptives: collaborative reanalysis of data from 45 epidemiological studies including 23,257 women with ovarian cancer and 87,303 controls. Lancet. 2008;371:303–14.

12. Hersh AL, Stefanick ML, Stafford RS. National use of menopausal hormone therapy: annual trends and response to recent evidence. JAMA. 2004;291(1):47–53.

13. Rossouw JE, Anderson GL, Prentice RL, et al. Risks and benefits of estrogen plus progestin in healthy postmenopausal women. JAMA. 2002;288(3):321–33.

14. Chlebowski RT, Anderson GL, Sarto GE, et al. Continuous combined estrogen plus progestin and endometrial cancer: the women's health initiative randomized trial. J Natl Cancer Inst. 2016;108(3):djv350.

15. Nwanodi O. Progestin intrauterine devices and metformin: endometrial hyperplasia and early stage endometrial Cancer medical management healthcare. 2017;5(30). https://doi.org/10.3390/healthcare5030030.

16. Briton BA, Felix AS. Menopausal hormone therapy and risk of endometrial cancer. J Steroid Biochem Mol Biol. 2014;142:83–9.

17. Gompel A. Progesterone, progestins and the endometrium inperimenopause and in menopausal hormone therapy. Climacteric. 2018;21(4):321–5. https://doi.org/10.1080/13697137.2018.1446932.

18. Tabrizi AD, Melli MS, Foroughi M, et al. Antiproliferative effect of metformin on the endometrium–a clinical trial. Asian Pac J Cancer Prev. 2014;15:10067–70.

19. Shafiee MN, Khan G, Ariffin R, et al. Preventing endometrial cancer risk in polycystic ovarian syndrome (PCOS) women: could metformin help? Gynecol Oncol. 2014;132:248–53.

20. Clement NS, Oliver TRW, Shiwani H, et al. Metformin for endometrial hyperplasia. Cochrane Database Syst Rev. 2017;10:CD012214. https://doi.org/10.1002/14651858.CD012214.pub2.

21. Park JC, Lim SY, Jang TK, et al. Endometrial histology and predictable clinical factors for endometrial disease in women with polycystic ovary syndrome. Clin Exp Reprod Med. 2011;38(1):42–6.

22. Nappi C, Di Spiezio SA. State-of-the-art Hysteroscopic approaches to pathologies of the genital tract. Tuttlingen: Endo-Press GmbH; 2016. p. 62–6.

23. Rosen MW, Tasset J, Kobernik EK, et al. Risk factors for endometrial Cancer or hyperplasia in adolescents and women 25 years old or younger. J Pediatr Adolesc Gynecol. 2019:1–4.

24. Chandra V, Kim JJ, Benbrook DM, et al. Therapeutic options for management of endometrial hyperplasia. J Gynecol Oncol. 2016;27(1):e8.

25. Hashim HA, Ghayaty E, Rakhawy ME. Levonorgestrel-releasing intrauterine system vs oral progestins for non-atypicalendometrial hyperplasia: a systematic reviewand metaanalysis of randomized trials. Am J Obstet Gynecol. 2015;213(4):469–78. https://doi.org/10.1016/j.ajog.2015.03.037.

26. Gallos ID, Yap J, Rajkhowa M, et al. Regression, relapse, and live birth rates with fertility-sparing therapy for endometrial cancer and atypical complex endometrial hyperplasia: a systematic review and metaanalysis. Am J Obstet Gynecol. 2012;207:266.

27. Pillay OC, Te Fong LFW, Crow JC, et al. The association between polycystic ovaries and endometrial cancer. Hum Reprod. 2006;21(4):924–9.

28. Shafiee MN, Chapman C, Barrett D, et al. Reviewing the molecular mechanisms which increase endometrial cancer (EC) risk in women with polycystic ovarian syndrome (PCOS): time for paradigm shift? Gynecol Oncol. 2013;131:489–92.

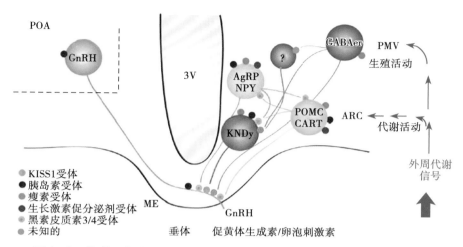

图 1.3 代谢和生殖功能之间的神经相互作用示意图，显示瘦素、胰岛素和胃饥饿素控制 GnRH 释放的可能作用部位。3V. 第三脑室；ARC. 弓状核；ME. 正中隆起；PMV. 腹侧前乳头核；POA. 视前区；GnRH. 促性腺激素释放激素[11]

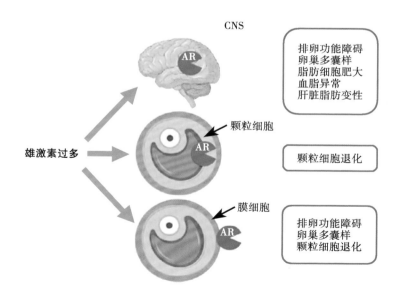

图 5.1 不同的 AR 作用部位在产生 PCOS 特征中起作用。特别是在中枢神经系统水平上 AR 沉默时，大鼠高雄激素状态并不能诱导产生 PCOS 的生殖和代谢特征。因此，中枢水平 AR 功能的丧失比卵巢 AR 功能的丧失更能防止 PCOS 的发生（改编自参考文献[13]）

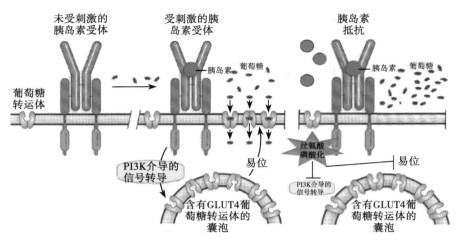

图 7.1 PCOS 胰岛素抵抗的机制。胰岛素受体中存在过量的磷酸化丝氨酸而不是酪氨酸残基和 IRS-1 增加，导致 GLUT-4 向细胞质膜的转位减少。细胞葡萄糖摄取减少，IR 和代偿性分泌高胰岛素来克服这一缺陷[34]

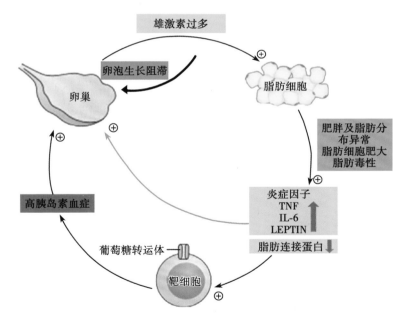

图 7.2 脂肪组织在胰岛素抵抗和高雄激素血症中的作用。腹部脂肪堆积与高雄激素血症之间存在恶性循环。高雄激素血症有利于腹部脂肪堆积和胰岛素抵抗。较多的脂肪组织功能障碍促进 PCOS 患者雄激素分泌增加。可出现脂肪因子分泌失调，低级别慢性炎症和脂毒性。这种现象导致高雄激素血症和卵泡生长停滞，影响 LH/FSH 比值，直接影响卵巢[27]

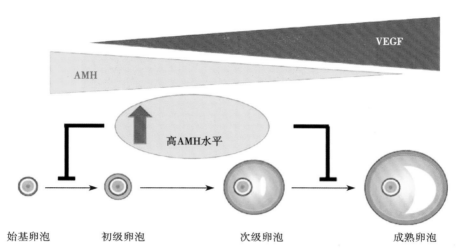

图 7.3 AMH 与卵泡生长。AMH 由窦前和小窦卵泡颗粒细胞分泌。它控制着卵泡生长的两个关键阶段。AMH 在 PCOS 卵泡中的高表达可能会损害卵泡生长。可能机制包括抑制芳香化酶活性和雌二醇分泌，增加小窦卵泡 FSH 阈值导致 FSH 抵抗，以及促血管生成 EMs 和卵泡内 VEGF 水平的降低而减少血管形成

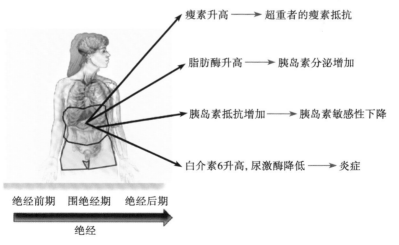

图 12.1 绝经过渡期脂肪因子和细胞因子对胰岛素代谢及肥胖的影响

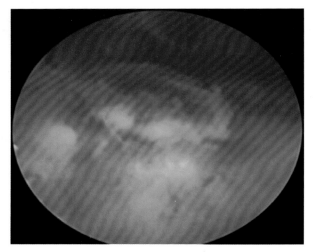

图 18.1 门诊宫腔镜检查：子宫内膜单纯性增生

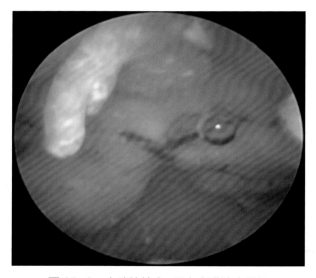

图 18.2 宫腔镜检查：子宫内膜肿瘤Ⅲ级

55检